메모리 코드

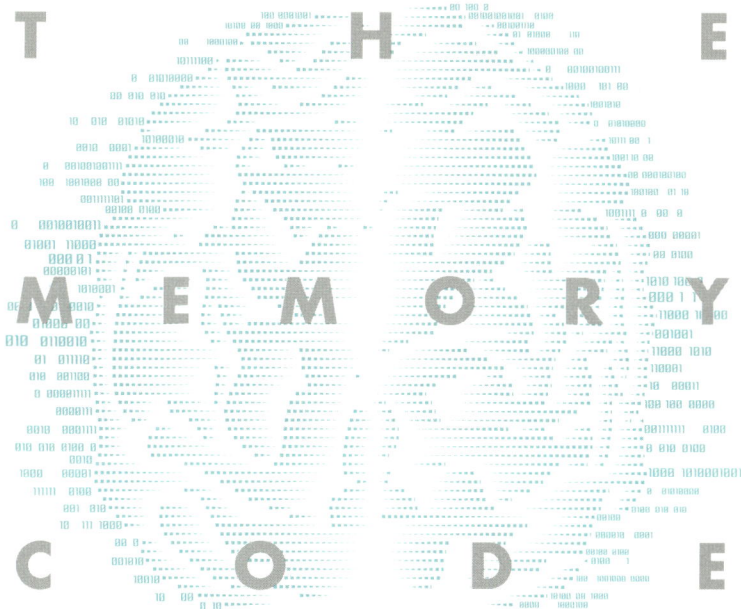

메모리 코드

고통의 근원을 없애는 하루 10분의 비밀

알렉산더 로이드 지음 | 신동숙 옮김

시공사

THE MEMORY CODE

Copyright ⓒ 2019 by Alexander Loyd PhD., ND.
This edition published by arrangement with Grand Central Publishing, New York, New York, USA.
All rights reserved.

Korean Translation Copyright ⓒ 2022 by Sigongsa Co., Ltd.
This Korean translation edition is published by arrangement with Hachette Book Group Inc.
through Imprima Korea Agency.

이 책의 한국어판 저작권은 Imprima Korea Agency를 통해
Hachette Book Group, Inc.와 독점 계약한 ㈜시공사에 있습니다.
저작권법에 의해 한국 내에서 보호를 받는 저작물이므로 무단 전재와 무단 복제를 금합니다.

어머니께,
제 첫 기억은 어머니가 저를 위해 목숨을 내놓으신 것입니다.
사랑합니다!

알렉산더 로이드에 대한 찬사

알렉산더 로이드 박사는 지금 이 순간 세계에서 가장 확실한 치유 기술을 가지고 있다. 신속히 건강을 회복하고 유지할 가장 쉬운 이 방법은 건강에 대변혁을 가져올 것이다. 로이드 박사는 이 시대의 알베르트 슈바이처라 해도 손색이 없다.

- **마크 빅터 한센**Mark Victor Hansen,《영혼을 위한 닭고기 수프》공동 저자

이것처럼 명쾌하게 단순하고, 힘들이지 않고 배울 수 있으며, 본질적으로 어디서든 사용할 수 있고, 대단히 효과적이고, 근본적으로 영원한 방법은 본 적이 없다. 내가 할 수 있는 최고의 칭찬은 나 자신은 물론이고 우리 가족, 환자들에게 이 방법을 사용하고 있다는 사실이다.

- **메릴 켄 갈레라**Merrill Ken Galera, MD, 갈레라센터 원장, 메르콜라자연건강센터 전 수석의사

당신이 원하는 삶과 건강에서 멀어지게 만드는 잘못된 믿음을 바꾸기 위해서는《힐링 코드》같은 방법이 있어야 한다.

- **브루스 립턴**Bruce Lipton, PhD, 스탠퍼드대학교 전 세포생물학 연구원, 베스트셀러《당신의 주인은 DNA가 아니다》저자

패러다임을 바꾸는 획기적인 발견이다. 성공을 거두는 방법에 관한 가장 일반적인 통념을 완전히 뒤집어서 생각해보게 만들며, 훌륭해 보였던 수많은 방법이 왜 50년 동안 성과를 내지 못했는지를 설명해준다. 나는 이 방법에 '올인'하려 한다! 이제부터는 《러브 코드》에 따라 삶을 살고 가르칠 것이다.

● **자넷 애트우드** Janet Attwood, 〈뉴욕타임스〉 베스트셀러 《열정 테스트》 저자

《메모리 코드》에는 머릿속의 기억을 놓아 보내고 재설계해서 건강을 변화시키는 새로운 관점 및 전인적인 접근법에 관한 소중한 정보가 가득하다. 저명한 작가이자 치유자이자 에너지 치유의 선구자인 알렉산더 로이드 박사는 과거의 기억이 건강, 삶, 관계, 성공에 어떤 영향을 미칠 수 있는지 보여준다. 단계적으로 진행 가능하며 쉽게 따라 할 수 있는 방법은, 해로운 부정적인 기억과 조상들에게 물려받은 기억을 수정하게끔 인도하고, 그와 동시에 기억이 신체적, 정서적 건강에 어떤 영향을 끼칠 수 있는지를 깊이 이해하도록 돕는다. 이 책을 적극 추천한다!

● **브래들리 넬슨** Dr. Bradley Nelson, 《감정 코드: 갇힌 감정을 해소해서 풍요로운 건강, 사랑, 행복을 얻는 법 The Emotion Code: How to Release Your Trapped Emotions for Abundant Health, Love, and Happiness》 저자

독자들에게 전하는 말

이 책은 치유와 개인적 성장을 위한 새로운 접근법인 **기억 엔지니어링** memory engineering에 대해 설명한다. 이 방법은 삶에 지장을 초래하는 신체적, 감정적, 현실적인 문제의 근원을 직접 다루어 극복하도록 도와준다. 특히 다른 방법이 전혀 효과가 없어 보일 때 유용하다.

나는 지난 30년 동안 **기억**이 몸의 화학작용은 물론 우리가 생각하고 느끼고 행동하는 거의 모든 것의 근원이라고 믿어왔다. 그래서 그 30년 동안 문제가 있는 기억을 고치고 치유하고 재조정할 방법을 찾으려 노력했다. 그런 길을 탐색한 사람이 결코 나 혼자만은 아니었다. 30년 동안 탐색하고, 시험하고, 실패하고, 돌파구를 찾고, 다시 시험하고, 재조정하는 작업을 거친 끝에 드디어 말할 수 있을 것 같다. 그 방법을 찾았다고 말이다.

이 책에서는 기억이 어떻게 작용하며, 어째서 기억이 삶에서 겪는 문제의 진정한 근원인지를 다루는 신뢰성 있는(신뢰할 만하다고 내가 믿는) 이론들을 소개한다. 뒤이어 기억을 재설계하고 삶의 가장 큰 문제를 근원부터 치유하는 간단한 방법을 제안할 것이다.

그런데 본격적으로 이론을 살피고 실제 문제에 적용하기 전에, 책임을 면피하는 일종의 주의사항을 언급하고 넘어가려 한다. 기억에 관한 연구는 완전히 새로운 연구 분야다. 인간의 기억을 보여주는 기계장치 같은 건 없기 때문에, 기억이 어떻게 작용하는지에 관한 과학적 증거를 찾기는 어렵다. 설사 찾더라도 기껏해야 부분적인 설명에 그친다. 책에서 내 이론을 뒷받침하는 과학 연구를 인용할 텐데, 이 연구가 내 이론을 '입증'한다고 암시할 의도는 전혀 없다. 인용한 연구는 그저 30년 동안 내담자들과 상담하면서 경험한 바와 내가 사실이라고 알고 있는 내용을 부분적으로만 뒷받침할 뿐이다.

사실 나는 이중맹검(double-blind, 투여자나 투여받는 사람 모두 약물이 효과가 있는지 없는지 모르고 제3자만 이를 아는 상태로 진행하는 실험-편집자) 방식을 적용한 연구들이 전반적으로 진실을 밝히는 최적의 기준이 되지 못할 때도 많다고 믿는다. 다음과 같은 이유 때문이다.

지금까지 훌륭한 학자들 밑에서 배울 수 있는 소중한 기회를 누렸는데, 그중 한 사람이 천재적인 학자 로저 캘러핸_{Roger Callahan, PhD}이었다. 베벌리힐스에서 오랫동안 명망을 누린 임상 심리학자였던 그는 나와 마찬가지로 자신이 원하는 방식으로 환자들에게 도움을 주지 못해 안타까워했다. 그래서 그는 세계 최초로 에너지 심리학_{energy psychology}을 창설했고, 나는 그의 밑에서 1년 반 동안 일대일로 배웠다. 그가 했던 말 중에 내가 정말 좋아하는 말이 있다.

"이중맹검 연구는 어떤 방법이 효과가 있는지를 아무도 알 수 없을 때, 효과가 있는지 여부를 증명하기 위해 고안된 연구방식이다."

달리 말하면, 무언가가 다른 사람들에게 분명히 효과가 있고 아무런 해를 끼치지 않는다면, 효과를 입증하기 위해 이중맹검 연구를 꼭 할 필요는 없다는 말이다. 물론 해로운 부작용이 너무 많아서 긍정적 측면보다 부정적 측면이 더 클 수도 있는 제약품을 논할 때는 상황이 다르다. 실제로 자살 충동을 일으키고, 간과 신장을 망가뜨리고, 암을 유발할 수 있다는 등의 부작용을 설명하느라 광고 시간 대부분을 써버리는 의약품 광고도 있다. 만일 그런 것을 다룬다면야 당연히 이중맹검 연구가 필요하다!

대부분의 조제 약물은 사실 생물학적 독이다. 이런 약은 다른 부위에 손상이 생길 수 있더라도 어느 한 가지 병증을 없애기 위해 사용한다. 약을 먹으면 몸은 그 약을 인식하지 못하고 해로운 성분으로 판단한다. 그럴 때 약은 기본적으로 인체의 치유 시스템과 조화를 이뤄 작용하지 않고 우리의 몸을 제압함으로써 의도한 효과를 낸다.

오늘날 미국에서 문제가 되는 오피오이드(opioid, 아편과 유사하게 작용하는 합성 진통, 마취제-옮긴이) 남용에 따른 위기는 부정적인 영향에 대한 지식 없이, 혹은 그런 영향을 개의치 않고 옥시콘틴oxycontin 같은 마약성 진통제를 널리 처방했던 분위기에서 비롯됐다고 보는 사람들이 많다. 이 현상은 수많은 약물 부작용의 한 가지 예에 불과하다. 안전해 보이거나 입증된 것처럼 보였던 약제들은 실은 이중맹검 실험에서조차 정말로 안전하지도, 입증되지도 않은 것들이었다.

여러 해 전에 CNN의 라이브 토크쇼인 〈래리킹 라이브Larry King Live!〉에서 비타민과 관련해 어느 의사와 인터뷰하는 것을 보았다. 그 의사 말로는 20년 전에 의료계의 주류는 비타민이 '비싼 오줌'을 만들어낼 뿐이라고 여겼지만, 오늘날에는 의사들이 거의 모든 사람에게 비타민을 권한다. 어째서일까? 인터뷰했던 의사는 "이제는 비타민이 효과가 있다는 걸 아니까요"라고 말했다.

비타민은 **언제나** 효과가 있었다! 비타민의 효과를 '입증하는' 연구가 나오기 이전에도 많은 이들은 비타민이 효과가 있다는 것을 알고 비타민을 복용했으며 아마도 실제로 효과를 보았을 테지만, 약효를 '입증하는' 이중맹검 연구가 나올 때까지는 의료계로부터 조롱받았다.

단순히 무언가를 이중맹검 실험으로 증명할 수 없다고 그것이 사실이 아닌 것은 아니다. 아이작 뉴턴이 중력을 발견하기 전에는 중력이 존재하지 않았던가? 토머스 에디슨이 전구를 발견하기 전에는 전기가 존재하지 않았던가? 루이 파스퇴르가 세균을 발견하기 전에는 세균이 존재하지 않았던가? 물론 항상 존재했다! 그것들은 과학으로 존재가 입증되기 전에도 우리에게 언제나 많은 영향을 끼쳤다.

고려해야 할 점은 그것 말고도 또 있다. 교수들에게 들은 바에 따르면 세계 역사상 상담에 이중맹검 연구를 적용한 사례는 단 한 건도 없었다. 왜 그럴까? 비윤리적이기 때문이다. 한 집단에는 적절한 상담을 해주고 다른 집단에는 부적절한 상담을 해주어야 하는데, 합법적인 면허를 소지한 상담사들에게는 그것이 허용되지 않는다.

'이중맹검 연구가 없으니 상담은 어떤 상황에서도 타당성이 없다'라고 말하는 사람이 얼마나 있겠는가? 나는 이중맹검 연구가 우리가 바라는 결과를 제공하지 못할 때가 많다는 사람들의 말에 동의한다. 내가 이중맹검 연구를 피한 것은 바로 그런 이유 때문이다. 하지만 이것만큼은 보장할 수 있다. 우리 주위에는 유익한 상담과 치료요법으로 삶의 방향이 통째로 바뀐 사람들의 이야기가 수없이 많다.

밴더빌트 병원의 유명한 신경외과 의사인 친구 지미 네터빌Jimmy Netterville, MD이 아주 적절한 이야기를 해준 적이 있다. 여러 해 전에 그와 어느 모금 행사에서 우연히 옆자리에 앉게 됐다. 요즘 어떤 일을 하느냐는 그의 질문에 나는 에너지 의학과 관련된 일이라고 말하고, 간단한 설명을 보탰다. 이런 이야기를 꺼내면 상대가 어떤 식으로 반응할지를 잘 알고 있었기 때문에, 나는 내 설명이 미친 소리처럼 들리지 않느냐고 물었다.

그런데 그의 반응은 놀라웠다. 그는 "아니, 무슨 그런 말을, 전혀 그렇지 않아!"라고 말하고 테이블에 놓은 냅킨을 집어 들더니 그 위에 6인치 정도 길이의 선을 그렸다. 그가 말했다. "자, 이 선이 세상에 존재하는 건강에 대한 모든 지식이라면, 난 우리 인간이 아는 지식은 1인치 정도밖에 안 된다고 믿어. 그런데 네가 하고 있는 일이 나머지 5인치에 포함될 수 없다고 말한다면 얼마나 오만하고 어리석은 일이겠어. 더군다나 의학의 역사에서 터무니없는 사실을 믿었다가 나중에 잘못됐다고 밝혀졌던 사례가 무척 많았는데 말이야."

그리고 나서 절대 잊을 수 없는 말을 했다. "어떤 방법이 사람들에게 도움이 되고 아무런 해가 되지 않는다면, 난 환자에게 그 방법을 시도해보고 실제로 도움이 됐는지 말해달라고 이야기해. 그래야 내가 그걸 시도해보고 다른 환자들에게 도움이 될지 알아볼 수 있을 테니까."

그의 말은 내가 기억 엔지니어링에 대해 믿는 바를 정리한 것에 가깝다. 사람들에게 도움이 되고 아무런 해가 되지 않는다면, 시도해보지 못할 이유가 어디 있겠는가? 내 의견으로는 이 주제가 미래에 중요해지지 **않을 리 없다**. 이 세상에 사는 모든 사람에게 너무나도 중요한 문제를 다루기 때문이다. 하지만 지금 당장으로선 기억 엔지니어링의 내용 중 일부가 이중맹검 연구 도구로 입증할 수 있는 수준을, 즉 지미 네터빌이 설명한 6인치 중 과학으로 입증된 1인치를 초월한 영역에 있다.

더불어 이 점을 말하고 싶다. 나는 과학적 연구방법, 이중맹검 연구법, 표준 의학에 반대하지 않는다. 만일 내가 트럭에 치여서 바닥에 쓰러진 채로 피를 흘리고 있다면 당연히 에너지 치료방법을 쓰지 말고 어서 응급실로 데려가야 한다! 하지만 자연과 에너지 건강 영역의 많은 것들은 무엇이 치료됐는지를 의학적 검사로 밝힐 방법이 없다. 지금부터 소개할 기억 엔지니어링 기법은 한 가지에만 작용한다. 바로 당신의 기억이며, 그중에서도 특히 무의식적인 기억이 대부분을 이룬다.

'사이비 과학'에서 '모든 사람에게 필요한 것'으로 바뀌기까지는 20년이 걸릴지 모른다. 그때까지 하루 몇 분씩만 투자하면, 20년이라는 시간을 벌게 될 것이다.

CONTENTS

독자들에게 전하는 말 | 8
들어가는 글: 진정한 자기 자신을 기억하기 | 19

PART 1 중대한 기억 오작동

CHAPTER 01 인간은 어떻게 기능하도록 설계됐는가 | 45

위험에 처했을 때를 제외하면, 우리는 본래 사랑에 연결되어 있다 • 삶의 경험은 마음이 지배한다 • 우리는 본래 사랑의 관계와 연결되어 있다 • 고통이 더는 문제가 되지 않을 때

CHAPTER 02 기억의 형성 | 81

개인적 경험에서 유래한 기억 • 상상에서 비롯된 기억 • 조상들의 기억 • 해석은 기억의 일부다 • 기억은 환상에 더 가깝다

CHAPTER 03 기억의 퇴화 | 105

생사의 의미의 퇴화 • 물려받은 기억의 퇴화 • 기억의 의미의 퇴화 • 결과: 기본 프로그래밍의 퇴화

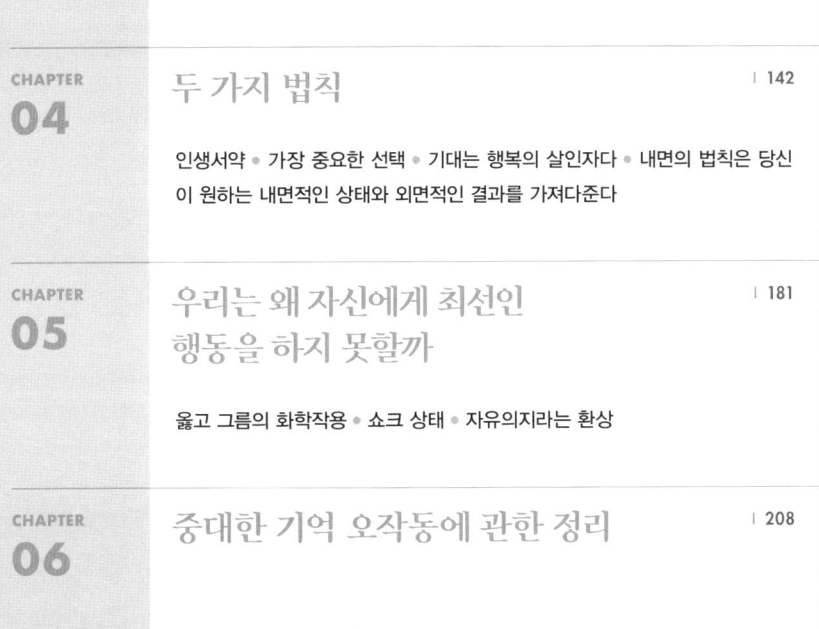

| CHAPTER 04 | 두 가지 법칙 | 142 |

인생서약 ● 가장 중요한 선택 ● 기대는 행복의 살인자다 ● 내면의 법칙은 당신이 원하는 내면적인 상태와 외면적인 결과를 가져다준다

| CHAPTER 05 | 우리는 왜 자신에게 최선인 행동을 하지 못할까 | 181 |

옳고 그름의 화학작용 ● 쇼크 상태 ● 자유의지라는 환상

| CHAPTER 06 | 중대한 기억 오작동에 관한 정리 | 208 |

PART 2 기억 엔지니어링 기법

CHAPTER 07 에너지 의학 개론 | 225

이중맹검 연구에 대한 일언 • 에너지 의학 연구 • 기억을 위한 에너지 의학: 기억 엔지니어링

CHAPTER 08 기억 엔지니어링: 믿으려면 봐야 한다 | 242

심리학에서의 기억 치유의 역사 • 기억 엔지니어링 연구 • 쥐를 대상으로 하는 기억 엔지니어링 • 인간을 대상으로 하는 가상현실 치료 • 기억 엔지니어링을 발견하게 되기까지 • 마음의 제어판: 이미지메이커 • 이미지메이커를 사용하는 연습

CHAPTER 09 기억 엔지니어링 기법: 시간을 거슬러서 현재와 미래를 바꾼다 | 273

기억 엔지니어링 기법 워크시트 • 프로그래밍 기억 1. 과거의 일반적인 기억 • 프로그래밍 기억 2. 과거의 기적적인 기억 • 프로그래밍 기억 3. 현재의 기적적인 기억 • 프로그래밍 기억 4. 미래의 기적적인 기억 • 기본설정 기억 1. 새로운 기본설정 • 기본설정 기억 2. 궁극적인 기본설정 • 기억 엔지니어링 기법 사용하기 • 오토스트리밍 기억 엔지니어링 기법 • 자주 묻는 질문

CHAPTER 10

힐링 코드Ⅱ: 문을 여는 에너지 도구 | 308

힐링 코드Ⅱ 손의 위치 • 기본 라이프코드 • 기본 라이프코드 1. 부정적인 생각, 감정, 믿음 • 기본 라이프코드 2. 병, 질환, 기능장애 • 기본 라이프코드 3. 부정적인 조치나 행동 • 기본 라이프코드 4. 비신체적 고통(정신적, 감정적, 영적 고통) • 기본 라이프코드 5. 신체적 고통 • 힐링 코드Ⅱ를 기억 엔지니어링 기법과 함께 사용하기

CHAPTER 11

기억 엔지니어링 사례 | 329

암에 걸린 에릭의 이야기 • 직장생활로 고민하던 제시카의 이야기 • 관계에 어려움을 겪던 엘리자베스 이야기 • 슬픔에 빠졌던 수전의 이야기 • 불안에 시달리던 존의 이야기

나가는 글: 기적은 우리 안에 있다 | 345
감사의 글 | 365

주석 | 366

● 일러두기

이 책에서 소개하는 사례 중 일부에는 불편함을 주는 내용도 있으나
저자의 의도와 진심을 오롯이 전달하기 위해 그대로 수록했음을 밝힙니다.

들어가는 글

진정한 자기 자신을 기억하기

우리는 사물을 있는 그대로 보지 않는다.
그것이 마치 우리인 듯이 본다.

아나이스 닌 Anaïs Nin

운명의 날짜는 1959년 7월 7일이었다. 그날은 내 출생일이자 우리 어머니의 사망일이다.

   부모님은 어떤 일이 다가오고 있는지를 알면서 9개월을 기다렸다. 아이를 더 가질 계획도 없었는데 임신을 했다는 것을 알게 됐을 때, 의사들은 모두 어머니에게 이렇게 말했다. "낙태시키고 목숨을 구하셔야 합니다."

   우리 어머니는 어떤 사람이었을까? 순수 혈통의 독일인으로 폴카 음악으로 아이들을 길렀으며, 훌륭한 요리 솜씨로 애들이 원하는 건 무엇이든 만들어 먹였다. 동네 사람들에게 워낙 진심으로 살갑게 대해서 모두에게 사랑받는 여인이었다. 억척스럽고 남의 마음을 아주 잘 헤아리는 성격이라 가가호호 방문해 식기류를 판매하면서 시카고 최고의 영업사원들보다도 월등한 실적을 올렸다. 집에는 회사 고용주에게서 받은 상이 그득했다. 장례식을 하게 된다면 이제는 친구가 된 고객들 수십 명이 참석하게 될 터였다.

의사들은 아이를 지우고 산모의 목숨을 구하는 것이 유일한 선택지라고 말했다. 하지만 어머니는 엄청난 두려움 속에서도 그 충고를 거부했다.

출생 예정일은 미국 독립기념일인 7월 4일이었다. 하지만 아버지가 불꽃놀이 용품 판매업에 종사해서 그날 일을 해야 했다. 그래서 어머니의 마지막이 될 수도 있는 날에 아버지가 옆에 계속 있을 수 있도록 분만일을 늦췄다. 나는 아버지의 결정을 늘 조금 못마땅하게 생각했다. 어릴 때 나는 가업을 거들며 자랐다. 불꽃놀이 용품 판매원인 내가 생일 7월 4일이었다면 얼마나 완벽했겠는가? 하지만 늦춰진 출산일이 어머니에게 어떤 의미였을까를 돌이켜보니, **3일을 더 살 수 있다**는 의미라는 걸 깨달았다.

어머니는 9개월 동안 나를 품었다. 나는 완전하고 무조건적인 사랑의 대상이자 동시에 극도의 절망과 완전한 공포이기도 한 역설적인 아이였다. 마지막 3일 동안에 어머니는 극도의 고통 속에 누워서, 내게 마지막이자 가장 위대한 선물을 주기 위해 기다리고 있었다.

그런데, 어머니는 죽지 않았다. 의사들은 죽을 것이라고 말했다. 어머니는 나를 위해 죽음을 받아들일 준비가 되어 있었고, 거의 1년에 가까운 시간 동안 '난 죽을 거야. 죽을 거야. 죽게 될 거야!'라고 생각하면서 지냈다. 하지만 예정된 시간이 도래했을 때 죽음은 일어나지 않았다. 그런데 왜 나는 1959년 7월 7일이 어머니의 사망일이라고 말했던 걸까?

그 사건이 일어나지는 않았지만, 그것이 **내게는** 현실이 됐기 때문이다. 나는 공포의 망령 속에서 태어났다. 허구의 사건에 대한 이미지는 내가 어머니 배 속에 있던 9개월 동안 어머니의 마음속에서 내내 되풀이됐다. '난 죽을 거야, 죽을 거야, 죽을 거야.' 어머니는 그런 이미지와 믿음을 내게 물려주었다. 그래서 나도 죽게 될 것이라고 믿었다.

어머니와 나는 출산 이후까지 살아남았다. 하지만 나는 여전히 위험에 처해 있었다. 아무것도 삼키려 들지 않아서 태어난 지 며칠 만에 체중이 몇 파운드나 줄었다. 의사들이 나를 중환자실로 입원시켰지만, 여전히 아무것도 먹지 않았고 상태는 갈수록 나빠졌다. 이와 같은 믿음은 우리 모두에게 영향을 주지만, 나는 유아들이 특히 그런 믿음에 취약하다고 본다. 그에 저항할 의식적인 지각이 아직 전혀 없기 때문이다. 내가 죽을 것이라고 믿고 있는데, 그렇지 않다고 누가 말해줄 수 있었겠는가?

이번에도 어머니가 결심을 내리지 않았다면 나는 태어날 때 입력된 프로그램을 그대로 따랐을 것이다. 어머니는 의사의 만류에도 불구하고 인큐베이터에 있던 나를 집으로 데려왔다. 의사는 "병원을 떠나면 이 아이는 죽을 겁니다"라고 말했다. 어머니는 "아뇨, 병원에 남아 있으면 죽을 거예요"라고 대답하고 퇴원했다.

그 후 며칠 동안 어머니는 하루 24시간 나와 붙어 지냈다. 안아주고, 노래를 불러주고, 사랑한다고 말해주면서, 계속해서 젖병을 물리려고 애썼다. 그랬다는 것을 정확히 알지 못했을지 모르지만, 어머니는 내가 죽을 것이라고 말하는 두려운 기억과 전쟁을 벌인 것이다. 어머니는 그런 두려움과 완전히 반대되는 경험과 이미지를 내게 쏟아부었다. **사랑해, 사랑해, 사랑해.**

사랑은 늘 승리하기 마련이고, 이번에도 결국 사랑이 승리했다. 나는 음식을 삼키기 시작했고 곧 건강해졌다. 그러나 이 사건의 간접적인 영향을 평생 동안 계속해서 느껴왔다. 좋은 쪽으로든 나쁜 쪽으로든 말이다. 한편으로는 남들에게 매우 강한 애정, 공감, 사랑을 느껴서 사람들을 돕고, 주의 깊게 말을 들어주고, 친구가 되어주었다. 출생의 경험에서 비롯됐다고 믿는 이런 성격은 나의 큰 장점 중 하나다.

다른 한편으로는 자주 불안감을 느끼면서도 그 원인이 무엇인지 알지 못해서, 주로 내 주위에서 벌어지는 일 중에 마음에 안 드는 것들을 원인으로 치부하곤 했다. 하지만 불안감은 내가 그때그때 처한 상황에서 비롯된 것이 아니었다. 불안의 원인은 출생의 기억이었다. 이렇게 말할 수 있는 이유는, 어머니의 건강 문제와 내 출생과 관련한 기억을 치유했을 때 비로소 불안 증세가 사라졌기 때문이다.

높은 강도의 부정적인 기억은 사건이 끝났다고 해서 그냥 사라지지 않는다. 최근의 연구들은 우리가 그런 생각을 하고 있지 않을 때도 여전히 매일 하루 24시간 내내 우리에게 영향을 끼칠 수 있다는 것을 밝혀냈다.

그래서 거의 모든 사람이 자신도 이해하지 못하는 이유로, 뇌가 죽음의 위험으로 해석하는 무언가를 믿고 느낀다. 직접적으로 말하지는 않을지 몰라도 "미치겠네!", "사람 잡네!", "죽겠네!" 같은 표현을 쓴다. 혹은 단순히 공포나 불안을 느끼기도 한다. 그런데 뇌의 측면에서 보면 이 모두가 동일한 상황을 가리킨다. 해소하지 못한 스트레스가 일상에서 끊임없이 흐른다는 증거인 것이다.

대부분의 사람들은 거의 모든 시간을 스트레스가 있는 상태로 지낸다. 생리적으로 볼 때 스트레스 반응은 무언가가 생명을 위협하는 상황을 의미한다. 그래서 우리는 생존하기 위해 투쟁-도피-동결(fight-flight-freeze, 긴박한 상황에서 자동으로 발생하는 상태들-편집자) 상태로 들어간다. 문제는 우편함에서 의료비 청구서를 열어 볼 때나, 슈퍼마켓에 갔는데 좋아하는 과자가 품절일 때, 또는 누군가가 나를 이상하게 쳐다볼 때도 스트레스 반응을 경험한다는 사실이다. 예를 들어 만약 당신이 어마어마한 금액의 의료비 청구서 때문에 스트레스를 받은 상태인데 내가 당신에게 병원비 청구서가 말 그대로 당신을 죽일 것이라고 생각하는지 묻는다면 당신의 의식적인 마음은 이렇게 말할 것이다. "아뇨, 무슨 말도 안 되는 소리를. 당연히 아니죠! 그저 약간 스트레스를 받았을 뿐이에요. 문제없어요." 하지만 무의식적인 마음, 즉 내가 앞으로 '**마음**'이라고 부를 부분은 달리 말할 것이다.

오늘날 모든 사람이 실질적으로 환상 속에서 살고 있다고 말하는 이유가 바로 이 때문이다. 주위 환경에 두려워할 것이 아무것도 없을 때조차 우리의 몸과 마음은 항구적으로 두려움의 상태로 지낸다. 이 책에서 우리는 스트레스 반응이 본래 어떤 목적에서 나온 것인지, 스트레스 반응은 어떻게 **오작동**하기 시작하는지, 그것이 삶의 대부분의 영역에 걸친 오작동의 도미노 효과를 어떻게 촉발하는지와 이에 따라 오늘날 거의 모두가 사실상 환상 속에서 살고 있다는 사실을 알아볼 것이다. 그런데 이런 환상이 엄청나고, 삶에 흔히 부정적인 영향을 끼치지만, 그 존재를 아는 이는 거의 없는 듯하다.

내 출생의 이야기가 다소 극단적으로 느껴졌을지 모르겠다. 그래서 환상이 어떻게 일상에 실질적인 영향을 미치는지를 보여주는 다른 예를 또 들어보려고 한다.

어느 날 메리라는 이름의 멋진 중년 여성이 상담실에 찾아왔다. 43세인 메리의 옷, 머리, 화장을 비롯한 모든 것에서 그녀가 성공한 사람임을 단번에 알 수 있었다. 말하자면 '모든 걸 다 갖췄구나'라는 생각이 바로 드는 부류의 여성이었다.

하지만 메리는 근심과 걱정에 사로잡혀 있었다. 아무런 문제는 없었다. 들은 바에 따르면 메리는 좋은 남자와 결혼했고, 큰 부자는 아니지만 침실 3개와 화장실 2개가 딸린 좋은 집, 자녀교육에 적합한 좋은 학군, 아이들이 즐길 만한 다양한 특별활동과 좋은 친구들 등 필요한 건 모두 있었다. 하지만 그녀가 어릴 때 상상했던 삶은 어쩌다보니 '해야 할 일'이 가득한 삶이 되어버렸다.

그녀는 기분을 좋게 만들어준다고 알려진 천연 약재들이나 처방약을 복용했다. 도움이 되는 약도 있었고 되지 않았던 약도 있지만, 그녀가 인생을 바라보는 기본적인 마음자세에는 별다른 변화가 없었다.

어린 시절에 대해 묻자, 어머니가 대개 엄하게 대했던 것 같다고 느끼지만 특별히 학대를 당했던 경험은 없으며 아버지와는 시간을 보낸

적이 드물다고 했다. 가정환경은 자기가 아는 다른 사람들과 크게 다르지 않았다고 덧붙였다.

기다려지는 시간이 있느냐는 질문에는 잠을 자거나 몇 시간 동안 멍하니 앉아 텔레비전을 보는 시간이라고 답했다.

마지막으로 따라올 결과를 전혀 걱정할 필요가 없다면 지금 가장 하고 싶은 일이 무엇이냐고 물었다. 그녀는 눈에 눈물이 그렁그렁한 채로 대답했다. "차를 몰고 캘리포니아로 가서 처음부터 다시 시작하는 거요."

하지만 메리는 자신이 이 생각을 실행하지는 않을 것임을 이미 알고 있었다. 사실 내 상담실을 찾은 것도 그 때문이었다. 그녀는 가족을 사랑했다. 그래서 평범한 삶을 감수했지만, 하루하루를 살아내는 데 거의 모든 에너지를 썼다. 그녀는 그저 그런 상황에 더 잘 대처하고 싶어서 도움을 받으러 찾아왔던 것이다.

그로부터 얼마 지나지 않아, 다른 여성 고객이 상담실을 찾았다. 그녀도 43세였고 두 아이와 직업적으로 꽤 성공한 남편을 둔, 전형적인 미국 중산층의 삶을 살고 있었다. 그녀는 다소 고압적인 어머니와 얼굴을 자주 보기 힘든 아버지 사이에서 자랐다.

그런데 이 여성은 캘리포니아로 떠나 인생을 다시 시작하고 싶은 마음 때문에 나를 찾아온 것이 아니었다. 반대로 그녀는 자기 삶을 **사랑했다!**

이 여성의 삶은 어린 시절의 기대를 훨씬 초월했는데, 예측했던 측면에서 그랬던 건 아니었다. 그녀가 훨씬 나은 삶을 산다고 느끼는 건

돈, 자유롭게 쓸 수 있는 시간, 그 밖의 어떤 것들이 많아서가 아니었다. 그보다는 사랑, 감사, 만족을 더 많이 느끼게 됐기 때문이었다.

그녀는 하루를 보내면서 그날 하루를 살아내는 것에 집중하지 않았다. 매 순간을 의식하고, 매 순간을 즐기며 살았다. 가장 좋아하는 시간은 잠자리에 들거나 텔레비전을 보는 시간이 아니라 아침에 일어나서 가족과 함께하는 시간이었다.

그녀는 지금껏 내 상담실에 찾아온 사람들 중에서 가장 행복하고 기분 좋은 삶을 사는 사람이었다!

그녀는 사실 상담을 받으러 온 것이 아니었다. 감사의 인사를 하러 왔던 것이다. 실은, 6개월 전에 나를 찾아왔던 바로 그 메리였다.

처해 있는 상황은 하나도 바뀌지 않았다. 그녀는 여전히 같은 가족의 역사, 남편, 자녀를 두고 같은 집에서 살았다. 기본적으로는 6개월 전과 달라진 게 없었다. 단 하나 바뀐 점이라면 그런 상황에 대한 그녀의 **느낌**이었다. 메리는 자기 자신과 삶에 완전히 만족하고 행복해했다. 하지만 6개월 전에는 그렇지 못했다.

각자의 삶을 돌아볼 때 메리의 두 가지 삶의 모습 중 어느 쪽이 자신과 더 가까운가?

메리가 변했다는 이야기를 들으면서 이런 생각이 들지 모르겠다. '상황이 전혀 바뀌지 않았다면, 어떻게 기분이 그렇게 극적으로 변할 수 있었던 거지?'

그 이유는 생리작용도, 뇌화학작용도, 생각도, 감정도, 심지어 믿음도 아니었다. 더 깊은 차원이 작용한 결과다. 극적인 변화의 중심에는 태어난 순간부터 우리 삶을 형성해온 바로 그 요소가 있었다.
그것은 바로 기억이었다.

근원이 아닌 증상에 대한 치료

간단한 조사부터 해보자.
다음 목록에서 '내 삶에 이런 변화가 있었으면 좋겠다'라고 생각하는 항목이 있는가?

- 더 많은 에너지
- 돈을 더 벌기
- 덜 불안해하고, 더 평안함을 느끼기
- 더 큰 기쁨을 느끼기
- 삶에 대한 열정과 기대를 높이기
- 일과 삶의 균형을 더 잘 맞추기
- 중독에서 벗어나기
- 갇혀 있는 기분을 덜 느끼고 더 많은 자유를 경험하기
- 직업에서 더 성공하거나 직업 바꾸기
- 수면의 질 개선하기
- '나'를 위한 시간을 더 많이 갖기
- 자신감과 자부심 키우기

- 체중 줄이기
- 더 많이 운동하기
- 식생활 개선하기
- 건강 문제 치유하기
- 배우자나 다른 중요한 사람과의 관계를 돈독히 하기
- 친구와 더 많이 어울리거나 새로운 친구 사귀기
- 가족들과 더 잘 지내기
- 삶의 목적 찾기
- 중요한 유산을 남기기
- 아끼는 사람들에게 꼭 필요한 도움 주기

나는 그동안 문제가 있지만 원인을 전혀 짐작하지 못해서 곤경을 겪는 수백 명의 사람들에게 도움을 주었다. 그들은 각자의 현재 **상황**을 탓했지만 상황이 진정한 원인인 경우는 거의 없었으며, 끝내 악순환이나 중독에 빠졌다.

예를 들어 피트라는 남성 고객은 분노조절에 문제가 있었다. 그는 보통 하루에 서너 번씩 갑작스레 화를 내곤 했다. 이로 인해 결혼 생활이 파탄 날 지경에 이르렀지만 어떻게 하면 좋을지 몰랐다. 그는 그동안 상담을 몇 번 받았으며, 불안감을 없애려고 약도 복용해봤고, 화를 다스리기 위해 "정말 열심히 노력했다"고 말했다. 하지만 좀처럼 화를 다스릴 수 없었다. 직장에서, 집에서, 교통체증이 심한 퇴근길에서 등 언제 어디서든 화를 냈다. 일이 자기 생각대로 풀리지 않을 때마다 짜증을 내거나 분노했다. 그는 자신이 처한 상황이 문제의 발단이라고 믿고, 어떻게든 상황에 대한 반응을 통제해야겠다고 생각했다.

하지만 우리가 앞으로 이 책에서 배울 과정을 실행하면서, 그는 분노의 진정한 원인이 아버지의 기대에 부응하지 못해서 아버지에게 거부당했다는 느낌에 있다는 사실을 알게 됐다. 아버지를 감동시키려고 의사가 됐지만, 아무런 소용이 없는 기분이었다. 그러다가 나와 6주 동안 작업하며 아버지에게 거부당한 느낌의 기억을 치유하고 나서는 분노 문제가 즉시 사라졌으며, 더불어 아내와의 관계도 개선됐다. 악순환의 고리가 깨진 것이다.

혹시 현재 삶의 **어떤** 영역에서든 영구적이고 긍정적인 변화를 이루기가 좀처럼 힘들다면, 문제의 근원이 아니라 증상을 치료하고 있기 때문일지 모른다. 이 책은 문제의 **진정한** 근원을 진단하고, 이를 영원히 해결할 가능성을 높여줄 것이다.

간단한 질문을 하나 하려고 한다. 아마 상담받기 위해서 나를 직접 찾아오더라도 이와 똑같은 질문을 받을 것이다.

당신이 집에 있는데 부엌 바닥에 물이 고이기 시작했다고 가정하자. 집 옆에 물가가 있는 것도 아니고, 밖에 비가 내리지도 않는다. 그런 상황이라면 바닥에 있는 물부터 치우겠는가, 아니면 집의 상수도관부터 잠그겠는가?

이것은 당신의 생각보다 훨씬 중요한 질문이다. 대부분의 사람들은 아마 한 1분쯤 생각해본 뒤에, 집의 상수도관부터 잠그고 그다음에 바닥에 고인 물을 치울 것이다. 물을 잠그지 않고 바닥부터 닦는 건 정신나간 행동이다. 그렇지 않은가?

지난 80여 년 동안 심리학, 자기계발, 영성, 의학계는 우리 문제의 근원을 고치는 다양한 이론을 제시했다. 시대에 따라 특별히 더 주목받는 이론들이 있었지만, 다음과 같은 요소가 문제의 진정한 근원이라고 주장하는 책이나 전문가들은 요즘에도 있다.

- **상황:** 스마트 SMART 목표(구체적이고 Specific, 측정할 수 있고 Measurable, 성취 가능하고 Achievable, 적절하고 Relevant, 정해진 시간이 있는 것 Time-based), 비전보드, '그냥 해보는 거야'라는 충고. 상황을 바꾸면 인생이 바뀐다.
- **행동:** '마치 그런 것처럼' 행동하기. 옳은 일을 하면 그에 맞는 감정이 뒤따를 것이다. 행동을 바꾸면 인생이 바뀐다.
- **생리학 및 뇌화학:** 적절한 약이나 건강보조제를 찾고, 최적의 식이요법을 따르고, 명상을 충분히 하면, 스스로에 대한 만족감이 생길 것이다. 몸의 화학작용을 바꾸면 인생이 바뀐다.
- **의식적인 생각:** 진실을 이해하고 올바른 방식으로 생각하라. 주변 사람들에 비해서 자신이 얼마나 운 좋은 사람인지를 알면, 기분이 좋아질 것이다. 부정적인 생각을 긍정적인 생각으로 바꿔라. 생각을 바꾸면 인생이 바뀐다.
- **의식적인 믿음:** 믿음은 당신과 관련해서 가장 중요한 것을 규정하는 더 강하고 깊은 생각과 느낌의 조합이다. 믿음을 바꾸면 인생이 바뀐다.

• **감정:** 감정의 균형 잡기emotional mastery는 오늘날 다양한 기법에서 인기 있는 주제다. 감정을 바꾸면 인생이 바뀐다.

이 방법들은 우리가 인간으로서 기능하는 방식을 이해하는 데 상당한 도움을 주며, 잠시나마 실제로 기분이 나아지기도 한다. 문제는 지난 80년 동안 자기계발의 해법을 모색해왔는데도 사람들은 그 어느 때보다 해법을 애타게 찾아 헤매고 있다는 사실이다. 왜 그럴까?

이 모든 해법은 바닥의 물을 닦아내는 방법에 불과하기 때문이다. 충분히 열심히, 지속적으로 닦아내다보면 실제로 누수 속도를 능가할 수도 있다. 가끔씩은 물기가 없는 바닥을 둘러보고 흐뭇해하면서 그 방법이 효과가 있다고 생각할지 모른다.

하지만 부엌에서 물이 새는 곳은 아직 수리가 되지 않았다. 그래서 우리가 그렇게 항상 피곤한 것이다! 우리는 누수의 원인은 해결하지 않고 바닥을 닦는 데 모든 에너지를 쏟아붓고 있다! 물론 앞에서 예로 든 해결책을 사용하면 아무것도 안 하는 것보다는 낫겠지만, 그 방법들을 모두 한꺼번에 시도해서 완벽히 실천하더라도 **흘러나오는 물을 막을 수는 없다.**

이 책은 그렇게 흘러나오는 물을 막는 법을 알려줄 것이다. 사람들은 최근에야 상황, 행동, 뇌화학, 생각, 감정, 믿음을 초월해 우리가 느끼는 문제의 더 깊은 원인을 발견했다.

그건 바로 기억이다.

기억이 지금의 우리를 만든다

　기억이 모든 문제의 근원이라는 말이 미심쩍게 들릴지 모른다. 그럴 수 있다. 이해한다. 그러니 조금 더 자세히 설명해보겠다.
　우선 내가 말하는 기억이란 **기억하는** 능력, 즉 배운 사실이나 일어났던 사건을 의식적으로 회상하는 능력을 말하는 것이 아니다. 자전거 타기, 걷기, 탁구 치기 등을 배우는 '처리기억'을 지칭하는 것도 아니다. 사람들이 흔히 "자전거 타기와 마찬가지"라고 표현할 때는 한 번 배우면 평생 잊어버리지 않는 기억을 말한다. 이런 처리기억은 시간이 흐르면서 퇴화하거나 오류가 생기는 경우가 거의 없다.
　이 책에서 다루는 기억은 내가 '**원천기억** source memory'이라고 부르는 종류의 기억으로 삶의 경험, 각자의 상상, 여러 대 위의 조상들에게 물려받은 잠재적인 경험이나 느낌에서 생성된다.
　원천기억은 처리기억과는 완전히 다른 부류다. 원천기억은 일종의 렌즈다. 우리는 스스로를 비롯해 세상의 모든 것을 이 렌즈로 바라본다. 우리에게 일어난 모든 일은 각자의 인생과 가계家系의 원천기억에 모두 쌓여서 생각, 감정, 믿음, 행동, 심지어 호르몬과 몸의 생리작용까지 결정한다. 그런데 애석하게도 원천기억에는 오류가 자주 생긴다. 이에 대해서는 1부에서 자세히 다룰 것이다.
　처리기억과 원천기억 사이에는 공통점이 하나 있다. 바로 모든 새로운 기억이 기존의 기억을 바탕으로 생성된다는 점이다. 아기가 걸음마를 배울 때, 그냥 곧바로 일어나서 걷기 시작하는가? 그렇지 않다. 처음에는 시도하다가 넘어지기를 5,000번은 반복한다! 넘어질 때마다 균형을 잡고 다리 근육을 사용하는 법 등에 대한 새로운 기억이 만들어져서 결국에 걸을 수 있는 능력이 생긴다. 일어서서 걷는 데 필요한 모든 기억이 마침내 완성될 때까지 매 차례의 새로운 기억은 과거의 기억 위에 쌓인다. 걷기 능력에는 서기와 걷기에 연관된 일련의 기억이 필요한데, 그 기억들은 수백 가지에서 수천 가지에 이른다. 걷기에 관한 기억의 사슬에서 어느 하나라도 지워지거나, 누락되거나, 잘못되게 바뀌면 아기가 절대 배우지 못할지도 모른다.

  신경과학자이자 교수인 안토니오 다마지오Antonio Damasio는 모든 생각, 믿음, 느낌, 행동의 뿌리가 **이미지**라는 사실을 밝혔다. 그런 이미지들이 바로 내가 '원천기억'이라는 용어로 지칭하는 개념이며, 앞으로는 단순히 기억이라는 용어로 지칭할 것이다. 이런 이미지, 즉 기억의 출처는 다음과 같다.

- **삶에서 경험한 사건**: 의식적으로 기억하는 것(예를 들어 고등학교 졸업식, 직장의 첫 출근날, 어제 점심으로 먹은 음식)과 의식적으로 기억하지 **못하는** 것(예를 들어 출생 과정, 갓난아기 때나 영아기에 부모가 어떤 식으로 말을 걸었는지 등).
- **상상**: 예를 들어 곧 다가올 휴가에 대한 몽상에 빠질 때, 가족이나 친구들이 차 사고를 당하지 않을까 걱정할 때.
- **조상**: 예를 들어 부모나 조부모, 또는 그들의 부모나 조부모가 경험했던 충격적인 사건. 내가 어머니 배 속에 있을 때 노출됐

던 것과 같은 상황을 들 수 있다.

사실 기억은 모든 측면에서 우리를 만든다. 새로 발표되는 연구들에서 이 사실은 점점 더 확실하게 밝혀지고 있다. 인간은 일련의 물려받은 기억을 가지고 태어나며, 태어날 때부터 우리는 모든 것을 그런 기억의 렌즈로 해석하고 그 기억 위에 새로운 기억을 쌓아서, 안전을 지키기 위한 전략을 배우고 개발한다.

기억을 만들 때 우리는 삶을, 그리고 때로는 죽음을 만든다.

기억 오작동

그런데 문제가 있다. '이것이 나를 죽게 만들 것이다'라고 해석하고 반응하도록 만드는 기억이 있다. 스트레스 반응 혹은 공포 반응으로 불리는 반응을 촉발하는 기억은 다른 모든 기억과 믿음보다 우선한다. 그 기억이 개인적 경험에서 나왔든, 상상에서 나왔든, 조상에게 물려받았든 상관없이 말이다. 신체적 안전, 정체성, 보안, 관계 등 삶의 어떤 영역에서든 그 기억과 아주 미미하게라도 관계가 있는 일이 발생하면, '이것이 나를 죽일 것이다'라고 반응하게 된다.

이게 왜 문제라는 걸까? 기억이 우리를 안전하게 지켜주기를 바라는 게 아니었던가? 물론 기억이 진짜 생명의 위협이 되는 상황을 늘 진실로 알려준다면야 문제가 안 된다. 그런데 만일 그렇지 않다면 어떻겠는가?

 사람들은 기억이 실제 일어난 일을 녹음하거나 녹화한 것과 비슷하다고 생각하지만, 실은 그렇지 않다. 1부에서 논의하게 될 것처럼 현실 세계의 경험은, 위험의 기억이 저장된 렌즈를 가장 우선적으로 통과한다. 위험에 관한 기억이 잘못됐을 때 어떤 일이 일어날 수 있는지는 앞에서 살펴보았다. 실제로 내 고객들 중에는 어느 한 가지 부정적인 기억 때문에 '평생을 망친' 사람들이 너무 많다. 평생을 망쳤다는 말을 직접 입에 담을 정도로 심각하며, 나도 그 기분을 충분히 이해한다.

 예를 들어 어느 남성은 아버지의 기대에 절대 부응하지 못할 것 같다는 생각에 빠져 있었다. 그는 열네 살 때 학급회장 선거에 나갔는데, 공직에 출마해서 당선된 경험이 있는 아버지는 아들의 선거 준비를 도와주려고 몇 가지 질문을 했다. 그러던 중에 그가 어떤 대답을 했더니 아버지가 껄껄 웃으며 "너는 네가 나라고 생각하는 모양이구나. 있잖니, 너는 내가 아니야. 그런 말은 안 통할 거야"라고 말했다.

 아버지가 했던 말이 그의 삶의 방향을 바꿨다. 그는 지난 20년 동안 자신이 아버지만큼 잘하지는 못할 것이라는 생각에 사로잡혀 지냈다. 그 상황과 아주 조금이라도 관련된 것은 모두 **이 기억의 렌즈**를 통해 보았고, 그 일로 새로운 부정적인 기억이 만들어지고, 이에 따라 새로운 부정적인 기억이 또 생겨났다. 물론 이와 관련된 모든 기억에선 무의식적인 스트레스 신호를 매일 하루 24시간 동안 그에게 내보냈다.

 나중에 그가 아버지에게 이때의 일에 대해 물어봤더니, 아버지는 아들이 자신보다 더 **낫다는** 뜻으로 말한 것이었다고 했다. 즉 아들의 기억에는 결정적인 오류가 있었다. 아버지가 칭찬으로 했던 말을 비판으로 잘못 이해하고 '나는 그 어떤 것도 할 능력이 없다'라고 받아들인 것이다. 인생의 거의 모든 측면에 영향을 준 그 기억은 전부 오해에서 비롯되었다.

때로는 오해가 없어도 기억에 오류가 생길 수 있다. 어렸을 적 아버지와 나의 관계는 아주 가깝고 애정이 가득했다. 그런데 내가 열두 살 때쯤 아버지에게 심장질환이 발병했다. 그 시절에는 심장질환 진단이란 거의 사망선고나 다름없었다. 그러던 중 어느 날 아버지가 난데없이 나를 계속 때리고 "너는 커서 아무것도 안 될 거야!"라고 소리쳤다.

이 사건은 실제로 일어났다. 아버지는 그날 나를 정말로 때렸고, 내가 커서 아무것도 안 될 거라고 실제로 말했다. 이 사건에 대한 기억과 그 렌즈를 통해서 보았던 이후의 기억들은 사건이 발생한 후 15년 동안 내게 부정적인 영향을 끼쳤다.

그날 이후로 평상시의 기분은 물론이고 성격까지 변했다. 말수가 줄었고, 이전과 비교해 스스로를 더 부족한 사람으로 느꼈다. 학교 성적이 떨어졌으며, 예전에는 없었던 문제를 일으키고 다녔다. 가장 큰 변화는 분노였다. 전에는 분노가 문제였던 적이 전혀 없었다. 하지만 갑자기 신경이 곤두서고 예민해졌다. 전에는 집에서 늘 큰 소리로 노래를 불렀지만 그 일이 있은 뒤로는 노래를 전혀 안 불렀다. 마치 기쁨이 내 마음에서 빨려나오고 그 자리를 분노가 대신 차지한 것 같은 느낌이었다.

아버지와 관련한 사건이 스스로에 대한 생각에 변화를 가져왔다고 의식적으로 연관 짓지는 않았다. 내가 왜 그런 기분을 느꼈으며 왜 갑자기 어둡게 행동하게 됐는지 그때는 몰랐다. 이제야 깨닫게 된 사실은 내가 고통스럽다는 이유로 그 기억의 대부분을 억눌렀으며, 이 때문에 원하는 대로 느끼고 행동하지 못한 이유를 알지 못했다는 것이다. 나는 고통 속에서 어찌할 바를 몰랐고, 나를 그런 길로 끌어내린 원인을 찾아 해결할 수 없었다. 이 패턴은 기본적으로 스물일곱 살 때 아내가 집에서 나를 쫓아내던 때까지 계속됐으며, 그 일을 계기로 나는 인생 최대의 영적 변화를 경험했다. 이에 대해서는 나중에 다시 설명할 것이다.

앞서 소개했던 고객 메리의 경우는 어떨까? 그녀의 문제는 결혼생활, 자녀, 집, 어머니와의 관계 등 당시 처해 있던 상황이 아니라, 고압적인 어머니에 대한 어린 시절의 **기억**이었다.

이런 기억들 중 하나로 메리가 설거지를 하는데 어머니가 가르쳐준 대로 하지 않는다고 질책했던 일이 있다. 그 전날에는 어머니가 말했던 대로 설거지를 해서 틀림없이 "잘했다, 얘야"라고 칭찬했었는데도 말이다. 어머니가 이렇게 메리를 나무라는 일은 빈번히 발생했다. 가령 방을 정리하는 방식, 화장하는 법, 메리가 사귀는 남자들에 대해서까지 잔소리를 했는데, 어느 날은 괜찮다고 했다가 그다음 날은 잘못됐다고 지적하는 식이었다. 일관적이지 않은 어머니의 반응은 위신이 서지 않는 행동이었다. 메리는 그런 행동의 근거를 찾을 수 없었다.

메리는 깨닫지 못했지만, 그 기억은 그녀가 스스로와 자신의 인생을 바라보는 관점에 지금껏 영향을 끼쳐왔다. 그녀는 계속해서 자신이 아닌 다른 사람처럼 행동해야 한다고 느꼈고, 타인이 자신을 비판적으로 평가할 것이기 때문에 어떤 대가를 치르더라도 자신을 보호해야 한다고 생각했다. 질책을 하고 나면 어머니는 꼭 이렇게 말하곤 했다. "난 그저 네가 아주 잘되기를 바라고, 나보다 나은 삶을 살았으면 해서 이러는 거야." 하지만 메리는 그렇게 느끼지 않았다.

이런 기억 때문에 그녀는 상황을 왜곡시키는 렌즈로 모든 것을 바라보게 됐다. 자신도 모르게 생존모드 상태에 놓여서 잠을 자거나 멍하니 텔레비전을 보며 끊임없는 스트레스에 무감각해지려고 애쓰고 캘리포니아로 완전히 떠나버리는 공상을 했던 것도 그 때문이었다. 그럼에도 불구하고 밖에서 볼 때 그녀의 삶은 안정돼 보였고 나아가 이상적으로 느껴지기까지 했다.

이 네 가지 상황 모두 **사건**을 **정체성**과 연결 지을 때, 즉 X라는 일이 발생했기 때문에 우리는 나쁘고 불충분하다거나, Y라는 일이 발생했기 때문에 절대 사랑받지 못할 것이라거나, Z라는 일이 발생했기 때문에 절대 성공하지 못할 것이라고 생각할 때 문제가 시작됐다.

이런 식의 결론은 결코 사실이 아니다. 과거에 극심한 학대를 겪었더라도 그 기억은 지금 안전하게 지내며 원만한 인간관계를 맺는 능력이나(현재 생명을 위협받거나 학대당하는 상황에 놓여 있지 않은 한), 우리 스스로의 가치와는 **전혀** 무관하다. 하지만 이와 같은 기억들은 그 기억 속에 우리를 가둬두거나 제한하는 환상을 만든다.

이처럼 잘못된 결론을 진실로 받아들이고 계속해서 그에 따라 생각하고 느끼고 행동하면, **거짓된 삶을 살게 된다!** 진실이 아닌 것을 진실로 받아들이는 한 계속해서 그런 삶을 살게 될 것이다.

이런 일이 가능한 이유는 마음이 가진 비범한 힘 때문이다. 독일어로 **상상**imagination이라는 단어에는 두 가지 의미가 있다. 하나는 '공상에 잠기다'라는 뜻이고, 다른 하나는 '창조하다'라는 뜻이다.

사람은 모두 공상에 잠긴다. 나 같은 경우는 어릴 때 윔블던과 US 오픈 테니스 대회에서 우승하는 상상을 하곤 했다. 공상이 실현되지는 않았지만, 상상에는 고통과 두려움의 족쇄에서 나를 풀어줄 힘이 있었다는 사실을 나중에 깨달았다. 모든 사람은 삶을 영원히 바꾸고 이미지를 이용해 최고의 삶을 만드는 데 필요한 도구를 가지고 있다. 이 도구를 성공, 건강, 좋은 관계, 사랑의 기억을 만드는 데 사용하면, 내면의 삶에 상상 이상의 큰 변화를 이룰 수 있다.

실제 세계를 기억하기

지금까지 설명을 들으면서 삶의 경험에서 유래한, 상상에서 비롯된 기억, 조상들에게 물려받은 기억에 오류가 있어서 자신의 삶에도 지장이 있지는 않은지 궁금해졌을지 모른다. 만일 그렇다면 그 여부를 진단할 간단한 두 가지 방법이 있다.

① 매일 아침 잠자리에서 일어나며 '또 하루를 버텨내야 하다니'라고 생각하는가? 하루 중 대부분의 시간을 스트레스, 불안, '해야 할 일'에 매달려 힘겹게 보내고, 삶에서 뭔가가 빠진 것 같은 기분을 느끼는가?

② 때때로 화가 치미는가? 혹은 분노와 비슷한 부류의 감정인 짜증, 좌절 등을 느끼는가? 화를 내고 나중에 돌아보면서 당혹스럽거나 왜 그랬는지 잘 모르겠다는 생각이 들지 않는가?

자신이 이 두 가지 중 하나라도 해당하는지 생각해보자. 오늘날 절대다수의 사람들이 이 범주에 속한다. 현재 신체적으로나 감정적으로 특별히 심각한 위험이 없음에도 날마다 삶이 힘들게 느껴진다는 것은, **정당한 이유가 없는데도** 기분이 안 좋다고 느끼게 만드는 기억이 있다는 징후다. 이 기억은 삶에 부정적인 영향을 끼친다. 계속해서 이런 기분을 느낄 이유는 없다. 그리고 애초에 이런 나쁜 기분을 절대 느끼지 말았어야 하는 것일지도 모른다.

책의 나머지 부분에서는 기억이 어떻게 진화했는지, 혹은 퇴화했는지, 그리고 어떻게 하면 시간을 거슬러 올라가 과거의 기억을 바꿀 수 있는지 설명할 것이다. 기억을 바꾸는 과정은 일반적으로 며칠에서 몇 주가 걸리지만 경우에 따라서는 몇 분 만에 가능할 수도 있다.

나는 첫 번째 책 《힐링 코드 The Healing Code》에서 건강 문제의 원천을 치유하는 법을 소개했다. 두 번째 책 《러브 코드 The Love Code》에서는 성공을 가로막는 원천을 치유하는 법을 소개했다. 이번에 《메모리 코드 The Memory Code》에서는 최신 연구 결과와 새롭게 구상한 10분짜리 6단계 실천 과정을 바탕으로, **모든 문제의 원천**을 치유하는 법을 소개할 것이다. 이 책을 통해 물이 흘러넘친 바닥을 닦는 전문가가 되는 것이 아니라, 줄줄 새는 물부터 잠그는 방법을 배우게 될 것이다. 그렇게 되면 남는 모든 에너지로 자기 자신과 사랑하는 사람들, 그리고 이 세상을 위한 최고의 삶을 살고 음미할 수 있다.

그러려면 한 가지 선택을 내려야 한다.

내 경험상 90퍼센트 이상의 사람들이 삶의 경험에 부정적인 영향을 끼치는 기억을 가지고 있다. 책 후반부에서 읽게 되겠지만, 이 사실은 이제 연구로도 입증됐다. 더 구체적으로 설명해서 많은 이들이 삶의 중요한 측면에 대한 파괴적인 믿음을 초래하는 잘못된 결론을 내렸다.

나는 기억 엔지니어링이 의학과 심리학의 새로운 지평을 여는 발견이라고 믿는다. 따라서 에너지와 잠재력, 재능을 최대한 활용하면서 최고의 삶을 살고 싶다면 각자 중요한 결정을 내려야 한다. 늘 해오던 방식을 계속 유지하면서 남은 인생을 그저 감내하며 지낼 것인가? 아니면 더 나은 삶을 위해 결단을 내리고 변화를 시도할 것인가?

나는 그렇게 하겠다고 결심한 사람들에게만 상담을 하지, 그럴 마음이 없는 사람들에게는 상담을 해주지 않는다! 나는 위기의 순간에 직면했을 때 생존을 추구하는 삶으로 다시 물러나지 않는 사람들을 돕는다. 그들은 아주 높은 곳에 이르고 싶다는 열망이 매우 강해서, 지금껏 알고 있다고 생각한 모든 것을 기꺼이 남겨두고 전진할 의사가 있다. 그들은 그저 쉬운 삶을 추구하는 것이 아니라 **온전한** 진실과 최고의 삶을 원하기 때문이다. 그들은 기꺼이 도전하고자 한다.

당신도 그러기를 원하는가? 그렇다면 다음 장부터 나와 함께 이 여정을 시작해보자!

PART 1

중대한 기억 오작동

THE MEMORY CODE

CHAPTER 01 인간은 어떻게 기능하도록 설계됐는가

인간은 어떻게 기능하도록 설계됐을까? 그런데 왜 그렇게 작동하지 않게 됐을까? 기억은 모든 생각과 느낌, 믿음과 행동, 몸의 화학작용을 불러일으키는 데 작용한다. 지금부터 이것을 아주 사실적으로 느끼도록 설명해보겠다.

최근 들어 가장 좋았던 날의 기억을 잠시 떠올려보자. 그날은 언제였는가? 무슨 일이 있었는가? 눈을 감고 그날의 기억을 1~2분 동안 생생하게 다시 느껴보자. 맛보고, 냄새 맡고, 만지고, 느껴보라.

이번에는 최근 들어 가장 나빴던 날을 떠올려보자. 그날은 언제였는가? 무슨 일이 있었는가? 맛보고, 냄새 맡고, 만지고, 느끼면서 잠시 그 기억의 순간을 경험해보자.

그날을 좋은 날이나 나쁜 날로 여기게 된 이유는 무엇인가? 그날들의 경험에 대해 어떤 생각이 들고 어떤 기분이 느껴지는가?

당신이 대부분의 다른 사람들과 크게 다르지 않다면, 기분이 좋은 날과 나쁜 날을 구분한 기준은 그 당시의 **외부적 상황**에 대한 느낌일 것이다. 자신이 속한 세상에 아주 좋은 일이 생겼거나, 걱정했던 일이 무탈하게 지나갔을 때 당신은 그날을 좋은 날로 기억한다. 더 정확히 말하면 좋은 날로 '느낀다'. 반면 삶에서 무언가 안 좋은 일이 생겼을 때, 혹은 학수고대했던 일이 일어나지 않았을 때 당신은 그날을 나쁜 날로 '느끼고' 기억한다.

물론 이것은 자연스러운 반응이지만, 삶의 질이 외부적 상황에 좌우된다는 믿음은 **옳지 않다**. 직설적으로 말하자면 거짓된 삶을 사는 것이다. 그리고 그 거짓은 세상 사람들이 겪는 고통의 절대다수의 근원이자 원천이다.

만일 내가 여기서, 어떤 일이 일어났는지 관계없이 당신의 삶에서 거의 모든 날이 좋은 날이 될 수 있다고 말한다면 어떻겠는가? 당신의 삶이 예외적인 경우여서가 아니라, **애초에 모든 인간은 삶의 거의 모든 날을 좋은 날로 경험하도록 설계됐기 때문이라면?**

그리고 간혹 큰 불행을 마주하더라도 금방 평정심을 되찾고 예전과 다름없는 좋은 날을 계속해서 이어갈 수 있다면 어떻겠는가?

대부분의 사람들이 이런 삶을 경험하지 못하는 이유는 수천 년에 걸쳐 뇌가 진화하는 과정에서 생긴 오작동의 결과다. 오작동에 대해 책의 서두에서 잠시 언급했는데 이어지는 장들에서 더 자세히 설명하겠다. 그 전에, 일단 주변을 보면 모든 사람들이 나쁘고 시시하고 재미없는 날을 더 많이 겪는 것처럼 보인다. 때문에 나쁜 날을 보내는 것이 오작동에 따른 일이란 걸 받아들이기 어렵다. 모든 사람이 비정상이란 게 말이 되는 일인가? 하지만 사실이다. 거의 모든 사람이 고장이 난 상태로 살고 있다.

우리는 자신을 둘러싼 상황과 환경에 따라 좋은 날, 나쁜 날, 그저 그런 날이라고 '느끼며' 우리에게는 선택의 여지가 없다고 믿는다. 하지만 이것은 사실과 다르다. 오작동 때문에 고장이 난 필터로 세상을 경험하게 만드는 내부 바이러스에 의한 결함이다. 이 장에서는 먼저 인간이 어떻게 작동하도록 설계됐는지, 내가 믿는 바에 대해 아주 짧게 설명하면서 얘기를 시작하려 한다.

위험에 처했을 때를 제외하면, 우리는 본래 사랑에 연결되어 있다

인지 신경과학자 캐롤라인 리프Caroline Leaf, PhD에 따르면, 우리 안에는 부정적인 경험이나 생리작용을 촉발하는 메커니즘이 없다.[1] 신체, 정신, 영혼을 포함한 모든 측면에서 말이다. 모든 인간 메커니즘의 목적은 긍정적인 결과를 만드는 것이다. 예를 들어 인간의 뇌에는 선조체corpus striatum라는 부위가 있는데, 이 부위는 긍정적인 상태 강화와 관련이 있다고 여겨진다. '사랑love'에 연결된 이런 시스템은 우리가 자신감과 자부심으로 가득 차 있을 때 고요함, 평화, 좋은 기분과 대응하도록 설계됐

다. 안전하지 못하다고 느낄 때는 이 시스템이 활성화되지 않는다.[2]

같은 맥락에서 캘리포니아대학교 샌프란시스코캠퍼스의 레베카 터너Rebecca Turner, PhD와 코넬대학교 마거릿 알테머스Margaret Altemus, MD는 연구를 통해 이 사실을 증명했다. 연구에 따르면, 인간이 사랑에 기초한 기억이나 관계를 경험할 때 기분을 좋게 만드는 호르몬인 옥시토신이 분비된다. 단 두려움에 기초한 기억이 너무 많지 않은 한 말이다.[3]

당신이 안전하지 않다고 느끼면, 시상하부는 위험한 상황에서 재빨리 벗어나는 데 필요한 화학물질을 대량으로 방출한다. 그렇게 해서 '사랑에 연결된' 상태로 돌아가게 만들려는 것이다. 이 작용원리에 대해서는 장 후반부에서 더 자세히 소개하겠다.

인간에게는 화학적으로 긍정적인 상태로 내정된 이런 기본값default setting 외에도, 전체적으로 긍정적인 상태를 만드는 데 기여하는 경험적 특성 두 가지가 더 있다. 첫 번째는 우리 마음이 작용하는 방식이고, 두 번째는 다른 사람들과의 관계가 연결된 방식이다.

삶의 경험은 마음이 지배한다

솔로몬 왕은 3,000여 년 전에 〈잠언〉에서 "모든 지킬 만한 것 중에 더욱 네 마음heart을 지키라 생명의 근원이 이에서 남이니라"(잠언 4장 23절-옮긴이)라고 이야기했다. 여기서 솔로몬 왕이 강조하며 언급한 마음은 심장이 자리한 신체의 가슴을 지칭하는 게 아니다. 영적인 가슴,

혹은 지금부터 내가 '마음'이라고 지칭할 개념을 뜻한다.

나와 유년 시절을 함께 보낸 지미 네터빌이란 친구가 있다. 그 친구는 밴더빌트 병원의 유명한 신경외과 의사가 됐다. 뇌수술을 하는 외과 의인 지미는 자신의 삶을 이렇게 표현했다. "사람들은 나를 대단하게 생각하지만, 실제로 내가 하는 일은 사과에서 상한 부분을 도려내는 것이랑 다를 바 없어. 그렇게 제거해도 대부분은 다시 생겨나지만 말이야!"

나는 정서적인 문제를 해결하려고 애쓰는 과정도 그와 별반 다르지 않다고 본다. 정서적인 문제도 근원을 치료하지 않으면 해결할 수 없다. 그리고 모든 문제의 근원은 솔로몬 왕이 말했던 것처럼 마음에서 찾을 수 있다고 믿는다.

이 책에서 언급할 기본용어 몇 가지를 정의하고자 한다.

- **의식적인 마음**conscious mind에는 의도하면 떠올릴 수 있는 기억들이 포함된다.
- **잠재의식적인 마음**subconscious mind에는 의도해도 떠오르지 않을지 모르지만 그래도 우리에게 영향을 줄 수 있으며 때때로 의식적인 마음의 표면에 나타나는 기억들이 포함된다.
- **무의식적인 마음**unconscious mind에는 자신에게 그런 마음이 있다는 것을 모르며 의식적으로 접근하는 것조차 불가능한 기억들이 포함된다.
- **영혼**spirit은 우리의 본질이자, 영원히 존재하는 부분이다.
- **마음**heart에는 무의식, 잠재의식, 의식, 영혼, 그리고 우뇌가 포함된다.

뇌파가 델타-세타파인 상태

관련 연구에 따르면 인간이 유아기에 겪은 부정적인 경험 한 가지를 상쇄하려면 긍정적인 경험 열 가지가 필요하다. 그런데 아이들은 긍정적인 경험 한 가지를 겪을 동안 부정적인 경험은 열 가지나 겪는다는 사실도 연구로 밝혀졌다. 그렇다면 당연히 기능장애를 일으킬 수밖에 없을 테지만, 다행히 우리는 어릴 때 겪는 스트레스의 영향을 막아주는 메커니즘을 가지고 태어난다. 이에 관해서는 잠시 뒤에 살펴볼 것이다.

뇌의 전기적 활동을 기록하는 뇌전도 electroencephalogram, EEG를 검사해보면 성인의 경우 델타, 세타, 알파, 베타, 감마 등 다섯 가지 뇌파가 관찰된다. 반면 아동의 지배적인 뇌파를 조사해보면, 태어나서부터 생후 6년까지는 델타파와 세타파 두 가지만 주로 나타난다.[4]

델타파는 주파수로 따질 때 가장 낮고 느린 뇌파다. 성인의 경우 꿈을 꾸지 않는 깊은 수면 상태에서 델타파가 나타난다.[5] 하지만 만 2세 이하의 유아는 깨어 있는 상태에서도 델타파가 나타날 수 있으며, 결과적으로 무언가를 경험하면 경험이 그 즉시 뇌의 심층적인 프로그램에 입력된다.

세타파는 델타파 다음으로 느린 뇌파다. 특히 공상에 잠기거나 꿈을 꾸는 렘 REM 수면에 빠져 있을 때 전형적으로 관찰된다.[6] 만 2세 무렵부터는 깨어 있을 때의 주된 뇌파가 델타파에서 세타파로 바뀌며, 성인의 경우에는 얕은 잠을 자거나 깊은 명상을 할 때 주로 이 상태에 이른다. 아이들은 이런 뇌파 때문에 창의적인 생각을 많이 하고 흔히 현실 세계와 상상 속 세계를 뒤섞어 받아들이는 특징을 보인다.[7]

만 6세에서 12세 사이에는 주된 뇌파가 알파파로 바뀌어서, 배우고 학습하는 안정적인 상태, 의식적이고 논리적인 사고로 전환이 된다. 성인의 경우 정신적인 휴식을 취하거나 성찰할 때 알파파가 관찰된다.[8]

그러다가 만 12세 전후가 되면 대뇌피질이 충분히 성장해서 베타파 상태를 경험할 수 있게 된다. 베타파에서는 자기인식, 논리적인 사고, 의식적인 의사결정 같은 특징이 나타난다. 베타파에서 주파수가 어느 정도 수준 이상으로 높아지면 스트레스를 느낀다.[9]

이렇듯 발달학적 측면에서 인간의 뇌파는 근본적으로 '베타파 이전과 베타파 이후'의 2단계를 거친다고 볼 수 있다. 만 6세 즈음까지는 대뇌피질이 의식적인 사고와 자기인식을 경험할 수 있을 만큼 충분히 발달하지 못해서, 필터가 전혀 없다. 그래서 모든 경험이 곧바로 마음에 다운로드된다.

그와 동시에 생존에 필요한 것들을 배워나가는 영유아기에는 생사가 걸린 상황에 대처하는 반응이 상시 작동 상태를 유지하는데 여기에는 나름의 이유가 있다. 즉 인간은 어린 시절에 사고로 죽을 가능성이 훨씬 크기 때문에, 이 체계는 말 그대로 육체적인 생존을 보장하려고 갖춰진 것이다.

지금도 생생한 어릴 적 기억이 있다. 나는 어릴 때 괴물이 옷장에 숨어서 몰래 지켜보다가 내가 잠들면 옷장에서 나와 덮칠 것이라는 생각에 사로잡혀 잠을 이루지 못했다. 형이 와서 옷장을 확인하고, 부모님도 옷장을 열어보며 안심시켰지만, 나는 괴물이 아주 교활해서 부모님과 형 눈에 띄지 않는 것이라고 믿었다. 어쩌면 좋을지 알 수가 없었다. 내 말을 믿어주는 이는 아무도 없고, 잠들면 틀림없이 끔찍하게 죽임을 당할 거라고 여겼으니 말이다.

예전에 다섯 살짜리 아들을 둔 어느 엄마에게서 이런 이야기를 들었다. 아들이 보조바퀴 없이 두발자전거를 타고 싶다고 해서 보조바퀴를 떼어주려고 몇 번이나 시도했는데, 그때마다 아이는 단 몇 분도 안 돼서 포기해버렸다. 엄마는 답답한 마음에 아들에게 물었다. "자전거를 타다가 넘어지면 어떻게 될 것 같아?" 아이는 헬멧을 쓴 채로 망설임 없이 곧바로 답했다. "죽을 거예요."

물론 내 방 옷장에는 괴물이 없었고, 그 아이가 자전거를 타다 넘어진다 해서 죽을 리는 없었다. 그렇다고 그런 엉뚱한 믿음이 정신장애를 의미하지는 않는다. 본래 어린아이들의 마음은 모든 잠재적인 위험에 과잉반응하게 되어 있다. 과잉반응 외에 달리 선택할 방법이란 미온적으로 반응하는 것뿐인데, 미온적인 반응은 생존에 불리하게 작용한다. 영유아기에는 무엇이 안전하고 무엇이 위험한지에 관한 지식 데이터베이스가 갖춰져 있지 않기 때문에, 그런 부족함을 보완하고 위험을 방지하기 위해 감정적인 느낌이 과장된다.

그런데 역으로 이로운 측면도 있다. 어릴 때는 뇌파가 베타파로 바뀌지 않으므로, 만성 스트레스를 겪는 부정적인 영향에서 벗어난다. 델타-세타파 상태는 내정된 경험을 긍정적으로 유지하는 최고의 방어기전이다. 어떤 행동이 안전하고 위험한지를 배우는 과정이라 두려움에 사로잡힐 수밖에 없는 나이임에도 불구하고 말이다.

다행히도 결국에는 모두 이 단계를 넘어선다. 이런 상황을 가정해보자. 친구들과 어울려 파티를 하러 갔다. 당신은 탄산음료를 마시고 있는 한 친구에게 "나도 음료수 하나 줄래?"라고 부탁한다. 그러자 친구가 "미안해, 이게 마지막 음료였어"라고 대답한다.

그런 대답을 들었다고 바닥에 드러누워 울고불고 떼를 쓰겠는가? 당연히 그럴 리 없다! 하지만 세 살짜리 아이였다면 실제로 그랬을 것이다. 어른이라면 심각한 정신장애로 치부될 행동이지만 아이에게는 자연적인 생존 메커니즘의 일부다.

이 사실이 지금 우리에게 중요한 이유가 있다. 두려움에 관한 기억의 강도는 그 사건이 벌어지는 동안에 분비된 아드레날린의 양에 따라 결정된다. 비록 우리가 정신적으로 충격이 크다고 느끼지 못하더라도, 실제 분비된 아드레날린의 양은 상당할 수 있다. 즉 모든 사람은 트라우마처럼 작용하는 델타-세타파 기억을 한 짐 가득 지고 있다. 이런 기억들도 바르게 처리해 치유가 되어야 한다.

아이들은 아직 합리적으로 사고하는 능력이 없기에, 자기 생각을 있는 그대로 말하는 데 능하다. "죽을 거예요!"라고 답했던 소년처럼 말이다. 어른의 경우에는 두렵지만 두려움의 이유를 잘 모를 때, 델타-세타파 기억 때문일 공산이 크다. 그러나 그런 마음 작용을 합리화해서 두려움을 외부 환경 요인과 연관 짓는다. 대단히 안타까운 일이다. 우리가 그냥 솔직해질 수 있다면, 두려움의 근원에 대처하고 치유할 수 있기 때문이다. 이렇게 말이다. "**그래. 난 지금 교통체증 때문에 죽을 것 같은 '기분'이야. 그러니 이런 기억 오작동의 근원이 되는 기억을 찾아서 고쳐야겠어.**"

기억은 마음의 언어다

인간이 지닌 보편적 이해 수단은 말이 아니라 이미지다. 우리는 그림이나 사진을 빛의 속도로 인지하고 해석한다. 그에 비하면 단어의 의미를 이해하는 일은 느리고 케케묵은 방식이다. 이미지는 우리 마음에 있는 타고난 언어이며, 세포 수준에서 일어나는 가장 기초적인 소통 방식이다.

내가 마음에 우뇌가 포함된다고 믿는 이유도 바로 이것과 관련 있다. 우뇌는 이미지와 의미가 머무는 곳이다. 인간의 우뇌와 좌뇌가 어떤 기능을 하는지는 잘 밝혀져 있다. 로저 스페리 Roger Sperry, PhD 는 분리뇌(split-brain, 뇌량 corpus callosum 을 절단하여 뇌의 양 반구가 분할된 상태-옮긴이)에 관한 연구로 1982년에 노벨상을 받았다. 극도의 간질 발작으로 정상적으로 뇌가 기능하지 못하게 되면 환자들은 잠도 못 자고, 먹지도 못하고, 일부는 목숨까지 잃는다. 이에 스페리 박사는 좌뇌와 우뇌를 연결하는 뇌량을 절단하는 극단적인 조치를 취했다. 두 뇌 사이의 연결을 끊으면 극도의 발작이 멎을 것이라는 원리에서였다.

그의 추측이 옳았다. 뇌량을 잘라내자 간질 발작이 더 이상 일어나지 않았다. 좌뇌와 우뇌의 연결이 끊기면서 새로운 문제가 생겨났지만, 시술받은 환자들은 대체로 정상적으로 생활할 수 있었으며, 전과 비교해 분명히 삶의 질이 나아졌다.

그 뒤 스페리는 이런 사람들 중 생소한 부류의 환자를 접하고, 이들에게 일련의 실험을 진행했다. 유명한 실험 중 하나에서, 그는 배고픈 상태인 어느 환자에게 음식과 숟가락이 놓인 식탁에 앉으라고 지시했다. 그리고 환자에게 왼쪽 눈을 가리라고 말했다. 그러면 환자는 식탁 위에 놓인 물체에 대한 우뇌 정보에 접근할 수 없게 된다(오른쪽 눈은 좌뇌에, 왼쪽 눈은 우뇌와 연결되어 있다-편집자). 즉 모든 반응과 행동이 100퍼센트 그의 좌뇌에서 나오게 될 터였다.

스페리는 환자에게 식탁 위에 무엇이 보이느냐고 물었다. 환자는 **숟가락**이라고 말했지만, 몇 가지 질문을 더 해보니 그가 숟가락이 무엇이며 어디에 쓰는 물건인지를 모르는 것이 분명했다. 이번에는 환자에게 오른쪽 눈을 가리라고 말했다. 이러면 우뇌에만 접근할 수 있게 된다. 그 환자는 '식사를 할 때 쓰는 도구'를 뜻하는 단어를 몰랐거나 말을 하지 못했으며, 그저 숟가락을 들고 음식을 떠먹었다.

스페리의 후속 실험에서, 분리뇌 환자들은 우뇌에 접근할 수 없는 상태일 때 신뢰하기, 현명한 판단을 내리기, 의미 있는 관계의 일원이 되기와 같은 협력하기, 상황에 적절하게 행동하기, 지혜 발휘하기, 건전하게 판단하거나 느끼거나 생각하기 같은 것들이 불가능했다. 심지어 배가 고픈 상태에서도 숟가락을 들어 음식을 먹지 못했다!

이렇게 좌뇌와 우뇌의 기능을 분리하고 구별할 수 있게 되면서 양쪽 뇌의 차이가 명확히 드러났다. 좌뇌 지식은 언어로 소통되며, 논리적이고, 분석적이고, 개념적이고, 시간에 기반을 둔다. 반면 우뇌 지식은 이미지로 소통되며, 직관적이고, 전체론적이고, 느낌에 바탕을 두고, 시간이라는 개념이 없다.

좌뇌와 우뇌에 대해서 이렇게 자세히 파고드는 이유가 무엇일까? 우리가 좌뇌의 세상에 살고 있기 때문이다. 좌뇌는 볼링장에서 공이

레인 밖으로 이탈하지 않게 막아주는 가드와 같은 역할을 한다. 마음이 끌어모은 이미지 때문에 우리가 상황에 감정적으로 과잉반응하면, 좌뇌와 의식적인 마음은 "모든 걸 멈춰! 잘못됐어. 그런 반응이 나타났다면, 마음에 살펴봐야 할 무언가가 있다는 뜻이야"라고 말하게 되어 있다.

우뇌의 관심이 사방에 흩어져 있는 데 비해, 좌뇌는 늘 현실에 단단히 기반을 둔다. 마음에는 거의 항상 불건전한 프로그래밍이 들어 있기 때문에 마음이 뭐든지 내키는 대로 하게 내버려 둘 수는 없다. 혹여 좌뇌와 의식적인 마음이 늘 옳다고 하더라도(사실은 그렇지 않지만), 마음의 이미지를 통제하기에 좌뇌는 너무 약하다. 좌뇌와 우뇌는 작은 배의 노처럼 서로 조화롭게 기능하도록 설계됐다. 배 양쪽에 놓인 노가 조화를 이루지 못하면, 절대 목적지에 다다를 수 없다.

오늘날 신경과학 분야에서 최고의 권위자 중 한 사람이자 교수이며 서던캘리포니아대학교 신경과학부 학부장인 안토니오 다마지오는 이렇게 말했다.

"뇌는 자극과 반응을 조정하는 회로에서 여러 중재 단계를 거치지만, 필수적인 조건 한 가지가 충족되지 못하면 **마음**이 전혀 생기지 않을 수 있다. 그 필수 조건이란 자극으로 받아들인 **이미지**들을 '생각'이라고 불리는 과정을 통해 내적으로 나타내고 정리하는 능력이다."

여기서 말하는 마음은 '어떤 것을 하려는 의향'이며, 이미지는 단순히 시각적 이미지뿐 아니라 음향 이미지, 후각 이미지 같은 것들도 포함한다. 즉 이미지가 없는 생각이란 있을 수 없다. **또 기억과 이미지는 뇌**

에만 남아 있는 것이 아니라 세포 자체에도 각인되어 있다는 사실을 알아 두는 것이 중요하다. 나는 전작 《러브 코드》에서 사우스웨스턴대학교의 연구를 인용했다. 전국적인 뉴스로 회자됐던 질병과 질환의 근원에 관한 이 연구에서, 연구원들은 질병의 근원이 '세포기억cellular memory'이라고 설명했다. 연구에 따르면 인체의 세포는 뇌의 관여 없이 자체적으로 경험을 기록한다. 이렇게 세포에 기록된 기억은 암, 정신적 트라우마, 중독, 우울증 등을 겪는 원인이 될 수 있다. 세포기억은 뇌가 있어야 처리할 수 있는 기억에도 영향을 주는 것으로 보인다.[10]

세포기억이라는 개념과 관련이 있는 학문분야는 유전자를 활성화하거나 비활성화하는 생물학적 메커니즘을 다루는 후생유전학epigenetics 연구다. 세포생물학자이자 후생유전학의 선구자인 브루스 립턴Bruce Lipton, PhD은 《당신의 주인은 DNA가 아니다The Biology of Belief》에서 이렇게 설명한다. "세포는 카메라와 같다. 어떤 환경이든 세포막은 렌즈와 마찬가지로 작용해서, 이미지를 포착한 뒤 그것을 데이터베이스가 있는 핵核 nucleus으로 보낸다. 그곳이 바로 저장된 이미지가 보관되는 곳이다."[11]

나는 립턴이 '저장된 이미지'라고 부른 것, 사우스웨스턴대학교 연구원들이 '세포기억'이라고 부른 것, 안토니오 다마지오가 '이미지'라고 부른 것이 모두 같은 맥락이며, 내가 원천기억이라고 부르는 삶에서 생기는 문제들의 근원과 같다고 본다. 원천기억에 대해서는 다음 장에서 더 자세히 논할 것이다.

잠시 뒤에 설명하겠지만, 좋든 싫든 당신이 삶에서 위기의 순간에 직면하면 마음이 주도권을 잡는다. 우리는 늘 인간 본연의 작용에 대항

하려고 애쓰기보다는 의식적으로 협력해야 한다. 인간의 본연을 거스르려고 애쓰면, 자기 자신을 끊임없는 스트레스 상황으로 몰아가게 된다. 이에 현명하게 대처하는 방법은 이 책에서 알려주는 방법을 배우고 연구한 뒤에, 자신이 직접 조종석에 앉아 운전대를 잡는 것이다.

생사 반응

과학 연구들은 심리적으로 공포 상태에 이르지 않는 한 인간은 기본적으로 사랑을 느끼고 추구하도록 만들어졌다고 설명한다. 인간의 마음은 생존을 위해 정밀히 프로그래밍된 도구이며, 위험에서 재빨리 빠져나오도록 도와주는 안전장치를 갖추고 있다. 그 첫 번째는 스트레스 반응으로 흔히 불리는 생사 반응 life-or-death response이다.

몇 년 전 공항에서 있었던 일이다. 내 가방에는 시험 중인 광선요법 기구가 들어 있었는데, 모양이 꼭 아이들이 가지고 노는 나무총 wooden gun 같았다. 누구든 실제 총이 아니라는 것을 한눈에 알아볼 터였지만, 보안 검색대를 통과할 생각을 하니 마음이 조금 긴장됐다.

나는 아무런 질문도 받지 않고 검색대를 순조롭게 통과했다. 비행기 시간이 다 되었기 때문에 무사히 통과해서 다행이구나 싶었다. 허리띠를 다시 채우면서 아무 생각 없이 "총처럼 생긴 물체는 눈에 안 띄었나보네요"라고 말했다.

그러자 단 2초 만에 경비대원 6명이 나를 에워쌌다. 그들은 나를 붙들어 어느 방으로 끌고 가서 감금했다. 말할 필요도 없이, 겁이 났다.

한없이 길게 느껴졌던 20여 분이 지난 뒤에, 한 남자가 방으로 들어왔다.

"자, 로이드 박사님. 무슨 일이 일어난 건지 박사님 관점에서 좀 설명해주시지요." 그는 친절하고 정중한 태도로 질문했다.

나는 가방에 들어 있던 기구에 대해 설명하고, 위탁 수하물로 맡겼다가 혹시라도 잃어버리지 않을까 싶어서 기내용 가방에 넣어 두었다고 덧붙였다. 경비대원들이 내 몸을 수색하고 소지품을 샅샅이 조사했다. 결국에는 오해에서 비롯된 일로 결론이 났다. 경비 책임자가 내게 말했다. "로이드 박사님, 한 가지 충고해드려야겠네요. 어떤 경우에서든, 공항에서는 '총'이라는 말을 입에 담아서는 안 됩니다. 아까 박사님을 끌고 왔던 경비대원들은 '총'이라는 말을 들으면 박사님을 체포할 수밖에 없습니다. 그 사람들에게는 다른 선택의 여지가 없어요. 그렇게 하지 않으면 곤란해지거든요."

이 상황은 마음이 작용하는 방식과 매우 비슷하다. 공포 반응은 마음에 있는 주요 안전장치이며, 나는 그것을 있는 그대로 묘사해 '생사' 반응이라고 표현한다. 생사 반응은 생명을 위협하는 상황에서 재빨리 벗어나도록 설계됐다. 설사 그것이 과잉반응일지라도 말이다. 예를 들면 공항 경비대원들이 '총'이라는 말을 입에 담은 사람을 즉각 체포하도록 훈련받은 것처럼 말이다. 과잉반응하지 않고 상대를 재빨리 체포하지 않음으로써 누군가가 사살될 수도 있는 위험을 무릅쓰는 것은 시도할 가치가 없다.

마음이 잠재적으로 생명에 위협이 된다고 규정한 것과 아주 막연하게라도 닮은 무언가가 현재 상황에 존재할 경우, 마음은 그것을 식별하고 마음속의 화재경보장치를 누른다. 그러면 시상하부가 활성화되면서 생존 메커니즘이 생각과 느낌, 행동을 장악하고, 코르티솔과 아드레날린을 집중적으로 분비해서 도망가거나, 맞서 싸우거나, 숨게 한다. 요컨대 마음은 공포 대응팀을 파견하고, 의식적인 마음에 뒤로 물러나라고 명령하면서 "우리가 처리하겠소"라고 말하는 것이다.

현재 상황이 무의식이 생명의 위협으로 규정한 것에 해당하지 **않아** 보이면, 의식적인 마음과 양심은 당신이 내린 결정을 토대로 생각, 느낌, 행동을 조절한다. 인간은 기본적으로 사랑에 연결되어 있으므로 생각, 느낌, 행동이 자연히 긍정적인 방향으로 흘러가야 마땅하다. 그러나 다음 장에서 알아보게 될 것처럼, 우리가 경험한 기억의 퇴화 때문에 실제로는 그렇게 되지 못한다.

생사 반응이 작동하면, 몸에 코르티솔이라고 불리는 스트레스 호르몬이 대량으로 방출된다. 코르티솔에 과도하게 노출되면, 잘 알려져 있듯이 다음과 같은 증상이 발생한다.

- 둔하고 단순해진다
- 속이 메스꺼워진다
- 기력이 없어진다
- 면역 체계가 억제된다
- 고통이 증가한다

- 혈압이 상승한다
- 세포들이 닫힌다
- 두려움, 분노, 우울, 혼란, 수치심을 느끼고 자신감과 자아존중감이 낮아진다

    나중에 설명하겠지만, 코르티솔에 장기간 노출되면 쇼크 상태와 비슷해져, 아무것도 깊이 느끼지 못하게 될 수도 있다. 그런 상태는 투쟁-도피-동결 과정의 '동결'에 해당한다.
    사랑에 기반을 둔 상태일 때는 사랑을 기반으로 하는 기억들이 옥시토신을 비롯한 좋은 화학물질을 방출해서, 다음과 같은 결과가 나타난다.

- 관계가 풍성해진다
- 부모와의 유대가 깊어진다
- 사랑, 기쁨, 평화에 이른다
- 면역 기능이 증진된다
- 스트레스가 줄어든다
- 혈압이 낮아진다
- 세포들이 열린다
- 성장호르몬을 자극한다
- 식욕, 건강한 소화 기능, 대사작용을 조절한다
- 긴장이 풀린 상태가 된다
- 신경학적 활동이 더 활발해진다[12]

스트레스 반응이 얼마나 중요한지 예를 들면서 설명해보겠다. 브루스 립턴의 연구에 따르면, 몸이 아프거나 병드는 건 오로지 스트레스 때문에 나타날 수 있다. 립턴은 스탠퍼드대학교에서 건강한 세포가 병든 세포가 되고, 반대로 병든 세포가 건강한 세포가 되는 원인을 알아보는 연구를 시행했다. 한 실험에서 어떤 사람의 몸에서 떼어낸 암세포를 페트리 접시에 담아뒀는데, 어느새 그 암세포들이 스스로 건강한 세포로 바뀌었다. 관련 연구를 지속한 끝에 립턴은 모든 세포의 물리적 환경, 즉 환자의 몸이 병을 일으켰다는 결론에 이르렀다. 그리고 더 많은 연구를 통해 환경의 핵심적인 결정요인은 스트레스라고 결론지었다. 공포 반응이 세포에 질병을 촉발하는 '화학적 스위치'처럼 작용했던 것이다. 립턴에 따르면 공포 반응이 일어나면 세포가 '닫히고' 병이 시작됐으며, 반대로 공포 반응이 일어나지 않으면 세포가 열리고 **그 세포는 병을 앓지 않았다.**

실제로 립턴은 모든 병과 질환의 95퍼센트가 스트레스에서 유발된다고 설명한다. 모든 질병의 95퍼센트가 세포의 환경에서 유발된다면, 나머지 5퍼센트는 무엇 때문에 생기는 걸까? 그 5퍼센트는 타고난 본성, 즉 조상에게 물려받은 유전변이에서 비롯되는 것으로 밝혀졌다. 유전변이의 원인이 무엇인지 혹시 추측할 수 있겠는가? 바로 스트레스다. 립턴에 따르면 스트레스는 유전적 질병 유전자가 처음으로 정체를 드러내는 원인이다. 따라서 그는 사실상 모든 질병이 100퍼센트 스트레스에서 비롯되며, 그런 스트레스는 잘못된 내면적 믿음에 의한 것이라고 결론짓는다. 그리고 내가 보건대 잘못된 내면적 믿음은 기억의 오류에서 나온다.

그렇다면 병은 선천적 요인의 결과일까 아니면 후천적 요인의 결과일까? 정답은 '둘 다'이다. 여기서 말하는 '후천적' 또는 환경적인 요인은 영양섭취나 대기오염 등 외부적인 특성을 이야기하는 것이 아니다. 그 주된 문제는 바로 **내적 스트레스**다. 스트레스를 받으면 세포가 병이 든다. 스트레스가 만드는 첫 번째 작용이 바로 면역 체계를 끄는 것이기 때문이다.

공포 반응 또는 스트레스 반응을 굳이 '생사' 반응이라고 부르는 이유가 또 하나 있다. 스트레스 반응은 주어진 상황이 육체의 죽음을 초래할지 모른다는 기억의 증거에 그치는 것이 아니라, 실제로 아주 천천히, 점진적으로, 그러면서도 필연적으로 우리를 죽게 만든다.

우리에게 면역 체계가 있는 건 그럴 만한 이유가 있어서다. 면역 체계는 우리를 위해서 일하도록 만들어졌다. 면역 체계를 되살리지 않으면, 아무리 이 세상에서 가장 깨끗한 음식을 먹고 가장 깨끗한 환경에서 살더라도 모든 위험요인을 피하지는 못할 것이다.

스트레스를 받지 **않으면**, 면역 체계가 완벽히 기능해서 몸의 세포들이 어떤 질병이든 막아내고 치유할 수 있다. 립턴의 연구에 따르면 심지어 암과 같은 중증도 물리칠 수 있다.

결국 '스트레스를 치유하는 것은 우리에게 주어진 최고의 예방의학이다'라는 놀라운 결론에 이를 수 있다. 이 방법은 돈이 전혀 들지 않으며, 누구든 활용할 수 있다. 립턴의 연구가 나온 것은 벌써 수십 년 전이다. 세계의 모든 공교육 기관과 대학들은 어째서 이 내용을 학생들에게 가르치지 않는 걸까?

스트레스가 면역 체계의 작용을 중지시킨다면, 반대로 스트레스 작용을 중지시키는 것은 무엇일까? 립턴은 스트레스의 근원은 각자의 믿음에 있다고 보았다. 그런데 다들 알겠지만, 스트레스의 근원은 믿음보다는 한층 더 깊은 원천기억이다. 모든 믿음은 그 쟁점에 관한 누적된 기억을 해석한 것이며, 부정적인 기억에 훨씬 더 큰 비중이 쏠린다. 그래서 우리가 어떤 특정한 쟁점에 긍정적이거나 중립적인 기억이 아흔아홉 가지 있더라도, 어느 한 가지 경험에서 아드레날린이 막대하게 방출됐다면 그 쟁점에 대해 쉽게 부정적인 '믿음'을 가질 수 있다. 이런 말을 들으면, 인간은 기억의 노예가 될 수밖에 없는 것이 아닌가 싶겠지만, 두려워할 필요는 없다. 그런 기억을 치유하고 해소할 수 있다. 추후 2부에서 이에 관해 배우게 될 것이다.

심리적 적응

다행인 소식은 만약 장기간 스트레스를 겪더라도 우리에게 심리적 적응psychological adaptation이라는 훌륭한 안전장치가 있다는 점이다. 이 메커니즘은 사실상 어떤 상황에서든 심리 상태를 긍정적인 방향으로 조정할 수 있게 도와준다. 여러 해 전에 다큐멘터리에서 두 집단을 비교하는 연구 내용을 본 적이 있다. 첫 번째 집단은 바로 얼마 전에 복권에 당첨되어 하룻밤 사이에 백만장자가 된 사람들이고, 두 번째 집단은 바로 얼마 전에 비극적인 사고를 당해서 하반신불수로 평생을 살아가게 된 사람들이었다.

연구원들은 양쪽 집단에 온갖 유형의 신체적, 감정적 테스트를 진행했다. 연구를 시작할 때는 복권 당첨자 집단이 신체와 감정 영역의 모든 지표에서 사고를 당한 집단보다 훨씬 더 행복한 것으로 나타났다. 양쪽 집단의 차이는 우리가 쉽게 예상할 수 있듯 아주 극명했다. 그런데 6개월 뒤에 같은 테스트를 다시 시행했을 때, 두 집단 간에는 사실상 차이가 없었다. 시간이 흐른 상황에서 대부분의 참가자들은 연구를 처음 시작할 때 얼마나 행복하거나 불행하게 느꼈는지와는 관계없이, 삶을 뒤바꾼 사건을 겪기 전에 느꼈던 만큼의 행복감을 느끼는 상태로 돌아왔다. 극적인 변화를 겪었고 각 집단이 서로 엄청나게 다른 환경에 있었음에도, 양쪽 모두 새로운 환경에 대체로 적응이 된 상태였다. 하반신불수가 된 사람들도 대부분 복권에 당첨된 사람들만큼이나 행복하고 만족스러운 삶을 살고 있었다. 참가자들이 사건(복권 당첨 또는 비극적인 사고)을 겪고 6개월 뒤에 느끼는 행복의 수준은, 사건과는 아무 관련이 없었으며, 모든 것은 **사건이 있기 전에** 얼마나 행복했는지에 좌우됐다.[13] 이것이야말로 행복이 외부 요인에 좌우되지 않는다는 사실을 입증하는 가장 명확한 증거가 아니겠는가! 이처럼 행복이 외부 요인에 좌우되지 않는 이유는 심리적 적응 현상 때문이다.

나는 이것을 직접 경험한 적이 있다. 고등학교 테니스부에서 함께 활동하던 내 복식 파트너는 끔찍한 교통사고를 당해서 하반신불수가 됐다. 그 친구는 한때 자살 충동을 느낄 정도로 힘들어했다. 그러나 세월이 흐른 뒤에는 누구를 만나든 하반신불수가 된 것이 자신에게 생긴 최고의 일이었다고 이야기했다. 그 일을 겪은 덕분에 외부 세계가 아니라 자기 내면을 들여다보게 되었다고 말이다. 그는 나중에 자신의 경험을 책으로 출간했다.

심리적 적응은 인간의 설계에서 극히 놀라운 위업 중 하나다. 우리가 적정한 내면의 균형을 찾을 수 있으면 내적인 회복을 이루고, 거의 어떤 상황에서든 진정으로 '괜찮아질' 수 있다. 하지만 주위를 살펴보면 다시 회복되지 않는 사람들이 꽤 많다. 대체 왜 그런 걸까? 경험을 토대로 추측하면 평소 심리 상태가 일종의 두려움이나 투쟁-도피 반응 상태일 때, 즉 '생사'를 좌우하는 상황으로 잘못 분류된 기억이 너무 많을 때는 심리적 적응이 작동하지 않는다. 다행인 건 기억을 분류하는 방식을 바꾸어서 어떤 상황에든 효과적으로 기능하도록 내면의 균형을 되찾을 수 있다는 사실이다. 2부에서 설명하겠지만, 기억 엔지니어링을 이용하면 그런 기억을 치유하고 심리적 적응을 본래의 설계대로 다시 작동시킬 수 있다.

우리는 본래 사랑의 관계와 연결되어 있다

인간의 몸에는 행복을 느끼고 추구하는 메커니즘이 기본적으로 갖춰져 있다는 사실을 알게 됐으니, 이제 이런 궁금증이 생길지 모른다. '원래 인간은 행복을 느끼도록 만들어졌는데, 왜 우리는 행복하지 않은 걸까?'

인간은 사랑과 연결되어 있지만, 서로 사랑하는 다정한 관계와도 연결되어 있다. '인간발달연구 역사상 최장기간에 걸쳐 진행된 종적연구'로 알려진 '하버드대학교 성인발달연구Grant Study of Human Development'의 책임자인 조지 베일런트George Vaillant, MD는 연구 결과를 이렇게 요약한다. "75년간 2억 달러를 쏟아부은 하버드 성인발달연구는 다음 네 단어로 간단히 귀결된다. '행복은 곧 사랑이다. 끝'."[14] 여기서 말하는 사랑은 사랑의 관계를 의미한다.

사랑의 관계는 건강에 직접적인 영향을 끼치기도 한다. 〈USA투데이USA Today〉에 보도된 어느 연구에 따르면, 우리가 누군가와 사랑을 나누는 관계에 있을 때, 갈등 관계에 있을 때보다 건강할 확률이 300퍼센트나 높다. 반대 경우도 마찬가지다. 다른 사람들과 갈등하는 관계에 있을 때, 병에 들거나 더 나아가서 일찍 죽을 가능성이 사랑을 주고받는 관계에 있을 때보다 300퍼센트 높다.[15] 달리 말해서 사랑 없는 관계는 그야말로 우리를 죽음으로 몰고 간다.

배후에서 어떤 일이 벌어지기에 이런 큰 차이가 나타나는 걸까? 다수의 작용이 이에 관여한다. 우리는 순수한 사랑을 받아야 마땅한 존재들이지만, 순수한 사랑으로 우리를 대할 수 없거나 그럴 의사가 없는 사람들과 관계를 맺고 살게 되는 경우가 너무 흔하다. 특별한 악의가 있어서 그런 것도 아닌데 말이다. 모든 사람이 사랑이 기본인 상태에서 살고 있지 않은 이유를 설명해줄 좋은 옛말이 있다. 바로 "상처받은 사람이 남에게 상처를 준다"라는 격언이다. 고통이나 정신적 외상을 유발하는 사람들에게 너무 자주 노출되면, 비록 그들이 이런 효과를 의도하지 않았더라도 우리 심장은 화재경보 스위치를 누른다. 그러면 우리는 사랑에 연결된 본연의 긍정적인 상태에서 벗어나 공포 반응 상태가 된다. 앞서 살펴봤듯 공포 반응은 마음뿐만 아니라 몸에도 영향을 미친다. 그러면 이것이 우리가 세상에 접근하는 방식이 되어, 결과적으로 자신의 삶에서 그런 공포 반응의 행동을 강화하고, 자신과 소통하는 사람들에게도 전파하는 것이다.

널리 알려진 무표정한 얼굴 실험을 통해 밝혀졌듯이, 특히 이 세상에 태어난 순간부터 몇 년 동안은 더욱 그렇다.[16] 무표정한 얼굴 실험에서, 에드워드 트로닉 박사Edward Tronick, PhD는 아기와 엄마를 마주 앉혔다. 처음에는 엄마가 밝은 표정으로 아기의 모든 표정과 행동에 긍정적으로 반응해주었다. 그러자 아기도 아주 긍정적으로 반응했다. 그 뒤 엄마는 잠시 고개를 옆으로 돌렸다. 그리고 다시 아기를 바라봤을 때, 엄마는 완전히 무표정하게 아기를 보았다. 엄마를 향해 손을 뻗어도 보고 어떻게든 반응을 얻으려고 소리치며 애쓰는데도 엄마가 완전히 무반응으로 일관하자, 아기는 금세 불안해하며 화를 냈다.

우리는 나이가 들어도 아기 때와 마찬가지로 반응한다. 간단한 예를 들어, 만일 낯선 사람이 비행기에서 옆자리에 앉았는데 비행이 끝날 때까지 눈을 마주치지 않고 인사도 건네지 않는다면 어떤 기분이 들겠는가? 혹은 옆 사람이 당신과 눈을 맞추고, 미소 짓고, 자기소개를 하면 어떤 기분이 들까? 그가 짧게 인사만 건네고 바로 고개를 돌려서 읽던 책을 계속 읽거나 휴대폰을 보더라도, 완전히 다른 경험으로 느껴지지 않겠는가?

관계는 우리의 경험, 기억, 의미를 만든다. 관계의 문제는 상황적인 위험 밖에 있지만, 진정으로 삶과 죽음을 가르는 문제다. 비록 우리가 관계를 그런 식으로 중요하게 취급하는 일은 거의 없지만 말이다.

두 가지 법칙

우리에게는 두 가지 뇌파 상태(베타파 이전과 베타파 이후)와 정확히 정렬된 두 가지 '법칙'이 마음에 프로그램되어 있다. 두 법칙은 서로 거의 정반대다. 이 법칙들은 모두 존재 이유가 있으며, 둘 다 중요한 임무를 맡는다.

첫 번째는 외면의 법칙Law of Externals이다. 외면의 법칙은 외부 요인이 삶에서 가장 중요한 것이라고 가정한다. 외부 요인에는 육체적 생존은 물론이고 물질적 삶을 더 편안하고 즐겁게 만드는 모든 외부적인 요소와 방법이 포함된다. 외면의 법칙은 생존과 번영을 위해서는 물질적인 것이 필요하며, 행복은 소유한 물건, 직업, 돈, 권력에서 나온다고 본다. 이 법칙은 사람들이 '내가 원하는 것을 내가 원할 때' 갖고 싶어 하도록 부추긴다.

외면의 법칙은 설사 타인이 무언가를 잃거나 다치게 되더라도, 최종적으로 자신이 가장 큰 이익을 보는 결과를 얻는 데 우선순위를 둔다. 그래서 타인의 요구보다 자신의 요구를 우선시하고, 관계보다 자기보호를 우선시한다. 이 법칙에 따른 삶은 즐거움을 찾고 고통을 피하는 삶이다. 그 지배적인 동기는 **사리추구**self-interest다.

인간 내부의 모든 메커니즘에는 긍정적인 요소가 있으며, 외면의 법칙도 예외는 아니다. 우리는 태어나서부터 6~12세에 이를 때까지는 주로 이 법칙에 따라서 사는데, 이 시기에는 그야말로 하루에도 몇 번이나 생존을 위협받는 상황을 겪는다. 때문에 외면의 법칙이 생존에 도움을 준다.

그러나 6~12세 사이에 의식적인 마음이 발달하게 되면서, 마음에 프로그램된 두 번째 법칙, 즉 내면의 법칙으로 옮겨간다.

내면의 법칙은 사랑, 기쁨, 내적 평화의 상태(공포와 반대되는 상태)를 유지하는 것이 외적인 상황이 어떤지와 관계없이 가장 중요하다고 가정한다. 이 법칙에 순응하면, 단기적으로 이득이 되든 고통을 초래하든 상관없이 그저 그렇게 하는 것이 옳기 때문에 올바른 일을 하게 된다. 이 법칙을 따르는 것은 수익성 있는 제품보다 공정에 이로운 걸 더 중요히 여긴다는 의미다. 비록 모든 사람이 만족하고 지지받는 기분을 느낄 때 수익성과 이로움을 동시에 얻는 경우가 많지만 말이다. 내면의 법칙은 행복이 내면에서 나온다고 본다. 즉 세상에 선을 행하고 자신과 상호작용하는 모든 사람의 삶을 더 좋게 만드는 것에서 행복을 찾을 수 있다고 믿는다. 이 법칙의 지배적인 동기는 **사랑**이다.

내면의 법칙은 **양심**과 굳게 연결되어 있다. 나는 양심을 '사랑의 나침반'에 자주 비유한다. 우리 안에 있는 사랑의 나침반은 사랑의 렌즈를 통해서 보았을 때 최선의 행동 방침을 알려주고, 그 방침을 믿음, 생각, 감정, 뇌 화학구조, 행동을 통해 실행할 능력을 활성화하는 역할을 한다. 내면의 법칙에서는 옳은 행동과 모든 관련 당사자들에게 최선인 행동을 지금 즉시 하는 것이 중요하다. 그 행동이 개인적인 고통이나 즐거움을 초래하는지 여부는 상관없다.

자기계발 분야의 저명한 어느 사상가는 '인생에서 성공하는 비결은 사리추구다'라고 가르친다. 언뜻 맞는 말처럼 들릴지 모르지만, 사실 사리추구는 죽음으로 가는 길일 뿐이다.

인간 뇌의 화학구조가 어떻게 작용한다고 했는지 기억을 더듬어보자. 사리추구는 생존본능에 뿌리를 두며, 생존본능은 두려움에 뿌리를 두고 있어서 위에서 나열한 온갖 부정적인 결과를 불러들인다.

외면의 법칙은 오직 단 하나의 승자, 즉 나 자신만을 내세운다. 예컨대 만일 내가 외면의 법칙을 따른다면 굳이 다른 사람들이 이기는 것을 막기 위해서 갖은 애를 쓰지는 않을 것이다. 심지어 남들이 승리하는 것을 흔쾌히 지켜볼지도 모른다. 내가 원하는 것을 원하는 만큼 확실히 얻을 수만 있다면 말이다. 그러나 그렇지 않다면 최소한 내가 평소의 안정된 상태로 돌아올 때까지는, 타인을 배려하는 마음이 내 안에 전혀 존재하지 않을 것이다. 그리고 보면 만일 이 세상의 모든 사람이 내면의 법칙에 따라 산다면 오늘날 우리를 괴롭히는 수많은 사회 문제가 해소될 것이다. 나는 우리가 안고 있는 최악의 문제들 대다수가 이기주의 체계에 뿌리를 둔다고 믿는다. 그런데 정말 아이러니하게도, 우리에게 장기적으로 진정한 만족감을 줄 수 있는 건 외면의 법칙이 우선시하는 물질이나 피상적인 것들이 아니라 사랑의 내면 상태를 경험하는 것이라는 사실이다. 이것은 이미 하버드 성인발달연구로 밝혀졌다.

내면의 법칙은 당신의 능력이 모든 당사자에게 이익이 돌아가는 데(윈-윈-윈 하는 데) 최대한 이바지하도록 이끈다.

첫 번째 이익은 직접 연관된 다른 사람들에게 돌아간다.

두 번째 이익은 영향이 미칠 수 있는 모든 주변 사람들에게 돌아간다.

세 번째 이익은 당신에게 돌아간다.

그렇다. 당신이 이익을 얻는 건 첫 번째나 두 번째가 아니라 마지막이다. 당신은 다른 사람들이 모두 이익을 챙길 때까지는 이익을 얻지 못한다. 내면의 법칙은 고통은 피하고 즐거움만 추구하는 삶의 방식에서 벗어나 "이런 제길. 이제는 옳고, 도덕적이고, 많은 사람에게 이로움을 주는 행동을 하면서 살겠어"라고 결심하는 것을 의미한다. 그렇게 되면 모든 사람이 득을 본다. 그런데 그럴 수 있는 건 우선은 다른 사람들의 이익을 위해서 살고, 그런 다음에 자신의 이익을 위해서 살기 때문이다.

인간은 관계를 맺으며 살도록 만들어졌다. 외면의 법칙은 나의 외부 환경, 스스로와의 관계, 내가 원하는 것을 얻을 수 있을지에 영향을 주는 사람들과의 관계와 주로 연관된다. 반면 내면의 법칙은 나 자신과의 관계, 아는 사람들과의 관계, 모르는 사람들과의 관계를 포함한 **모든** 관계와 관련된 법칙이다.

그런데 생명을 위협하는 위기 상황이라면, 내면의 법칙은 잠시 보류해 두어야 한다. 생명이 위험한 위기에서는 자신을 챙겨야 마땅하다. 그렇게 하지 않으면 모두가 이익을 얻는, 윈-윈-윈 하는 결과를 얻을 수 없다. 오히려 위기에 처했을 때 자신을 최우선으로 챙기는 것은 대체로 남들을 위해 할 수 있는 가장 사랑 넘치는 행동이 된다. 그런 행동은 장기적으로 남들을 더 많이 도울 채비를 갖추는 것이기 때문이다.

하지만 위기 상황이 아니라면, 처음 두 차례의 이익은 다른 사람들 몫이다. 다른 사람들이 먼저 이익을 얻지 않으면 당신도 이익을 얻을 수 없다.

아이들은 외면의 법칙에서 내면의 법칙으로 어떻게 자연스럽게 옮겨갈까? 앞서 말했듯이 외면의 법칙과 마찬가지로 내면의 법칙도 인간의 마음에 애초부터 프로그램화되어 있다. 우리가 델타-세타파 상태에 있을 때는, 양심이 내면에 있기는 해도 주로 외면의 법칙에 따라서 생각하고 행동한다. 이때 뇌파는 공포의 스트레스 작용으로부터 우리를 보호하는 상태다. 이상적으로는 그런 시기를 보내는 동안 부모가 내면의 법칙에 따라 살면서 아이에게 사랑을 쏟아야 한다. 부정적인 경험 한 가지에 긍정적인 경험 열 가지 정도로 말이다. 부모들은 아이가 잘못을 저지르거나 해가 되는 행동을 했을 때 이에 대한 대가를 치르게 하지만, 화를 내거나 모질게 나무라기 위한 목적이 아니라 사랑하는 마음에서 지적한다.

어렸을 적부터 모범적인 내면의 법칙을 꾸준히 보고 배울 기회가 있으면, 아이는 성장하면서 적당한 시점에 내면의 법칙으로 자연스럽게 옮겨간다. 가르침을 따로 받을 필요는 없다. 영적이고 정신적인 측면에서 개인적인 이익만이 아니라 관련된 모두에게 윈-윈-윈 이익이 돌아가는 데 가치를 두고 내면을 우선하는 방향으로 자연스레 변화해나간다.

하지만 어릴 때 내면의 법칙에 따른 대우를 받지 못했거나, 내면의 법칙의 전형적인 특징과 거리가 먼 역할모델이 주위에 있었다면 갈림

길에 선다. 이 갈림길에서 외면의 법칙이나 내면의 법칙 중 한쪽으로 이끌리게 된다. 두 가지 법칙은 각기 완전히 다른 삶의 길로 우리를 이끈다. 하나는 처한 상황과 관계없이 행복에 이르는 길이고, 다른 하나는 가진 자원에 관계없이 끊임없는 불안이 계속되는 길이다. 두 가지 길에 대해서는 4장에서 더 자세히 알아볼 것이다.

정리하자면 인체는 자동차나 보트, 컴퓨터 같은 복잡한 시스템과 마찬가지로, 모든 메커니즘이 제대로 기능하기만 하면 훌륭하게, 경이적으로 작동하도록 설계됐다. 의사이자 유전학자인 친구에게 전해 들은 바에 따르면, 인체는 전반적으로 스트레스를 받지 않으면서 지낸다면(즉 본래 그래야 마땅한 방식대로 산다면) 약 120년 동안 대체로 건강을 유지하며 살 수 있도록 설계됐다고 한다. 나와 당신, 당신의 사촌, 마트 계산대에서 줄을 서 있는 아주머니, 고속도로에서 스쳐 지나간 옆 차의 운전자를 비롯한 모든 사람에게 해당하는 말이다. 모든 사람은 120세까지 건강하게 살 수 있도록 만들어졌다.

만일 우리가 만들어진 기능이 제대로 작동하고 있다면, 설계에서부터 인체에 내장된 특징들 덕분에 우리의 생각, 느낌, 믿음 안에는 이 시대에 존재하는 거의 모든 것에 대한 사랑, 기쁨, 평화로 대부분 차 있을 것이다.

그리고 어떤 일이 생기든 우리의 내면엔 '나는 좋은 사람이다'라는 근본적인 믿음이 자리할 것이다. 또 우리가 다른 누군가보다 특별히 더 좋거나 나쁘지는 않지만 기본적으로 아주 좋은 사람이라는 믿음을 품게 된다. 양심에서 나온 사랑의 법칙에 쉽게 접근할 수 있고, 다정하고 사랑 넘치는 관계를 만드는 방법을 알고, 윈-윈-윈 하는 결정을 내릴 수 있을 것이다. 잘못된 행동을 할 때마다 "죄송해요"라고 말하고, 솔직히 털어놓고, 개선이 필요한 부분을 고치고, 다시 시작할 것이다.

물론 사람이라면 누구나 인생을 살면서 고통을 경험한다. 고통을 겪으면 실망하고 아파하고 애통하겠지만, 그렇다고 스트레스나 절망에 휩싸이지는 않을 것이다. 정말로 생명에 위협이 되는 상황에 놓이면 시상하부가 생존을 위한 생사 반응을 작동시키고, 생사 반응이 일시적으로 지휘권을 잡을 것이다. 그러나 위험이 지나가고 나면 심리적 적응 메커니즘이 작용해서 다시 평소처럼 사랑, 기쁨, 평화가 유지되는 상태로 돌아간다. 그렇게 120년가량 대부분의 시간을 건강하게 살게 될 것이다.

이것이 내가 지난 30여 년 동안 환자들을 상담하면서 배운 것이다. 모두 과학적으로 검증된 내용이고, 대다수는 이미 오래전부터 알려진 사실이다. 몸, 마음, 영혼이 조화를 이루어서 본연의 계획대로 작용할 때는 모든 것이 훌륭하고, 더 나아가 경이롭기까지 하다.

고통이 더는 문제가 되지 않을 때

그렇지만 한 가지 중요한 점을 명확히 짚고 넘어가야 한다. 인간에게 설정된 기본값이 긍정적인 상태라고 해서, 그것이 고통 없는 삶을 의미하는 것은 아니다.

오늘날 통증 관리 _pain management_ 산업은 시장 규모가 6,350억 달러 규모에 이르며, 계속해서 성장하고 있는 것으로 보인다.[17] 왜 그럴까? 고통에는 '반응'이 뒤따르기 때문이다.

고통의 대부분은 기억이 만든 환상에서 비롯된다. 그리고 우리는 이 책에서 고통을 만드는 기억을 치유할 것이다. 나는 '당신을 위한 완벽한 삶'에 이르는 길이 있다고 말할 수 있지만, 그렇게까지는 표현하지 않겠다. '완벽한'이라는 단어를 쓰면 건강상의 문제나 고통이 아예 없는 삶을 의미한다고 독자들이 오해할까 염려되기 때문이다. 내가 의미하는 것은 그런 삶이 전혀 아니다. 당신에게도, 나에게도, 에이브러햄 링컨에게도, 유명한 배우들에게도, 모든 사람에게는 고통이 존재한다. 고통은 돌발적인 사고도, 결함도, 실수도 아니다. 그리고 고통이 반드시 무언가가 잘못됐음을 의미하는 건 아니다. 때로는 고통이 삶의 다음 단계로 올라가는 경로가 되기도 한다. 우리가 이룰 수 있는 건 고통이 절대로 **없는** '완벽한 삶'이 아니다. 그보단 고통을 통해서 사랑과 기쁨, 평화를 경험하는 최선의 삶이다. 그런 삶의 방식대로 살면 일반적으로 신체적 상황과 외적 상황이 상상을 초월할 정도로 개선된다. 왜일까? 몸과 마음이 더 이상 오작동하지 않기 때문이다.

프로이트가 "이상주의는 인간이 겪는 모든 고통의 원인"이라고 말했다는 것을 수년 전에 누군가에게서 전해 들었다. 나는 프로이트의 추종자는 아니지만 그의 말이 전적으로 옳다고 생각한다. 이상주의는 **비교**와 **기대**가 합쳐진 것이다. 이상주의는 최종 목표로 외적인 결과를 추구하는 데에서 비롯한다. 나와 남을 비교하고, 비교를 바탕으로 남보다 괜찮은 수준에 이르기 위해 특정한 결과를 원하게 되는 것이다. 이 문제에 대해서도 4장에서 자세히 알아볼 것이다.

미래를 위한 최선은 당신이 지금 최선이라고 믿는 가치가 아닐 수 있다. 나는 지난 20년 동안 돈이 아주 많고 유명한 사람들을 상담해 왔다. 상담자 10명 중 1명은 돈도 많고 행복했지만, 9명은 돈이 많음에도 늘 불안과 스트레스에 시달렸다. 놀라운 것은 이들 중 대부분이 '저들이 가진 걸 내가 가졌다면, 정말로 행복할 텐데'라고 부러워하는 부류의 사람들이란 것이다. 삶이란 특정한 형태여야 한다고 기대하는 것은 당신을 죽음으로 몰고 갈 것이다. 게다가 '좋은 삶이란 이럴 것이다'라며 떠올리는 예측은 대부분 잘못된 생각이다. 부유한 뮤지션들 10명 중 1명이야 분명 최고의 삶을 살고 있을 터이지만, 나머지 9명은 차라리 변호사나 회계사가 됐거나 내면을 더 잘 다스렸다면 현재보다 나은 삶을 살았을지 모를 이들이다. 혹은 지금과 마찬가지로 부유하고 유명하지만, 두려움이 아니라 사랑을 바탕으로 살았다면 최고의 삶을 이룰 수 있었을 것이다. 내가 10명 중 1명에 해당하는 행복한 사람들에게서 발견한 한 가지 공통점은, 모두 돈이나 명성에 그다지 관심이 없었다는 점이다. 그들은 그저 음악을 사랑할 뿐이었다.

완벽한 삶을 찾는 것은 하나의 여정이며, 그 종착지는 대개 우리가 예상치 못했던 곳이다.

그렇다면 생각해봐야 할 문제는 이것이다. 당신은 최선의 삶을 향해 가고 있는가 아니면 두려움, 불안, 스트레스를 향해 가고 있는가?

양쪽 길 모두 고통은 있다. 하지만 한쪽 길은 출산의 고통처럼 모든 고통이 의미 있는 경험이 될 수 있다. 반면 다른 쪽 길은 고통이 곪은 상처와 감염으로 바뀌며, 애석하고 안타깝게도 의미가 없다.

최근에 당신에게 최악의 날은 언제였으며, 무엇이 그날을 나쁜 날로 만들었는지를 다시 떠올려보자. 아마 당신은 최악의 육체적 고통을 겪었거나 인간관계에서 최악의 정신적 고통을 겪었을 것이다. 꼭 가고 싶었던 대학에 합격하지 못했거나, 소망을 이룰 바탕이 될 수 있는 승진 기회를 날려버렸던 날이었을지도 모른다. 혹은 누군가 당신에게 상처를 주었을 수도 있다. 아니면 크게 틀어진 일은 없었지만, 그저 당신에게 없는 무언가를 몹시 갖고 싶었던 때였을 가능성도 아주 크다.

만일 실제 있었던 일을 바꾸지 않고, 나쁜 날에서 좋은 날로 혹은 적어도 괜찮은 날로 바꿀 수 있다면 어떨까? 당신의 남은 인생에서 모든 나쁜 날을 나쁘지 않은 날로 바꿀 수 있다면, 그 가치가 얼마나 될까?

당신의 무의식이 믿지 않는 "100만 달러가 지금 내게 오고 있다"라는 확언 같은 걸 이야기하는 것이 아니다. 그런 것은 그림의 떡일 뿐이다. 내가 말하는 건 실제적이고, 기본적이고, 진실되며, 아무 노력이 들지 않는 반응이다. 가령 "별일 아니야. 난 괜찮아!" 혹은 "그것 참 엄청 아프군. 하지만 난 괜찮을 거야!" 같은 말과 태도가 이에 해당한다.

이것이 고통이 없다는 뜻일까? 아니다. 고통은 여전히 존재한다.

당신에게 못되고 비열하게 굴던 사람들이 다정하고 착해졌다는 뜻일까? 아니다. 그들은 여전히 못되고 비열하게 군다.

원하는 대학에 합격하거나 원했던 일자리를 얻게 됐다는 뜻일까? 그건 아니다.

부유하고 유명해졌다는 뜻일까? 그렇지 않다.

당신이 만일 돈이 많은 유명 뮤지션이라면, 앞으로 발표할 모든 노래나 영화에서 성공을 보장받았다는 뜻일까? 그럴 리가 전혀 없다.

그것은 이 모든 고통에도 불구하고, 당신은 여전히 **내면적으로** 사랑, 기쁨, 평화, 긍정적인 자아존중감을 경험한다는 뜻이다. 다시 말해 '아프기는 해. 그렇지만 나쁜 날은 아니야. 난 여전히 괜찮아'라고 생각하는 것을 의미한다. 혹은 흔치 않은 비극적인 고통을 겪고서 지금은 부서질 듯 아프지만 곧 다시 회복되어 괜찮아질 것임을 알고 있으며, 실제로 괜찮아지는 것을 의미한다. 가장 큰 변화는 '스트레스가 있는 상황을 겪었던' 날이 이제는 대단히 좋은 날이 될 것이라는 점이다. 상황이 전혀 바뀌지 않는데도 말이다!

고통은 더 이상 문제가 아니다. 오히려 고통은 삶에서 보다 큰 의미와 목적으로 통하는 관문이 되어, 더 대단한 경험으로 당신을 안내한다.

쾌락은 항상 좋고 고통은 항상 나쁘다는 믿음은 완전히 잘못됐다. 고통은 우리에게 일어날 수 있는 가장 좋은 일인 경우가 아주 흔하며, 잘못된 쾌락은 우리를 파멸로 몰고 간다.

여러분에게 이렇게 약속하겠다. 고통에서 두려움을 분리하는 법을 배우고, 비통이나 공황에 빠지지 않으면서 육체적인 고통을 경험할 수 있으면, 마치 공원에서 산책하는 기분으로 삶을 살아가게 될 것이다. 내가 보장한다!

본래 인간이 설계된 대로 살아간다면, 우리의 기본적인 경험은 육체적, 정신적, 영적인 측면에서 **긍정적**일 것이다. 그러나 차단, 파손, 결핍이 엄청난 영향을 끼쳐서, 그런 기본 상태를 실제로 경험하지 못하게 될 수 있다. 인간의 심장은 몸 전체에 혈액을 효율적으로 공급하도록 만들어졌다. 그렇지 않을 때, 이를 기능부전이라고 부른다. 몸을 쉽게 움직일 수 있게 하는 근육이 제대로 기능하지 않을 때, 이를 기능부전이라고 부른다. 면역 체계는 건강을 위협하는 요소를 인식하고 이를 세포 수준에서 파괴하도록 만들어졌다. 그렇게 기능하지 않거나 위협이 되지 않는 요소에 과잉반응할 때, 이를 기능부전이라고 부른다.

이제는 인간의 정신적 과정도 이와 마찬가지임을 인정해야 할 때다. 시상하부는 생명을 위협하는 상황일 때만 스트레스 반응의 스위치를 켜도록 되어 있다.[18] 위험 상황이 아닌데도 스트레스 반응 스위치가 켜지면, 기능부전이 있는 것이다.

나는 그런 기능부전의 근원이 기억에 있다고 믿는다.

그렇다면, 우리가 맨 처음에 기억을 어떻게 만드는지부터 자세히 알아보기로 하자.

CHAPTER 02 기억의 형성

기억이 우리가 겪는 가장 큰 문제의 근원이란 사실을 믿기 힘들지도 모른다. 직장에서의 업무 성과, 건강 문제, 인간관계 문제가 어떻게 오래전에 벌어졌던 사건에 대한 기억의 결과일 수 있을까?

기억을 연구하는 줄리아 쇼Julia Shaw, PhD는 이렇게 설명한다. "우리는 자신을 규정할 때 성별, 출신 민족, 나이, 직업 같은 특성, 그리고 교육을 받고, 집을 사고, 결혼하고, 아이를 낳고, 은퇴를 앞둔 것처럼 그동안 성취한 결과를 떠올린다. 또 자신이 낙관적인지 비관적인지, 재밌는지 진지한지, 이기적인지 이타적인지 같은 성격적 특성에 대해서도 생각할 수 있다. 그 외에도 우리가 남들을 어떻게 비교하는지를 생각할 가능성이 크다. 그러나 이 모든 요소가 자신을 규정하는 어느 정도 적절한 방법이 될 수도 있겠지만, 당신이라는 존재you-ness의 진정한 뿌리는 거의 분명히 당신의 개인적인 기억에 있다."[1]

기억이 우리가 누구인지를 규정하는 기준이며 우리가 정상적인 기능을 하지 못하는 근본적인 원인이라면, 기억이 어떻게 작용하는지를 더 깊이 들여다봐야 한다.

심리학에서는 현재의 사건이 과거의 기억에 뿌리를 둔다는 사실을 예전에도 늘 알고 있었지만, 비교적 최근에서야 기억에 관한 과학적 연구가 진행되었다. 이 장에서는 30년 동안 내담자들과 상담한 경험, 개인적인 연구와 조사, 개인적인 경험, 뒷받침하는 과학적 이론을 바탕으로 인간의 기억이 작용하는 방식을 설명하려고 한다.

줄리아 쇼가 개인적인 기억이라고 부른 것을 나는 원천기억이라고 부른다. 원천기억은 마음에 저장된 이미지로, 그 안에는 오류가 있어서 평생 우리에게 영향을 끼친다. 이런 문제들은 책 후반부에서 배울 기억 엔지니어링 과정으로 치유할 수 있다.

나는 원천기억이 개인적 경험, 상상, 조상(이전 세대)의 세 가지 주요 영역에서 유래한다고 본다.

개인적 경험에서 유래한 기억

여러 해 전에 가족들과 그랜드캐니언을 보러 다녀온 적이 있다. 다 같이 전망대까지 걸어가서 최초로 그랜드캐니언을 구경했다. 그 순간에 대한 나의 기억은 이렇다. 우선 나는 오감으로 관련된 정보를 얻었다. 가령 눈으로 협곡의 색깔과 깊이를 보고, 귀로 매의 울음소리와 우리 가족의 발걸음 소리를 듣고, 팔에 닿는 시원한 바람을 느꼈다. 그리고 마음속으로 경외감과 놀라움을 느꼈다. 그런 다음 '**우와, 직접 와서 보니까 다르네**'라고 생각했다. 마지막으로 내가 생각한 것을 말로 표현했다. "우와, 직접 와서 보니까 다르다!"

이렇게 보면 상당히 단순해 보인다. 그렇지 않은가? 이것이 바로 모든 사람이 날마다 삶을 경험하는 방식이다. 우리는 눈으로 보고, 즉 오감을 사용해서 경험하고, 느끼고, 생각하고, 행동한다. 기억은 우리가 오감으로 '본' 것으로부터 형성된다.

개인적 경험이 기억되는 방식이 주위 세계를 동영상으로 녹화하는 것과 같다고 믿는 사람이 많다. 즉 오감으로 무언가를 경험하고 이에 대한 정확한 해석을 기억의 형태로 저장해 두었다가, 나중에 그 경험을 되새길 때면 일어났던 일을 정확히 다시 보게 된다고 믿는 것이다. 하지만 최근 연구에 따르면, 인간의 기억이 형성되는 과정은 그것과 조금도 비슷하지 않다. 실제로 오늘날 많은 연구원들은 개인적인 기억을 포함한 모든 기억은 환상이라고 일컫는 편이 더 정확하다고 설명한다.

어째서 그럴까? 우리가 **보는** 것은 오감을 통해서만 수집한 객관적인 데이터가 아니기 때문이다. 두 눈과 오감을 사용해 보고 경험한 것은 이미 **존재**하는 기억의 렌즈를 통해 일차적으로 걸러진다.

그렇다면 우리는 어떻게 보는 걸까? 다시 컴퓨터로 비유해보자면, 인간은 사전에 프로그래밍된 상태로 태어난다. 대부분의 사람은 호흡하는 법과 먹을 것을 구하고 돌봄을 받을 수 있을 정도의 의사소통 능력을 가지고 태어난다. 그리고 세포기억도 사전에 저장된 채로 태어난다. 이에 대해서는 장 후반부에 더 다룰 것이다.

일단 태어나서 세상을 경험하기 시작하면, 데이터가 말 그대로 빛의 속도인 초당 18만 6,000마일의 속도로 감각을 통해 입력된다. 데이터는 녹화된 동영상처럼 입력되는 것이 아니라 전기적, 화학적 자극의 형태로 우리 안에 들어와서, 수조 건에 달하는 **기존**의 기억들을 먼저 통과한다. 최근 조사 결과에 따르면 인간 두뇌의 기억 용량은 약 1,000조 바이트, 즉 전체 인터넷 용량에 맞먹는다.[2] 현재 상황과 어렴풋하게라도 비슷한 데이터가 있는 과거의 기억, 잠시 뒤에 다루겠지만, 그중에서도 특히 생명의 위협에 관한 기억은 최우선으로 처리된다.

자극들이 그 모든 기억을 통해 걸러지면 무의식적인 마음이 전체 데이터를 조합해서 완성된 내면의 심상이나 영상을 만드는데, 그것이 바로 우리의 새로운 기억이다. 이 새로운 기억이 우리가 '본' 것이며, 그 결과로 느낌, 생각, 몸의 화학 반응, 행동이 나온다. 기억은 비유하자면 녹화된 동영상보다는 포토샵Photoshop 파일에 더 가깝다. 모든 과정은 거의 실시간에 가깝게 즉각, 저절로, 그리고 쉼 없이 일어난다.

그렇다는 말은 이런 처리 과정의 결과로 생성된 영상이나 심상, 즉 우리가 통상적으로 기억이라고 부르는 것은 실제로 일어난 일 그대로가 아닐 때가 많다는 뜻이다. 사실 우리 기억은 적게는 1퍼센트에서 많게는 99퍼센트까지 실제와 다르다.

앞에서 언급했던 그랜드캐니언 방문 당시의 기억을 예로 들어 자세히 살펴보자. 그랜드캐니언에 대한 내 이전 기억, 즉 내면의 이미지는

〈내셔널 지오그래픽〉에서 본 사진, 그리고 그 사진과 다른 사람들이 해준 말을 토대로 그랜드캐니언이 어떤 모습일 것이라고 속으로 상상했던 이미지였다. 그 이미지는 내가 실제로 그랜드캐니언을 보면서 받아들인 감각 데이터를 투과하는 렌즈의 역할을 했다. 경험 전의 기억은 잡지에 나온 사진과 그 사진을 보면서 머릿속으로 상상했던 이미지로 비슷한 데이터를 경험했던 것이 전부였다. 실제 데이터는 내가 기존에 품고 있던 내면의 이미지를 크게 넘어선 것이었으며, 무한한 아름다움과 경외심을 자아냈다. 그래서 내 감정적 반응은 아름다움과 경외감이었고, 이에 따른 생각, 신체적인 화학 반응, 행동은 감정 반응에 일치되어 나타났다.

최근에 가족들이 모인 자리에서 그랜드캐니언을 보러 갔던 이야기를 나눌 기회가 있었는데, 아들인 해리가 이렇게 말했다. "그랜드캐니언에 대한 기억은 토했던 것밖에 없어요!" 나는 그곳까지 헬리콥터를 타고 가야 해서 해리가 심하게 멀미를 했다는 사실에 대해서는 까맣게 잊고 있었다. 우리 가족은 협곡을 보고, 소리를 듣고, 헬리콥터를 타는 등 모두 똑같은 감각 데이터에 노출됐다. 하지만 그랜드캐니언에 대한 다른 3명의 주된 기억이 아름다움과 경외감인 것에 반해, 해리의 기억은 완전히 달랐다!

스티븐 핑커Steven Pinker는 저서 《지금 다시 계몽Enlightenment Now》에서, **가용성 휴리스틱**availability heuristic 또는 **가용성 편향**availability bias으로 불리는 널리 알려진 현상에 대해 설명한다. 가용성 휴리스틱이란 어떤 사실이나 상황이 머릿속에 더 쉽게 떠오를수록 그 일이 일어날 것이라고 더 많이 믿게 되는 경향을 뜻한다.

"빈번히 일어나는 사건은 더 강한 기억의 흔적을 남긴다. 따라서 기억이 강력하다는 건 일반적으로 그 사건이 더 자주 발생한다는 의미다. …하지만 어떤 기억이 노출 빈도가 아닌 다른 이유(예를 들어 생생함, 유혈과 폭력, 독특함, 속상함)로 마음 검색엔진의 검색 결과에서 상위에 놓일 때마다 사람들은 그것이 세상에서 차지하는 의미를 과대평가하게 될 것이다."

핑커는 그 예로, 통계적으로는 자동차 사고로 사망할 확률이 비행기 사고로 사망할 확률보다 훨씬 높지만 비행기 사고가 언론에 보다 자주 보도되기 때문에 차에 타는 것보다 비행기에 타는 것을 더 두려워하는 사람이 많다는 점을 들었다. 이것이 바로 가용성 편향이 작용한 결과다.[3]

기억의 가용성을 결정하는 요소는 그 기억이 얼마나 생생한지 여부이며, 이는 몇 가지 요인으로 결정된다.

공포로 인한 요인

그랜드캐니언의 예를 더 구체적으로 들어보겠다. 만일 내가 수학여행으로 그랜드캐니언을 처음 방문했다가 끔찍한 사고를 목격했다면 어땠을까? 가령 우리 반의 한 친구가 난간에 기대 있다가 난간이 부서져서 밑으로 떨어져 다리가 부러졌다면?

그랬다면 내가 성인이 되어 가족들과 그랜드캐니언에 찾아갔을 때의 경험이 아주 달라졌을 것이다. 그렇지 않겠는가? 오감을 통해 들어

오는 데이터는 똑같을 수도 있지만, 내가 보았다고 생각한 것은 바뀌었을 터이다. 맨 처음의 시나리오에서 아내와 두 아들이 난간에 기댔는지 아닌지에 대한 정확한 기억은 분명히 없었다. 나는 해리가 헬리콥터 때문에 멀미를 했다는 사실조차 기억하지 못했다! 협곡의 장관에만 온통 집중했다. 그러지 않을 이유가 없었기 때문이다.

그러나 두 번째 시나리오에서는 둘째 아들이 부주의하게 난간 쪽으로 뛰어가는 것을 보았을 수도 있다. 그 순간 함께 있었던 다른 관찰자는 아들이 그저 재빨리 걸어갔을 뿐, 길의 가장자리 근처에는 가지 않았다고 말할지도 모른다.

첫 번째 시나리오에서 나는 감각 데이터로 경외감을 느꼈지만, 두 번째 시나리오에서는 공포를 느꼈을 공산이 크다. 친구가 절벽의 바위 밑으로 떨어지던 기억을 떠올리며, 아들에게 "난간에 기대지 말고 물러서!"라고 소리치고, 아마도 다가가서 아들 손을 잡고 저만치 끌어냈을 것이다.

우리가 공포감을 느낄 때마다 몸에서는 아드레날린, 코르티솔, 그 밖의 투쟁-도피 반응의 화학물질이 쇄도한다. 이것은 공포 반응 또는 스트레스 반응이라고 흔히 알려져 있으며, 책에서는 '생사 반응'으로 지칭한다. 이 반응의 본래 목적이 물리적으로 우리 목숨을 구하는 것이기 때문이다.

생물학적인 생사 반응은 기억을 더 생생하고 강력하게 만드는 것으로 나타났다.[4] 특정한 사건 중에 공포를 더 많이 느끼고 아드레날린이 더 많이 분비될수록, 미래에 이와 비슷한 상황에 놓였을 때 그 기억이 당신의 렌즈가 될 가능성이 커진다.

사실 부정적인 기억은 **부정 편향**negativity bias으로 알려진 현상 때문에 일반적으로 보다 생생하게 남는 경향이 있다. 저자이자 뇌과학자인 제프 스티벨Jeff Stibel은 "나쁜 일은 좋은 일보다 마음에 더 크게 다가온다"라고 말한다. 그는 이렇게 설명한다. "우리는 생존을 위해 잠재적인 위험에 주의를 기울여야 했기 때문에 그렇게 진화했다."[5] 그래서 내 아들 해리가 그랜드캐니언의 아름다움보다 멀미로 토했던 기억을 더 생생히 떠올리는 것이다.

하지만 '더 생생하다'거나 '더 강력하다'는 게 반드시 '더 정확하다'는 의미는 아니다. 기억을 연구하는 심리학자 줄리아 쇼는 저서 《몹쓸 기억력The Memory Illusion》에서 기억에 오류와 오해가 파고드는 수많은 경로에 대해, 그리고 전혀 일어난 적이 없거나 적어도 목격한 적이 없는 일을 기억한다고 확신하는 경우가 얼마나 많은지 자세히 설명한다.

쇼에 따르면, 독일 트리어대학교의 토마스 실링Thomas Schilling과 그 동료들은 스트레스가 기억에 끼치는 영향에 관한 연구를 2013년에 발표했다. 이들은 코르티솔이 분비되면 기억이 강하게 남지만 동시에 오류를 받아들이기가 더 쉬운 상태가 된다는 것을 발견했다. 그녀는 은행강도를 목격하는 경우를 예로 들어, 총구가 자신을 향했다는 사실을 또렷이 기억할 가능성이 크지만, 총을 들고 있는 사람의 얼굴 같은 다른 중요한 정보는 놓칠 가능성이 크다고 설명한다.[6]

설상가상으로 보통의 기억과 달리 트라우마를 유발하는 기억은 시간이 지남에 따라 악화해서 실제보다 큰 충격을 경험한 것처럼 기억하게 만든다. 한 연구에서 연구원들은 사막의 폭풍(Desert Storm, 1991년 걸프전쟁 때 다국적군의 작전명으로, 걸프전을 비유적으로 표현한 말-옮긴이) 퇴역군인들에게 전역 후 한 달 뒤와 2년 뒤에 각각 복무 기간 동안의 특정 사건에 대해 질문했다. 조사 결과 응답자의 88퍼센트가 적어도 한 가지 질문에서 예전과 다르게 대답했고 61퍼센트는 한 가지 이상의 질문에 다른 답을 냈으며, 응답자 대부분이 두 번째 시기에 부정적인 사건을 더 많이 기억했다.[7]

기억이라고 지칭하는 것이 사실은 환상에 가깝다고 말하는 학자들이 많은 것도 이 때문이다.[8] 똑같은 범죄를 네 사람이 목격했을 때, 나중에 FBI 수사관이 목격자들을 따로 한 사람씩 대면 조사할 경우 이들이 똑같은 사건을 각각 약간씩 다르게 진술하는 것도 그래서다. 물론 모두 공통으로 보는 것도 있다. 하지만 수사관은 목격자들의 진술이 서로 약간씩 엇갈릴 것임을 이미 알고 있다. 수사관은 기억의 오류에 대해 보통 사람보다는 더 잘 알고 있기에, 만일 어떤 미해결 사건에서 목격자 네 사람이 모두 완벽히 똑같은 진술을 한다면, 그들 중 누군가가 거짓말을 하고 있다는 의심을 자연스레 품을 것이다.

유아기

부정적인 기억 외에도, 어린 시절에 형성된 기억은 성인기에 형성된 기억보다 우선시된다. 우리가 의식적으로는 기억하지 못할지 모르지만 말이다. 유아기의 기억은 일반적으로 더 많은 양의 아드레날린이 동반되며 이성적으로 기억을 편집하는 경우가 거의 없거나 전혀 없기 때문이다. 어릴 때만큼 무언가를 강력하게 경험한 적이 있을까? 1장에서 논의했듯이 사람은 대략 6~12세가 될 때까지 주로 델타-세타 뇌파 상태에 있다. 이는 우리의 경험 대부분이 그 상황에 대한 해석이 정확한지 아닌지에 관계없이 즉시 원천기억이 된다는 뜻이다.

지금까지 들은 설명만으로도 유아기에 얼마나 많은 오류가 우리 내부에 깊이 프로그램되어 있는지, 또 성인기에 겪는 일들을 사실 성인인 우리에게는 거의 아무런 영향을 끼치지 않을 일인데도, 어릴 때처럼 충격적인 사건으로 경험하는 경우가 얼마나 많은지 이미 충분히 상상할 수 있을 것이다. 나는 이런 경험을 '아이스캔디 기억'이라고 부른다. 이에 관해서는 다음 장에서 더 자세히 이야기 나눌 것이다.

상상에서 비롯된 기억

우리는 개인적인 경험 외에 상상에서도 원천기억을 창조한다. 상상 또는 내가 '이미지메이커image maker'라고 부르는 것은 개인적인 경험만큼이나 강력한 기억을 만들어낼 수 있다. 앞에서 언급했듯 독일어로 '상상하다'라는 단어의 두 번째 뜻이 '창조하다'인 것에서도 그 사실을 엿볼 수 있다.

예를 하나 들어보겠다. 아들 해리가 어렸을 때 세상에서 가장 좋아하던 것은 수영이었다. 만 두세 살 무렵의 해리는 수영장, 호수, 바다가 보이기만 하면 옷을 입은 채로 물에 뛰어드는 아이였다. 한번은 크리스

마스 장식을 구경하려고 가족들이 다 함께 어느 호텔에 들렀는데, 해리가 한겨울의 물속에 뛰어드는 바람에 아내 호프도 옷을 입은 채로 해리를 잡으러 물에 뛰어들어야 했던 적도 있었다.

다만 해리가 영화 〈죠스〉를 보기 전까지는 말이다. 해리가 그 영화를 봤던 주의 주말에, 한참 전부터 예정되어 있었던 여행을 가게 됐다. 여행 장소는 어느 호수였다. 그런데 갑자기 해리가 여행을 가고 싶지 않아 했고, 여행 장소인 호숫가에 도착했을 때 물가에는 얼씬도 하지 않았다. 아이가 육체적으로 스트레스를 받는 것이 분명했다. 얼굴이 발갛게 달아올랐으며, 눈에 띄게 초조해하고 화를 냈다.

물과 관련해 변한 것은 아무것도 없었다. 해리가 물속에서 뭔가 다른 경험을 했던 것도 아니었다. 해리는 물에서 늘 즐겁게 놀았다! 바뀐 것이 있다면 영화를 보고 나서 '물이 널 죽일 거야. 사방이 피로 뒤덮일 거야. 몸이 갈기갈기 뜯기고, 비명을 지르고, 끔찍한 일이 벌어질 거야'라는 기억이 해리에게 생겼다는 점이었다.

해리는 물에 대한 공포가 새롭게 생긴 것을 영화 〈죠스〉와 연관시키지는 않았다. 그저 물이 위험할 수 있다는 것을 이제는 알게 됐다고 합리화하려 애썼다. 그런데 우리가 아는 한 영화를 보기 전에는 해리가 이런 생각을 했던 적이 없었다.

그 기억은 해리가 느끼는 물의 의미를 완전히 뒤바꿔놓았다. 물에 대해 단순히 생각하는 것만으로도 몸의 생리적, 화학적 상태와 행동에 즉각적으로 영향을 미쳤다.

아마 다들 각자의 삶에서 비슷한 예를 생각해낼 수 있을 것이다.

영화 속 장면이나 머릿속 상상의 이미지는 실제 경험만큼이나 강력한 영향을 끼치기도 한다.

최근의 연구에서 어떤 사건을 상상하는 것만으로도 실제처럼 강력한 영향을 주는 거짓 기억을 만들어낼 수 있다는 사실이 밝혀지기도 했다.[9] 이와 관련해 잘 알려진 예로, 웨스턴워싱턴대학교의 심리학자 아이라 하이먼Ira Hyman과 조엘 펜트랜드Joel Pentland가 진행했던 '펀치볼(punchbowl, 술, 우유, 과즙, 향료 등을 넣어 만든 음료를 담아내는 그릇-옮긴이) 엎지르기' 실험이 있다. 이 실험에서 참가자들은 유아기 기억을 얼마나 잘 기억하는지에 대해 질문을 받았다. 질문에서 언급된 모든 기억은 부모에게서 들은 것이라는 정보가 참가자들에게 제공됐다.

연구진은 참가자들에게 각 사건에 대한 대략적인 정보를 제시하고, 사건을 생생하게 머릿속으로 상세히 그려본 다음 연구원들에게 자세히 말해달라고 부탁했다. 질문에서 언급한 사건들 대부분은 실제로 일어난 것이었지만 한 가지는 그렇지 않았다. 다섯 살 때 가족의 친구 결혼식에 갔다가 펀치볼을 엎질렀던 사건이었다.

참가자들은 일주일 간격으로 세 차례에 걸쳐 연구원들을 만났는데, 그들 중 25퍼센트는 자신이 펀치볼을 흘렸다는 거짓 기억을 만들고 이를 사실로 믿었다.

줄리아 쇼는 이렇게 설명한다. "이 연구는 어린 시절 기억이 잘못된 출처에서 비롯될 수도 있다는 사실을 보여준다. 상상했던 무언가가 실제로 벌어졌다고 생각하면서 누군가가 제시한 정보를 내면화해, 실제 과거의 일면으로 만드는 것이다. 이것은 다른 누군가가 우리의 상상력을 이용해 유도할 수 있는 극단적인 형태의 작화증(confabulation, 마음속으로 이야기를 지어내는 행위-옮긴이)이다."[10]

1970년대와 1980년대에는 상담 내담자들이 예전에는 전혀 기억하지 못했던 온갖 유형의 학대를 기억해냈다.

그 시기는 심리학자들이 아동에 대한 성적 학대의 실체를 보다 잘 인식하기 시작하던 때였다. 상담치료사들은 선의의 의도에서 이런 질문을 반복해 질문하곤 했다. "어릴 때 당신에게 부적절하게 손을 댄 사람이 **정말로** 없습니까? 이런 증상이 있는 것을 보면 성적 학대가 의심되는데요." 그러면 내담자는 자연적으로 어떤 시나리오가 있을지 상상해보게 되고, 그러다 갑자기 학대 사례를 생생히 기억해낸다. 이 기억들 중 일부는 실제이며, 치유 과정에서 중대한 돌파구가 된다. 하지만 상담치료사의 질문에 자극받아 내담자가 기억을 상상으로 만들었다는 사실이 나중에 밝혀지는 경우가 많았다.

조상들의 기억

마지막이자 가장 놀라운 기억의 영역은 우리가 이제 막 이해하기 시작한 현상과 관련이 있다. 최근 몇 년 동안 관련 분야의 연구는 기억, 그중에서도 특히 트라우마를 동반한 기억이 선천적(유전학적)으로나 후천적(부모나 어린 시절의 기억을 흡수하거나 배우는 방식)으로 대를 이어 전해질 수 있다는 사실을 밝혔다.

후천적 측면부터 생각해보면, 부모의 행동을 보고 특정 상황을 두려워하게 된 예가 다들 한두 가지씩은 있을 것이다. 레이첼 예후다Rachel Yehuda, PhD의 획기적인 연구는 많은 이들이 추측했던 바가 사실임을 입증했다. 그녀는 홀로코스트 생존자들의 후손은 스트레스 호르몬에 변화가 생겨서 불안장애, 외상후스트레스장애PTSD, 비만을 비롯한 몇 가지 증상이 발병할 위험이 더 높다는 사실을 밝혔다.[11] 홀로코스트 생존자들이 겪은 트라우마 기억과 증상이 어떤 식으로든 다음 세대로 전달된 것이다.

어떻게 이런 일이 일어날 수 있었을까? 쥐를 이용한 후속 연구에서, 어미 쥐들이 특정한 공포 기억을 전달하는 특정한 냄새를 전한다는 사실이 확인됐다. 측면편도체lateral amygdala는 '냄새로 전달된 공포' 자극을 받아들이는 뇌의 부위인데, 연구팀에 따르면 아기들은 아주 어릴 때부터 이 정보를 얻으며, 심지어 임신기에 일어난 사건에 대한 정보까지 얻을 수 있다고 한다. 미시간대학교의 수석 연구원 야체크 디벡Jacek Debiec, MD, PhD은 "다른 유형의 유아기 학습은 반복되지 않으면 금세 소멸하는 데 비해서, 어머니에게 전달받은 이런 기억은 장기 기억으로 남는다"라고 말한다.[12]

후천적 요인뿐만 아니라 선천적 요인도 조상으로부터 대물림된다는 사실이 연구로 입증되고 있다. 에머리대학교 연구원들은 쥐를 이용한 실험으로 정신에 지속적인 영향을 주는 트라우마의 경험이 DNA를 통해 대물림될 수도 있다는 사실을 발견했다.[13] 그 후속 연구에서는 아버지의 트라우마 경험에 대한 정보가 어떻게 DNA에 담기는지가 밝혀졌다. 특정 세포들이 일종의 '세포밖소포체extracellular vesicle'를 분비하는데 그것이 정자에 붙어 자손에 전달되면서 아버지가 가진 모든 트라우마에 대한 기억이 자식에게 전달되는 것이다. 체외 수정법을 사용한 이 연구는 자식이 아버지와의 물리적 접촉이 전혀 없는데도 트라우마 기억을 물려받을 수 있다는 사실을 보여주었다.[14]

이와 비슷한 연구들은 스트레스가 인간의 정자에 미치는 영향에 이제 막 주목하기 시작한 것에 불구하나, 이를 통해 일어나지 않은 사건의 트라우마 증상이 우리에게 나타날 가능성을 엿볼 수 있다. 그 사건을 직접 겪은 윗세대와 개인적으로 접촉한 적이 없더라도 말이다.

이 분야의 새로운 연구는 계속해서 진행되고 있다. 예를 들어 2019년에 텔아비브대학교 연구원들은 RNA 분자가 후손 세대에 적응 또는 기능부전을 지시할 수 있으며, 이런 신호가 여러 생리적 처리 과정에 영향을 미칠 수 있다는 사실을 밝혔다. 이것 역시 윗세대의 경험이 생물학적으로 후손에 전달될 수 있는 또 다른 방식이다. 〈예루살렘 포스트Jerusalem Post〉는 다음과 같이 보도한다. "수석 연구원 오데드 레차비Oded Rechavi의 설명에 따르면, 이 연구 결과는 현대 생물학의 가장 기본적인 정설 중 한 가지인, 뇌 활동이 미래 세대의 운명에 전혀 영향을 미치지 않는다는 믿음과 모순되는 것이다."[15]

아직은 이런 유전적인 트라우마 기억을 식별하거나 구별할 방법이 알려지지 않았지만, 이 연구에서 밝혀진 바를 고려하면 우리가 조상에게 물려받은 트라우마 기억을 가지고 있을 공산이 크다. 만일 우리에게 그런 기억이 있다면 시간이 흐르면서 기억이 희미해질 가능성은 지극히 희박하다. 트라우마 기억은 다른 기억들보다 더 굳건히 보전된다는 사실이 잘 알려져 있기 때문이다.

친한 친구이자 동료인 도리스 랩Doris Rapp, MD은 아동환경의학(물리적 요인과 화학적 요인으로 인한 환경성 질환을 연구하는 학문분야-옮긴이)의 선구자로 세계적으로 알려진 의사다. 수년 전에 그녀는 내가 늘 인용하는 이 개념을 알려주었다. 모든 사람이 스트레스를 처리하기 위한 '스트레스 통'을 가지고 있다는 것이다. 그런데 스트레스 통이 꽉 차면 아주 작은 스트레스라도 매우 심각한 반응을 촉발할 수 있다. 그래서 각자의 스트레스 통을 가능한 한 비우는 것이 가장 중요하다.

조상에게 물려받은 트라우마 기억이 우리 각자의 스트레스 통의 최소한 일부분이라도 차지하고 있을 것이라고 말해도 무방하다. 비록 이 특정한 기억이 정학히 어떤 것인지는 알지 못하지만 말이다. 우리 마음과 면역 체계는 이런 기억을 방어하고 억제하기 위해 많은 에너지를 소비한다. 그럴 필요가 없다면 에너지를 더 생산적인 하루를 보내거나, 긍정적인 감정을 표현하거나, 뇌 화학 반응의 균형을 유지하는 등의 활동에 쓸 수 있을 것이다.

해석은 기억의 일부다

앞서 사건의 기억이 왜곡될 수 있다는 사실을 알아보았다. 그런데 사건에 대한 기억 외에 사건을 해석하는 방식도 기억에 영향을 미친다.

나는 상담치료를 할 때 내담자들에게 인간의 기억이 문서정리 체계 filing system 처럼 정리되어 있다고 생각하면 좋다고 설명한다. 모든 기억에는 일종의 분류명이나 표지가 붙어 있다. 또 모든 기억은 항목명과 연계되어 있다. 아무런 연계 없이 홀로 떠다니는 기억은 없다. 당신이 사용하는 컴퓨터에는 폴더들이 있을 것이다. 가령 공과금, 식비, 수선유지비 같은 분류명의 폴더가 있을지 모른다. 공과금 파일폴더에 들어가면 손쉽게 모든 공과금 파일을 불러낼 수 있다. 모든 파일은 어딘가에 저장되어 있는데 '2015년 5월 공과금'처럼 구체적으로 분류된 파일폴더도 있고, 그냥 컴퓨터 바탕화면에 저장된 일반 문서도 있다. 컴퓨터를 사용할 때는 전체 파일을 검색해서 특정한 단어나 어구와 관련이 있는 모든 항목을 불러낼 수 있는데, 인간의 뇌도 이와 비슷한 방식으로 작동한다.

차이점이 있다면 마음속의 분류명은 공과금, 식비, 수선유지비 같은 것들이 아니라 분노, 용서, 자아존중감, 정체성, 안전, 삶과 죽음 같은 것들이라는 점이다. 이런 이름이 붙은 항목은 기억에 각자 어떤 해석을 부여했는지 보여준다.

기억에는 1개 이상의 분류명이 붙을 수도 있다. 예컨대 하나의 기억이 생사 폴더에도 있고 엄마 폴더에도 있을 수 있다.

컴퓨터 파일과 다른 점은, 모든 기억은 그것이 공포에 바탕을 둔 기억인지 아니면 사랑에 바탕을 둔 기억인지에 대해서도 표시된다는 것이다. 기억은 부정성 10에서 긍정성 10에 이르는 연속선상의 평가등급으로 생각할 수 있다. 부정성 10은 100퍼센트 두려움에 바탕을 둔 기억이고, 긍정성 10은 100퍼센트 사랑에 바탕을 둔 기억이다.

마음은 이 평가등급을 이용해서 기억의 우선순위를 매긴다. 삶과 죽음, 즉 생사와 관련이 있는 기억에 최우선순위가 부여된다. 자아존중감이나 타인을 돕는 것과 같은 항목은 우선순위에서 한참 뒤로 밀려나 있으며, 생사와 관련된 기억이 활성화된 상태에서는 대개 우선순위 목록에서 아예 제외된다.

부정적 항목에는 부정성 등급이 매겨지고, 긍정적 항목에는 긍정성 등급이 매겨진다. 앞에서 언급한 무표정한 얼굴 실험의 경우, 어떤 행동을 했을 때 누군가가 당신에게 미소를 지었다면 그것은 긍정적인 피드백으로, 긍정성 등급이 매겨져서 긍정 파일폴더에 저장된다. 긍정적인 기억을 회상하면 긍정적인(그 일을 경험할 때 느꼈던 것과 비슷한) 느낌과 생각이 뒤따르는 경향이 있어서, 현재 경험에 대한 새로운 긍정적인 기억이 형성된다. 그리고 미래에 이와 비슷한 일이나 경험을 할 때 긍정적인 기분을 주로 느끼게 된다.

반면 어떤 행동을 했는데 누군가가 찡그린 표정을 짓거나 꾸짖으면 그것이 부정적인 피드백이 되고, 부정적 등급이 매겨져서 부정 파일폴더에 저장된다. 부정성 등급은 최초의 사건이 벌어졌을 때 아드레날린이 얼마나 분비됐는가로 결정된다. 어떤 사건에 부정성 등급이 매겨지면 부정적인 기분이 들고 결과적으로 새로운 부정적인 기억이 형성되며, 앞으로 이와 비슷한 일을 다시는 하려 들지 않게 된다.

이런 항목 분류 덕분에, 무의식적인 마음은 우리에게 벌어진 적이 있는 모든 것과 조상에게 물려받은 모든 것을 10억 분의 1초 만에 걸러낸다. 그리고 이 기억 항목은 신념 체계와 세계관을 형성한다. 다시 말해서 기억은 우리가 각자 무언가에 대한 의견을 가지고 있는 이유다. 적합한 사람이 올바른 사실을 말하면 의견을 바꿀 수도 있지만, 그조차도 공포나 위험과 관련한 기억과 결부되어 있지 않은 **경우에만** 가능하다. 만일 공포나 위험의 기억과 관련이 있다면 거의 죽을 때까지 그 믿음을 바꾸지 않으려고 할 것이다.

이런 현상을 갈수록 양극화되는 미국의 정치 풍토에서 확인할 수 있다. 정치적 성향이 다른 양 진영은 서로가 '가짜 뉴스'를 보도한다고 비난한다. 어떻게 양측이 상대방이 믿는 것과 정반대처럼 보이는 것을 '사실'로 믿을 수 있을까? 예일대학교의 정치학 연구원인 댄 카한Dan Kahan, JD과 그의 동료들은 기후변화에 관한 쟁점을 중심으로 이 문제를 파헤쳤다. 이들은 "과학적 지식과 기술적 추론 능력"이 가장 높은 사람들이 기후변화에 대한 진술에 동의할 가능성이 제일 낮았으며, "문화적으로 양극화된 상태"일 가능성이 아주 컸다는 사실을 발견했다. 다시 말해서 더 똑똑할수록 각자의 탁월한 지적 능력으로 자기가 속한 집단이 정당하다는 근거를 찾으려 들 가능성이 크다. 무엇이 진실인지에 관계없이 말이다![16]

이와 비슷한 맥락에서 연구원인 브렌던 니한Brendan Nyhan, PhD과 제이슨 라이플러Jason Reifler, PhD는 일련의 실험을 진행했다. 실험 참가자들은 오해의 소지가 있는 정치인의 주장을 담은 글 또는 그 주장을 정정한 글 중 한 가지를 읽었다. 이 연구는 이렇게 밝힌다. "실험의 결과는, 오류를 정정한 글이 해당 이념 집단의 오해를 줄이는 데 실패하는 경우가 빈번하다는 사실을 드러낸다. 정정이 오히려 그 집단의 잘못된 인식을 증가시키는 '역효과 현상'이 나타나는 사례도 여러 건 확인했다."[17]

나는 이런 행동을 하는 이유의 근원은 기억에 있다고 본다. 우리는 어떤 집단에 받아들여지거나 거부당하는 것에 관한 두려운 기억이 있으며, 그 기억에 따르면 집단에 소속되는 것은 생사를 가르는 중대한 문제다.

공화당과 민주당, 산과 바다 중에 어느 한 가지를 좋아하고 다른 것은 싫어하게 되는 것도 보통 이런 이유에서 비롯한다. 기억의 분류명과 등급에 일치하기만 하면, 그것이 논리적인 것처럼 느껴지는 추론을 만들어내기 때문이다. 이 현상은 일상적인 상황에서도 벌어진다. 예를 들어 내가 지금 여섯 살인데, 새로 산 흰색 카펫에 포도주스를 흘려서 어머니가 소리를 질렀다면, 무언가를 흘리는 것에 대해 90퍼센트 두려움에 기반한 기억을 갖게 될지 모른다. 즉 무언가를 흘리는 기억이 생존 파일로 들어가고, 부정성 등급이 9가 된다. 이제 무언가를 흘리는 것에 대한 기억이 머릿속에 확고하게 프로그램된 것이다. 그렇게 되면 내가 했든 다른 사람이 했든 상관없이 평생 뭔가를 흘리는 상황에 직면할 때마다 약간의 스트레스를 받는다. 무언가를 흘리면 분노, 죄책감, 비난, 수치심을 느낄 수 있다. 흘리지 않는 것이 스스로에 대해 더 좋은 감정을 유발하므로, 무언가를 흘릴 가능성이 있는 상황을 눈여겨보고, 흘리는 것에 대해 지나치게 자주 생각하게 될 것이다. 어처구니없지 않은가? 내 자존감이 성공적인 삶과는 아무런 관련이 없는, 누구나 가끔 하게 되는 행동에 좌우되다니 말이다.

게다가 나는 다른 사람들이 뭔가를 흘릴 때 매우 비판적으로 반응하게 될 것이다. 사람들이 음료수를 흘리는 것을 왜 그토록 싫어하는지에 대한 온갖 논리적인 이유를 댈 수 있을지 모른다. 가령 **사려 깊지 않은 행동이라서, 엉망이 된 주변을 치우는 데 시간을 써야 해서, 그저 기분이 아주 불쾌해지기 때문에** 등과 같은 이유를 댈 것이다. 하지만 진짜 이유는 그 행동에 지극히 부정적인 두려움의 항목이 연결되어 있기 때문이며, 내가 생각해낸 논리적인 이유는 모두 아무런 관련이 없다.

반면에 내가 무언가를 흘려 엉망으로 만들었을 때 어머니가 그럴 땐 어떻게 행동해야 하는지를 가르쳐주며 아주 너그럽고 다정하게 대했다면, 이런 상황과 관련해 90퍼센트 사랑에 기반한 기억을 갖게 된다. 그러면 무언가를 흘리는 기억은 무조건적인 사랑과 관련된 파일로 구분되고, 긍정성 등급이 9가 되어, 이제 나는 무언가를 흘리는 것을 두려워하지 **않도록** 확실하게 프로그램된다. 그리고 짐작하겠지만 이렇게 되면 내가 무언가를 흘릴 가능성도 훨씬 줄어든다.

이 사례는 관계가 기억에 의미를 부여하는 과정을 여실히 보여주는 좋은 예다. 부정적인 기억, 긍정적인 기억, 그리고 중립적인 기억의 차이점은 무엇인가? 포도주스가 흰 카펫에 쏟아졌고, 누군가 그걸 치워야 한다는 상황은 모두 동일했다. 차이점은 내가 이 사건이 일어나기 전과 사건이 일어나는 동안 어머니와 어떤 방식으로 **관계**를 맺었는가다. 그리고 관계를 맺는 경험의 바탕에는 어머니의 언어적, 비언어적 반응이 깔려 있다.

이것은 어린 시절의 기억이 얼마나 강력한지를 보여주는 좋은 예이

기도 하다. 뇌파 상태가 델타-세타파인 어린 시절, 기억은 잠재의식 속에서 즉각적으로 프로그램되고 두려운 기억을 최우선에 두는 식으로 우선순위가 정해진다. 어릴 적에 당신의 어머니가 보였던 반응을 떠올리면서 왜 그런 식으로 반응했을지 생각해보자. 그날 어머니가 기분이 좋아 보였는가, 안 좋아 보였는가? 혹시 어머니도 자신이 어렸을 적 무언가를 흘렸던 기억에 기초해서 반응했거나 아니면 현재 자신이 처해 있는 상황에 기초해 반응했던 건 아닐까? 이유가 어찌 됐든, 이런 순간들은 당신이 현재와 미래에 맺을 관계들에 다양하고 중요한 방식으로 영향을 끼칠 공산이 크다.

기억은 환상에 더 가깝다

인간의 기억이 녹화된 동영상보다 환상에 더 가깝다는 것을 이해하면 타인과 자기 자신에 대해 비판적인 생각이 훨씬 덜 들지 모른다. 남을 판단하거나 화가 치밀어 오르는 것을 자각하면, 이런 식으로 생각하도록 자기 자신을 훈련할 수 있다. '잠깐, 여기서 속단할 필요는 없잖아. 내가 기억하는 말을 저 사람이 정말로 했는지 아닌지 모르고, 내가 받아들인 것과 다른 의도에서 말한 것일 수도 있잖아. 판단을 잠시 미루고, 이 일이 어떻게 해서 생긴 건지 조금 더 알아봐야겠어.'

만약 당신이 스스로를 엄격하게 판단하는 경향이 있다면, 당신의 내부에 조상에게 물려받은 기억이 있으며 그 기억이 세상을 보는 관점을 좌우하고 궁극적으로 믿음, 생각, 느낌, 뇌의 화학작용과 행동까지 불러일으킨다는 사실을 기억하라. 모든 사람이 마찬가지다. 나 같은 경우 결혼을 하고 초창기 몇 년 동안 대체 어떤 무의식적인 문제나 조상에게 물려받은 문제들 때문에 그렇게 오만하고 자기 중심적인 멍청이처럼 굴었는지 모른다. 짐작되는 구석은 있지만, 합리적인 의혹 이상의 분명한 증거는 없다. 우리가 할 수 있는 최선은 기억이 어떤 식으로 작용하는지를 배워서 자신과 타인에게 연민을 품고, 얼마나 오래 걸리든 치유할 수 있는 부분은 치유하고, 앞으로 진실과 사랑 속에서 현재를 살아가는 데 전념하는 것이다.

이렇게 생각할지도 모른다. '나는 스트레스를 안 받아. 아무 문제 없이 잘 지내고 있어.' 만일 그렇다면 당신은 정말로 잘 지내고 있는 몇 안 되는 희귀한 사람들 중 하나일지 모른다. 그렇다면 이 책이 필요하지 않을 테니, 필요한 사람에게 책을 줘도 좋다.

그러나 나는 스트레스가 너무 당연시되어 대부분의 사람들이 아주 극심한 스트레스를 겪지 않는 한 자신이 스트레스를 받고 있다는 것조차 인식하지 못한다는 사실을 알게 됐다. 예전에 힐링 코드와 다른 치료법들에 관해 3년간 연구를 진행했을 때, 심박변이도heart rate variability, HRV 검사로 임상적인 스트레스를 검사했던 사람들의 90퍼센트 이상은 자신이 스트레스를 받지 **않는다**고 답했다.

1장에서 말했듯이, 우리가 끊임없이 스트레스를 받는 이유가 인간이 설계된 방식에 치명적인 결함이 있어서는 아니다. 나는 그 이유가 거대한 기억의 오작동 때문이라고 믿는다.

어떻게 우리의 기억은 설계는 멀쩡한데 오작동하게 되었을까?

물론 순식간에 벌어진 일은 아니다. 이 일은 태초에 세상이 시작됐을 때부터 한 번에 한 가지 기억씩 서서히 진행돼왔다. 내가 알아낸 바로는, 이런 중대한 기억 오작동에는 다음 세 가지 요소가 작용한다.

하나, 기억의 퇴화.
둘, 옳고 그름에 대한 잘못된 체계를 선택해서, 결국 어른이 아니라 다섯 살짜리 아이 같은 결정을 내리게 되는 것.
셋, 변화를 원하면서도 삶의 긍정적인 변화를 만들어낼 능력을 잃은 것.

이 모든 과정은 기억의 퇴화에서 시작한다.

CHAPTER 03 기억의 퇴화

내 외조부모는 1900년대 초에 독일에서 미국으로 이주했다. 외할아버지는 수년간의 힘든 노력 끝에 남부 지방에 넓은 농장이 딸린 아름다운 주택을 장만할 수 있었다. 어머니는 그 집이 아주 마음에 들었다고 한다. 그런데 안타깝게도 대공황이 닥치면서 은행에서 갑자기 할아버지에게 부동산 대출금 전액을 한꺼번에 갚으라고 요구했는데, 총액이 500달러였다. 요즘 기준으로 은행의 요구는 불법이지만 당시에는 많은 사람이 그런 일을 겪었다. 외할아버지는 농장을 잃고 작은 마을에 있는 평범한 크기의 집으로 이사해야 했다. 외할아버지는 이 일에 크게 개의치 않았지만 어머니는 정신적으로 크게 충격을 받았다. 이 사건은 어머니 평생의 삶에 부정적인 영향을 끼쳤다.

　내가 어릴 때 아버지는 어머니가 돈 문제로 힘들어한다는 이야기를 수천 번이나 하셨다. 집을 잃을지 모른다는 걱정에 사로잡혀 지낸다는 뜻으로 하신 말씀이셨다. 어머니는 35년 동안 "돈을 집에 써야 해서, 휴가를 갈 수(또는 다른 많은 것을 할 수) 없어"라고 말해왔다. 마음속 깊은 곳에서 무의식적으로 집을 잃을까봐 두려워했기 때문이다.

이런 순간이 닥치면 어머니는 평소의 어른스럽고, 똑똑하고, 이성적인 사람이 아니었다. 이 책에서 논했던 것과 같이 다시 다섯 살 아이가 되어 어린아이처럼, 비합리적인 모습으로, 어쩔 줄 몰라 하며 짜증을 냈다.

아내와 막 결혼했을 때 우리 부부는 경제적으로 상당히 힘든 시기를 보냈다. 어느 날 밤 걱정거리로 휩싸여 뜬눈으로 잠자리에 누워 있는데, 무언가 악한 기운이 내게 스며들면서 끔찍한 생각이 명확하게 떠올랐다. '이 집을 잃으면, 난 죽을 거야.'

물론 집을 잃으면 상당히 괴로울 것이다. 하지만 그렇다고 말 그대로 내가 죽을 리는 없었다. 도대체 이런 믿음은 어디서부터 만들어진 걸까?

그 믿음이 어디서 비롯되었으며 인간의 기본적 경험이 어떻게 긍정적인 것에서 부정적인 것으로 바뀌었는지를 이해하기 위해, 우선 기억이 수천 년 동안 인간의 경험에서 어떻게 진화했는지 되돌아보는 작업이 필요하다. 나는 이 과정을 진화가 아닌 **퇴화**devolution라는 이름으로 부를 것이다.

이제는 삶을 경험하고 새로운 기억을 창조해나가면서 부정적인 기억이 대개 최우선적으로 다뤄진다는 사실을 알게 되었으니, 두려움이 얼마나 순식간에 인간의 경험을 지배할 수 있으며 후손에게 전달되면서 점점 더 나빠질 수 있는지 상상이 될 것이다.

퇴화는 네 가지 핵심 영역에서 나타난다. 그 네 가지는 생사의 의미, 물려받은 유전적인 기억, 물려받은 후천적인 기억, 기억에 대한 우리의 해석이다.

생사의 의미의 퇴화

기억 퇴화의 첫 번째 부분은 생사에 대해 우리가 내린 정의에서 발생했다. 그것은 처음에는 기억에서 나중에는 언어로도 나타났다.

전해지는 이야기에 따르면, 인류 최초의 남자와 여자는 어느 정원에 살았다. 그들에게는 생사라는 꼬리표가 붙은 기억이 **하나**만 있었다. 어떤 나무의 열매를 먹는 것에 관한 기억이었다. 또 그들은 아무런 문제도 겪지 않았다고 전해진다. 해야 할 일은 있었지만, 그들에게는 이 일이 노고로 느껴지지는 않았던 듯하다. 그들은 행복하고 건강했다. 벌거벗은 상태로 지냈으며, 벌거벗더라도 잘못될 것이 없었다. 그들에게는 죄책감이나 거리낌이 없었다. 실제로 잘못된 것은 **아무것도 없었다**. 단 한 가지, 어떤 나무에 있는 열매를 먹는 것만 빼고 말이다. 그것이 생사를 좌우하는 유일한 문제이자, 생사 반응을 촉발할 유일한 요인이자, 스트레스를 유발할 유일한 문제이자, 유일한 '유혹'이었다. 달리 말해서 그것은 '죽이다' 또는 '죽다'라는 말과 관련이 있는 유일한 요소였다.

시간이 좀 더 흐른 선사시대로 넘어가보자. 그 시대에는 '죽이다' 또는 '죽다'라는 말과 관련이 있는 상황이 5~10개는 된다. 이를테면 포식자, 그날 먹을 음식이나 물을 구하지 못하는 것, 밤을 지낼 장소를 찾지 못하는 것, 더 큰 몽둥이를 가진 사람 등이다.

시간을 더 빨리 돌려서 유행병과 전쟁의 위험에 처해 있던 중세로 가보자. 위에서 언급했던 모든 것에 더해 이제는 기침, 약한 왕, 병이나 전쟁을 유발할 수 있는 모든 상황이 생사라는 꼬리표가 붙은 기억으로 남는다. 그래서 '죽이다' 또는 '죽다'라는 단어와 관련이 있는 상황이 50~100개에 이른다. 1장에서 살펴봤듯이, 인간의 뇌는 **아주 약간이라도** 생존과 관련이 있는 상황이라면 그 상황을 항상 우선시할 것이다.

오늘날에는 과거의 트라우마 때문에 기억에 생사의 문제로 분류된 상황이 수백에서 수천 가지에 이른다. 가령 증조할아버지가 세금을 체납한 것이 원인이 되어 결국 집을 잃고 말았다면 우편물을 확인하는 것도 생사 반응을 촉발할 수 있다. 부모님이 자주 다퉈 어머니가 눈물 흘리는 것을 빈번히 보면서 자랐다면 누군가가 눈물을 흘리는 것에 생사 반응이 나타날지 모른다.

물론 우리는 이런 상황이 나를 '죽일' 것이라고 말하지는 않는다. 그저 우편물을 확인할 때마다 약간의 스트레스를 느끼고, 우는 사람을 볼 때마다 불안감을 느낄 뿐이다. 별일은 아니다. 단지 불쾌함이 느껴지는 대상이거나 성격적 특성 중 하나일 뿐이다.

하지만 분노, 좌절, 짜증, 원한, 비통, 쓰라림, 용서받지 못함, 심각한 상실을 겪지 않았음에도 극도의 슬픔이나 불안 등 두려움에 바탕을 둔 감정을 느낀다면, 의식하든 하지 못하든 그런 감정과 관련된 원천기억에 '생사와 관련한 문제다'라는 꼬리표가 붙어 있다는 뜻이다. 그렇게 되면 마음은 그야말로 생명의 위험에 처한 것처럼 생리학적으로 반응한다.

1장에서 알아봤듯이 인간은 본래 육체적인 위험에 처할 때만 생사 반응, 또는 오늘날 흔히 말하는 스트레스 반응을 경험하도록 만들어졌다. 두려운 기억이 늘 우선순위를 차지하도록 프로그램된 결과, 죽이거나 죽는다는 의미와 관련된 거의 모든 것이 생사 반응을 불러일으킬 수 있게 됐으며, 스트레스와 부정적인 생각, 이기심이 발동하는 데까지 퇴화했다.

예를 들어 '우리 팀이 경기에서 지는 것을 보면 난 끝장이야', '비가 오기 전에 집에 들어가야만 해', '세무서에서 보낸 편지 때문에 죽을 맛이야', '이 문제가 해결되지 않으면 해코지할 거야' 같은 말이나 생각을 한 적이 있지 않은가?

나 같은 경우에는 10대 시절에 테네시대학교 풋볼팀이 토요일 경기에서 진다면 내가 죽을 것 같은 기분이 들었던 기억이 아직도 생생하다. 심지어 결혼한 뒤에도 그랬다. 아마 아내 호프에게 물어보면, 테네시가 토요일 경기에서 지면 그다음 주 목요일까지는 회복하지 못했다고 말할 것이다. 짜증도 내고 속상해하면서 다음 토요일 경기에서 승리하기를 그 주 내내 고대했지만, 다음에도 또 지는 경우가 숱했다. 그때는 몰랐지만 테네시대학교 풋볼팀이 경기에서 이기고 지는 것은, 내 마음의 입장에서는 자존감과 직결된 문제였다. 얼마나 터무니없는 논리인가? 나는 그 사건에 대한 통제력이 전혀 없었다. 만에 하나 통제할 수 있었더라도 그건 인생의 중요한 문제들, 가령 인간관계, 직업, 건강 같은 것과는 거의 관련이 없는 일이었다. 지금에 와서는 그런 믿음이 당시 내게는 영웅과도 같았던 우리 아버지와 형들에게 배워서 기억에 내재된 것임을 알고 있다.

우리가 쓰는 언어는 퇴화의 증상이자 원인이다. 자기도 모르게 '이것 참 죽겠네'라거나 '이러다 죽겠어'라고 수시로 생각하거나 말한다면, 현재의 상황에서 촉발된 생사 기억이 당신에게 있다는 신호일지 모른다. 물론 당신이 글자 그대로의 의미로 그 말을 했을 턱은 없지만 두려움에 바탕을 둔 감정이 느껴질 때 당신의 마음은 실제로 그런 의미를 반영한다. 그리고 이와 같은 말을 전혀 내뱉지 않았더라도 두려움에서 나온 부정적인 감정이 들 때도 마찬가지다.

엎친 데 덮친 격으로, 우리가 하는 말이나 그 말에 내포된 의미는 기억의 분류명에도 영향을 끼칠 수 있다. 역사상 대부분의 세대에서 '죽이다'나 '죽다'라는 단어는 단 한 가지, 육체적 죽음을 의미했다. 그런데 여기서 또 하나 중요한 건, 마음은 특성상 안전에 모든 관심이 쏠려 있어서 죽는 것과 관련된 쟁점에서는 유머 감각을 발휘할 의사가 전혀 없다는 것이다.

우리가 마음의 안전장치를 풀어놓지 않은 상태라면(이에 대해서는 2부에서 더 자세히 설명할 것이다), '이것 참 죽겠네' 또는 '이러다 죽겠어'라고 말하거나, 생각하거나, 느낄 때마다 마음은 즉각 총을 든 사람(즉 위협적인 존재)을 끌어낸다. 공항에서 내가 끌려나갔던 것처럼 말이다. 마음은 상황을 추론하지 않는다. 다시 말해 "아, 그렇지. 이 사람이 '죽겠다'라는 생각을 하긴 했지만, 그저 주차 공간에 대해 말했던 것뿐이야"라고 추론하지는 않는다. 이렇게 추론하는 건 우리의 의식적인 마음이다. 마음은 나중에 후회할 일을 만들지 않고 안전한 길을 택하기 때문에, 이때마다 화재경보장치를 작동한다.

문제는 과잉반응이 계속해서 되풀이되면 우리가 실제로 신체적, 감정적으로 죽음에 이르게 된다는 점이다. 세포가 어떻게 병이 드는지를 밝힌 립턴 박사의 연구에서 알아봤듯이 말이다. 스트레스는 질병과 고통의 근본적인 원인이다. 앤드루 와일 Andrew Weil, MD 이 "모든 병은 정신적인 것이다"[1]라고 말한 이유도 거기에 있다. 이 말은 우리가 병을 상상한다는 의미가 아니다. 스트레스 혹은 내가 생사 반응이라고 부르는 현상의 결과로 병이 생긴다는 뜻이다.

그러니 자신이 '이러다 죽겠어'라고 말하거나, 생각하거나, 느끼고 있다는 것을 알아차리자. 그런 의미가 아니라고 생각하더라도 그런 의미를 내보내고 있을지 모른다!

물려받은 기억의 퇴화

퇴화의 두 번째 부분은 유전된 트라우마 기억의 축적과 관련이 있다. 사랑하는 사람이 기차에 치인 기억이 있는가?

자신에게 소중한 사람이 눈앞에서 잔혹하게 살해당했던 기억이 있는가?

자신의 아이들이 학대당하는 것을 목격한 기억이 있는가?

어릴 때 부모에게 버림받은 기억이 있는가?

어렸을 때 동생이 희귀병으로 세상을 뜬 기억이 있는가?

나열한 사례 중 단 하나도 당신이 경험하지 않았을지 모른다. 그랬기를 간절히 바란다. 그렇지만 개인적으로 겪지 않았더라도, 마음속에 이 모든 기억의 그늘이 존재할 가능성이 있다. 그 일을 겪은 조상들의 느낌과 경험이 후손들에게 전해져 내려오기 때문이다. 유전적 기억에는 오류가 가득하지만, 세대를 거쳐 내려올 때마다 스트레스 저장통에 계속해서 축적된다. 축적된 기억은 우리가 건강, 관계, 직업, 타인의 삶, 우리가 사는 세상을 더 좋게 만드는 데 쓸 수도 있었을 에너지를 소모한다.

만약 위에서 언급한 일들이 지금 일어난다면 어떤 기분일까? 만약 당신에게 소중한 사람이 눈앞에서 학대당하거나, 다치거나, 더 나아가 살해당한다면 어떤 기분을 느끼겠는가?

그것이 바로 우리의 마음이 지금 느끼는 기분이다. 물론 눈앞에서 실제로 벌어지는 것보다는 강도가 확실히 약하며, 아드레날린 분비량도 훨씬 적다. 그렇더라도 부정적인 기분을 느낀다는 점에는 변함이 없다. 마음에 저장된 모든 것은 우리 안에서 **바로 지금**, 360도 화면에 입체음향으로 끊임없이 진행된다. 무의식은 과거인지 현재인지 미래인지, 그리고 실제인지 상상인지를 구분하지 않는다. 의식적인 마음은 그런 기억이 있다는 사실을 전혀 모르지만, 마음은 그것을 현재시제의 현실로 받아들인다. 마음은 그 기억을 실제처럼 취급할 뿐 아니라 지금 벌어지는 일처럼 대하고, 현재 상황을 파악하기 위한 렌즈로 활용한다. 생명이 위태로운 상황이 되면 어떤 기분이 들지 상상할 수 있을 것이다. 그렇게 되면 이른바 '모든 승무원은 갑판으로 집합'해야 해서, 다른 사안은 전부 나중에 처리할 일로 밀린다.

200년 전에 조상에게 일어났던 일 때문에 마음이 '모든 승무원은 갑판으로 집합'해야 한다면, 소화, 혈당조절, 면역 기능, 창의력, 소중한 사람의 말을 진심으로 들어주는 능력, 공감하며 반응하는 능력을 비롯한 모든 기능이 보류된다. 실제로 벌어지지도 않은 일에 대한 반응으로 말이다.

이처럼 물려받은 생사 기억에서 기억의 퇴화가 일어남을 확인할 수 있다. 이 기억들은 확인되지 않은 상태로 계속 축적된다. 그리고 언젠가는 이 기억들이 미래 세대에 더는 도움이 되지 않는 때가 온다.

이것이 실제로 어떻게 발현되는지 더 구체적으로 살펴보자.

일종의 건강염려증을 가진 내담자가 나를 찾아온 적이 있었다. 그는 늘 병을 앓거나, 그게 아니면 병을 앓을까 두려워하는 상태로 지냈다. 유행병이 돌면 뭐가 됐든 꼭 앓고 넘어갔다. 지금까지는 심각한 병에 걸린 적은 없고 그저 가벼운 감기와 바이러스에 주로 걸리는 정도였지만, 다음에는 정말로 심각한 병에 걸릴 것이라고 확신했다. 그러다보니 결근이 너무 잦아져서 직장에서도 해고됐다. 그는 이 문제가 자신의 삶을 망치고 있다고 느꼈다.

어떤 연유에서 그랬던 걸까? 면역력이 약해진 걸까? 병이 날 것이라고 믿었기 때문에 병이 난 것일까? 아마 두 질문의 답은 모두 '그렇다' 일 것이다. 그런데 진짜 중요한 질문은 어째서 그랬느냐는 것이다.

내담자들과 상담을 할 때 항상 그래왔듯이, 그에게 가족력부터 조사해보라고 말했다. 그는 친척들을 찾아가 이야기를 나눠보고서, 1800년대에 고조부가 어릴 때 160킬로미터 거리 내에 의사가 단 1명도 없는 대평원 지대에서 살았다는 이야기를 전해 들었다. 어느 날 그의 고조부인 어린 소년이 병에 걸렸다. 예전에도 병에 걸렸다가 며칠 지나면 괜찮아진 경험이 여러 차례 있었기 때문에, 특별히 걱정되지는 않았다. 소년의 병은 이번에도 곧 나아졌고, 아무런 탈 없이 지나갔다.

그런데 그로부터 몇 달 뒤에 소년의 아버지가 병에 걸렸다. 아버지가 앓았던 병은 천연두로, 병세가 나아지지 않아서 얼마 뒤 숨지고 말았다.

이를 계기로 병에 대한 어린 소년의 일차적인 믿음은 '별일 아닌 것' 에서 '만약 내가 병에 걸리면, 아빠처럼 죽을 거야'로 바뀌었다. 다시 말해서 병과 관련한 중대한 생사 기억이 생성되어, 소년의 무의식이 그 기억을 자동으로 최우선시하게 됐다.

이후부터 어린 소년은 병이 날 때마다 "엄마, 나도 아빠처럼 죽는 거야?"라고 물었을 것이다. 그럴 법도 하지 않은가? 소년의 관점에서 그럴 법하다고 해도, '병에 걸리면 죽을 것이다'라는 믿음은 잘못된 것이다. 설상가상으로 병에 걸리면 죽을 것이라는 새로운 믿음은 공포에 바탕을 두기 때문에, 몸의 스트레스 메커니즘이 활성화되어 병에 걸릴 가능성이 더더욱 커진다.

나이가 들면서 병에 몇 번 더 걸렸다가 잘 치유되면 믿음이 약간 바뀔 수도 있지만, 원천기억과 그 기억의 의미가 완전히 치유되지 않는 한 계속 유지될 것이다. 기억의 프로그램을 능동적으로 재구성하는 작업이 끝날 때까지 이 무의식적인 마음은 통제권을 쥐고 의식적인 마음의 작용을 무시해버릴 것이다. 그에게는 병에 관한 좋고 나쁜 기억(회복된 기억과 병으로 죽음에 이른 기억)이 모두 있지만, 무의식적인 마음은 과잉반응에는 신경을 쓰지 않는다. 과잉반응을 하더라도 어쨌든 그는 생존할 것이므로, 무의식적인 마음의 최우선적인 목표는 충족된다. 그래서 무의식적인 마음은 의도적으로 과잉반응한다. 과잉반응은 생사반응을 필요 이상으로 일으키는 것과 같으며, 무의식적인 마음 입장에서 그건 좋은 일이다! 미온적인 반응을 보였다가는 그가 죽을 수도 있고, 그렇게 되면 가장 중요한 명령을 어기게 될 테니 말이다.

이제 생사 기억에서 비롯된 두려움은 그의 여생 동안 이와 비슷한 모든 기억을 감염시킨다. 현재 상황은 생사 기억으로 프로그램되고, 공포의 표식이 바이러스처럼 퍼져나간다. 바이러스는 소년 자신의 경험을 통해서만이 아니라, 그의 행동과 병에 대한 주변의 반응을 바탕으로 다음 세대에도 전파된다. 소년의 기억에서 '병에 걸리는 것'이 '난 죽을 것이다'라는 의미로 잘못 프로그램됐기 때문에, 그 기억이 보호되고 우선시되어서 후대에 전달된다. 이 기억을 물려받은 후손들은 병의 실제적인 경중을 떠나서 병에 걸릴 때마다 두려움, 스트레스, 불안을 느꼈다. 새로운 세대는 그들의 아버지나 어머니의 언어적, 비언어적 반응을 보고 배워서 병을 두려워하게 됐다.

이제 5대를 걸쳐 내려와서, 나를 찾아왔던 고객이 똑같은 기본설정 프로그램을 가지고 세상에 태어났다. 그가 병에 걸리는 것에 대해 느끼는 깊은 두려움은 아버지가 병에 걸리지 않으려고 지극한 노력을 쏟고, 다른 사람이 병에 걸리면 과도하게 반응하는 것을 보고서 강화되었으며, 그의 아버지는 자신의 아버지를 보고, 또 그 아버지는 자신의 아버지를 보고 배우는 식이었다. 내 고객은 자기 자신이나 가족이 재채기라도 하면, 최악의 상황이 일어날 것이라고 걱정했다. 그래서 손을 닦고 세균을 피하는 강박증과 병에 걸리는 것에 대한 두려움과 관련된 다른 증상을 앓게 된 것이다.

이런 행동이 오늘날의 그에게 도움이 될까? 당연히 아니다! 우선, 본래 일어났던 일은 오늘날에는 거의 박멸된 질병인 천연두로 소년의 아버지가 목숨을 잃은 것이었다. 두 번째로 그는 병원에서 5분 거리에 살고 있으며, 건강보험과 현대의학의 혜택을 완전히 누릴 수 있다. 그런데도 몸이 안 좋은 느낌이 들 때마다 약 200년이나 된 위험한 기억이 되살아나고, 몸의 모든 세포에 공포 신호를 보내서 세포들이 닫히게 만들고 있다. 투쟁-도피 반응을 담당하는 뇌가 통제권을 쥐고 생존모드를 작동시켜서, 현재 순간을 즐길 수 없고, 명확하고 창의적으로 생각할 수도 없고, 가장 중요한 것들을 우선적으로 챙기지 못하게 만드는 것이다.

그러나 그는 이 두려움이 어디에서 왔는지 전혀 모르면서도 본능적으로 문제의 원인을 찾아야겠다는 욕구를 느껴서, 두려움은 그가 처한 환경에 대한 이성적 반응으로 나타나는 것이라는 시나리오를 만들어낸다! 이렇게 저렇게 하면 이러저러한 것들을 방지할 수 있다는 온갖 연구, 그리고 대수롭지 않아 보이는 병으로 죽은 사람들에 관한 온갖 뉴스를 끌어다 붙인다. 또 자신을 둘러싼 현실을 통해 자연스럽게 믿음이 형성되도록 놔두기보다는, 자기가 믿는 것을 뒷받침할 정보를 찾아다닌다. 이와 같은 식으로 무의식은 조상에게 물려받은 믿음이 정당하며 증거로 뒷받침된다고 믿게끔 속인다. 그런 기억은 그가 경험하는 모든 것을 오류가 있는 기준으로 걸러낸다!

나를 찾아왔던 고객이 기억을 새롭게 프로그래밍하려면 무엇을 해야 했을까? 첫 번째로 그가 겪는 문제의 근원인 물려받은 기억을 치유했다. 참고로 치유법은 2부에서 설명할 것이다. 일단 원천기억이 치유되면 병에 걸리는 상황을 현대적으로 해석해나갈 수 있을 터였다. 그러기 위해 나는 이런 질문부터 던졌다. "지금은 병에 걸릴 거라는 생각을 하면 기분이 어떻습니까?"

처음에 그는 이렇게 말했다. "절망적인 기분이 들어요. 무력한 느낌도 들고요. 다음번에 병이 들면 그 병으로 죽을 것만 같아요."

하지만 생사의 상황에서 벗어나 실제 현실에 더 가까운 상황에서 병을 해석하도록 바꾸는 연습을 계속해나가며, 그는 두려움을 덜 갖게 됐다.

나중에 찾아왔을 때는 이렇게 말했다. "두려움이 80분의 1로 줄었어요."

"무얼 말씀하시는 건가요?" 내가 물었다.

"오늘 여기 올 생각을 할 때까지 2주 동안 건강에 대해 전혀 생각하

기억의 퇴화 **117**

지도, 걱정하지도 않았어요. 예전에는 건강에 대해 생각하지 않고 지나간 날이 단 **하루**도 없었거든요. 그런데 갑자기 그 주제가 제 관심사에서 멀어졌어요."

"혹시 몸이 어디 안 좋거나 하지는 않습니까?" 내가 물었다. 그는 나를 찾아올 때마다 늘 어딘가가 안 좋다고 이야기했다.

잠시 가만히 생각하더니 그가 답했다. "선생님, 저 컨디션이 아주 좋아요!" 그는 이런 좋은 기분을 느꼈던 때가 마지막으로 언제였는지 생각이 안 난다고 했다.

6개월 뒤에 그가 나를 다시 찾았을 때, 건강염려증은 전혀 재발하지 않은 상태였다.

"있잖아요," 그가 말했다. "왜 오락실에 가면 큰 갈고리로 물건을 뽑는 게임기가 있잖아요. 꼭 그런 게임기로 누군가가 제가 앓았던 문제를 완전히 뽑아낸 것 같아요. 지금은 걱정이 완전히 사라졌어요."

물려받은 기억

오늘날 체험하는 명백한 공포와 직접적으로 관련된 파괴적인 조상의 경험을 모두 알아내기는 어렵다. 시간이 흐르면서 관련 역사가 사라지기도 하고, 원인이 되는 사건이 후손에 전달될 만큼 정확하지 못할 때도 있다. 그렇더라도 자신의 경험을 생각할 때는 부모, 조부모, 증조부모가 어떤 경험을 했는지를, 자기가 아는 한도 내에서 고려하자. 사건의 결과로 조상이 어떤 삶을 살았는가? 당신이 그런 경험을 하지 않았는데도 자신에게 비슷한 반응이 나타나지는 않는가? 만일 그렇다면 물려받은 기억 때문일지 모른다. 유전적으로 혹은 후천적으로, 아니면 양쪽 모두를 통해서 말이다.

이런 물려받은 기억을 기억해두자. 2부에서 각자의 원천기억을 재설계할 때 이 기억이 도움이 될 것이다. 그리고 어떤 기억이 현재 상황과 관련이 있는지를 전혀 모른다면, 그때 대처하는 방법도 앞으로 알아보게 될 것이다.

기억의 의미의 퇴화

기억의 퇴화의 마지막 부분은 기억의 해석에서 나타난다. 여러 세대에 걸쳐 모든 생사 기억이 마음에 축적되고 가용성 편향의 작용으로 삶에서 부정적인 경험이 우선시되면서, 우리는 주어진 기억에 관한 가장 부정적인 의미나 해석을 기억에 적용하는 경향이 있다.

아이스캔디 기억

늘 자신의 능력에 훨씬 못 미치는 성과를 내는 어느 남성이 나를 찾아왔다. 그는 고등학교를 수석으로 졸업하고 일류 대학에 진학해서 최우등으로 졸업했다. 졸업 직후에는 규모가 큰 마케팅 회사에 채용됐다. 재능도 있고 마케팅 분야에 열정도 있었지만, 모든 기대와 잠재력에도 불구하고 두각을 나타내지 못했다. 달성해야 할 중요한 문제라고 생각되거나 '반드시' 성공해야 한다는 생각이 들 때마다 얼어붙어서 과제를 완수하지 못하고 성공의 기회를 날려버렸다. 문제는 직장에서만이 아니라 인간관계에서도 나타났다.

나는 내담자들에게 늘 해왔듯이 우선 그의 가족사를 묻고, 어린 시절 기억 중에 또렷한 기억이 무엇인지를 생각해보라고 말했다. 그는 네 살 때쯤 뒷마당에서 아버지와 축구를 하던 기억을 꼽았다. 더할 나위 없이 완벽한 오후가 될 수도 있었던 날이었다. 골을 많이 넣고 수비도 잘하면서, 즐겁고 쾌활한 시간을 보냈다. 아버지와의 축구연습은 그가 가장 좋아하는 놀이였다.

해가 지기 시작할 무렵, 어머니가 "저녁 시간이에요!"라고 부르는 소리가 들렸다.

아버지가 말했다. "좋아, 한 골만 더 넣으면 월드컵 우승이야!"

어린 소년은 흥분에 압도됐다. 있는 힘껏 공을 찼지만, 너무 흥분한 나머지 골대를 완전히 빗나가고 말았다. 그래서 아버지가 소년에게 주려고 했던 우승컵을 줄 수 없게 됐다.

아버지는 허허 웃으면서 그를 안아 올렸다. 그를 안고 집 안으로 들어가면서 아버지는 별 의미 없이 가볍게 이렇게 말했다. "그렇게 찼다가는 한 골도 못 넣겠다! 내일 다시 연습해보자."

이 순간이 소년의 축구 실력뿐 아니라 중대한 업무를 수행하는 능력까지 망쳐놓았다고 말한다면, 어떻게 받아들이겠는가?

아마도 내 말을 믿지 않을 것이다. 아버지가 대체 무엇을 잘못했단 말인가?

물론 아무런 잘못도 하지 않았다. 그런데도 이 일은 그에게 트라우마와 거의 다름없는 사건으로 남았다. 그 경험이 치유되지 못하면 앞으로도 계속 좋은 성과를 내지 못하고, 지장이 생길 터였다.

네다섯 살에 불과한 그에게는 아버지의 진술을 논리적으로 생각할 능력이 없었다. 인간의 본성적인 부정성과 가용성 편향이 작용한 데다가 델타-세타 뇌파 상태인 어린 나이였기 때문에, 즉시 그의 마음에는 아버지와 축구를 하다가 슛이 빗나갔는데 아버지가 비웃으면서 앞으로 절대 골을 넣기 힘들겠다고 말했던 기억, 즉 '나는 실패할 것이다'라는 기억이 프로그램됐다.

그는 이 기억에 대한 자신의 해석은 '나는 앞으로 절대 축구를 잘할 수 없을 것이다'였다고 말했다. 그것은 당시의 그가 상상할 수 있는 최악의 결과였기 때문에, 삶을 완전히 망친 기분이 들었다.

나는 이런 부류의 기억을 '아이스캔디 기억'이라고 부른다. 역시 내 고객 중 하나였던 대단히 지적이고 유능한 어느 여성의 사례에서 딴 이름이다. 그녀도 직장에서 뛰어난 성과를 올리지 못했다. 상담을 통해 이 모든 것이 그녀가 아주 어릴 때 어머니가 언니에게는 아이스캔디를 주고 그녀에게는 안 주었던 기억에서 비롯됐다는 사실을 알게 됐다. 어머니는 이렇게 말했다. "언니는 점심을 다 먹었잖니. 너도 점심을 다 먹으면 아이스캔디를 먹을 수 있어."

어린아이였던 그녀는 이 사건을 다음과 같이 해석했다. '엄마는 나보다 언니를 더 사랑해서, 나한테는 안 주고 언니한테만 아이스캔디를 줬어. 엄마가 나를 사랑하지 않는다는 건 내게 뭔가 문제가 있다는 뜻이야. 그래서 다른 사람들과 함께 있을 때, 그들이 내게 문제가 있다는 걸 알아채고 나를 사랑하지 않게 될 거야.'

하지만 상담을 하며 기억을 치유하고부터는 직장에서 즉시 두각을 나타냈다.

다른 상담사와 정신과 의사들은 그녀가 직장에서 어려움을 겪는 근원이 아이스캔디 기억 때문이라고는 믿지 않을 것이라고 나는 가히 장담할 수 있다. 다들 억제된 기억이나 교과서적인 '명백한' 트라우마가 있지는 않은지부터 찾을 것이다. 그러나 원인은 내가 말한 바로 그 기억이었다. 우리의 정체성을 형성하는 기억은 꼭 그렇게까지 격심한 트라우마가 아닐 수도 있다. 스스로도 결코 이해하지 못하는 이유로 막대한 영향력을 갖게 된 경험이 각자의 정체성을 형성하기도 한다. 아이스캔디 기억은 삶의 방향을 바꿀 수도 있다. 내 고객이 그랬던 것처럼 그 기억을 스스로 뿌리 뽑아낼 때까지 말이다.

어린 소년에게는 그 뒤에 어떤 일이 일어났을까? 아버지와의 기억은 축구연습이나 경기를 할 때마다 그때의 경험을 통해서 보는 렌즈가 됐다. 이후 그저 축구를 할 때뿐만이 아니라 부담감이 큰 모든 상황, 누군가에게 놀림을 받는 상황, 다른 운동을 할 때 등 비슷한 경험을 할 때마다 코르티솔과 아드레날린이 다량으로 방출됐다. '앞으로 절대 축구를 잘할 수 없을 것이다'라는 믿음은 그가 바라보는 관점을 지배했다. 어린 시절의 경험이 앞으로 축구를 잘하기는 힘들다는 사실을 의미하지는 않았지만, 이로 인해 축구를 잘하기가 훨씬 힘들어졌다. 나이가 들면서 그 믿음은 수행하는 모든 분야에 적용됐다. 그는 자신의 전문

분야에 재능이 있었지만, 일에서 성공하기가 매우 힘들었다.

운동선수를 포함해 각 분야에서 뛰어난 성과를 내는 사람들은 스트레스가 있으면 더 예리해지고, 일이나 경기를 시작하기 전에 약간의 스트레스를 느끼는 것에는 아무런 문제가 없다고 믿는 경우가 많다. 만일 단기간이라면 실제로 그럴지도 모른다. 생사 반응이 나타나서 코르티솔과 아드레날린이 분비되면 단기적으로 쓸 수 있는 연료가 근육에 넘쳐난다. 하지만 10분 정도가 지나면 코르티솔이 급격히 감소하면서, 처음보다 훨씬 더 피곤해진다.

스트레스는 근육의 원활한 움직임을 억제한다. 스트레스를 받은 근육은 경직되는데, 경직된 근육은 기능을 잘 수행하지 못한다. 올림픽 대회에 출전한 수영선수나 육상선수들이 경기가 시작되기 전에 몸을 '터는' 것도 그 이유에서다. 나와 친구들은 테니스를 할 때 나타나는 이와 같은 현상을 '쇠 팔꿈치iron elbow'라고 부르기도 했다. 경기가 다가오면 승리에 대한 열정이 패배에 대한 두려움으로 바뀐다. 그러면 팔꿈치가 경직되어 평소와 같은 스윙이 안 나온다. 그래서 공이 네트에 걸리거나 코트 라인 1~2미터 밖으로 벗어나기 일쑤다.

지금껏 슈퍼볼 경기를 볼 때마다, 경기 해설자들은 항상 어느 팀이 긴장을 풀 수 있느냐가 승부를 가를 것이라고 말해왔다. 또 어떤 선수나 팀이 실수를 하면 너무 긴장했다거나 경직되어 있다고 흔히 평한다.

이 현상은 스포츠에서 잘 알려진 원칙이다. 결정적인 순간이 되면 어떤 선수들은 더 강해지고 경기력이 향상되지만 어떤 선수들은 골대를 맞추지조차 못한다. 이 모든 것은 **실패할까봐 두려워하느냐** 아니면 기대하며 신나게 슛을 날리느냐에 달려 있다. 그리고 이 모든 것은 결정적인 순간의 원천기억에 어떤 분류명이 붙었느냐에 달려 있다.

스트레스에 이른바 에너지 증진의 긍정적인 효과가 있다고들 생각하지만, 실제로는 스트레스가 없을 때 분비되는 긍정적인 호르몬에 훨씬 큰 에너지 증진 효과가 있으며 그때는 부정적인 영향이 전혀 나타나지 않는다.

스트레스가 뛰어난 성과를 올리지 못하게 만드는 것은 바로 이런 이유 때문이다. 스포츠에서뿐만 아니라 보고서를 쓸 때, 연극 공연을 할 때, 중요한 대화를 나눌 때를 비롯한 거의 모든 상황에서도 마찬가지다. 스트레스를 받지 않고 편안하고 안정된 상태에 있을 때 최고의 성과를 낼 수 있다. 편안한 상태인지 스트레스를 받는지를 결정하는 요인은 무엇일까? 바로 원천기억의 분류명이다. 즉 두려움에 기반한 기억인지 아니면 사랑에 기반한 기억인지에 달려 있다.

앞의 사례에서 소개한 남성은 내 도움을 받으면서 기억을 치유했고, 기억을 치유하자마자 직장에서 자신의 아이디어를 적극적으로 추진할 수 있었다. 그로부터 2년 뒤에 그는 회사에서 아주 높은 직급으로 승진하고 급여도 훨씬 많아졌다는 소식을 알려왔다. 원천기억을 치유함으로써, 스트레스 없이 일을 편히 수행할 수 있었다. 뛰어난 역량을 갖추고 있던 그는 능력에 걸맞게 직업적인 잠재력을 최대한 발휘하며 지내고 있다.

사람들 앞에서 이야기하는 것이 두려운가?

어렸을 때 나는 노래 부르는 것을 좋아했다. 가장 좋아하던 곡은 컨트리 음악계의 스타인 로저 밀러Roger Miller의 노래였다. 당시 인기 가수였던 로저는 가요 순위 1위에 오른 노래가 여러 곡 있었고, 나중에 브로드웨이 뮤지컬 〈빅 리버Big River〉 음악을 작곡해서 토니상을 받기도 했다. 나는 그의 노래 중에 '킹 오브 더 로드King of the Road'와 '캔자스 시티 스타Kansas City Star' 두 곡을 특히 즐겨 불렀다.

사람들의 반응이 괜찮았던 터라, 자주 사람들 앞에서 노래를 불렀다. 어느 날에는 카우보이 모자를 쓰고 노래를 불렀다. 그러다 어느 날은 카우보이 부츠를 신고 노래를 불렀다. 사람들은 내가 노래의 세세한 음조를 잘 살려낸 것을 귀엽게 생각하는 듯했다. 그러다가 반 아이들 앞에서 노래를 부르게 됐고, 다음에는 조회 시간에 전교생 앞에서 노래를 부르고, 지역 학교들이 전부 모인 자리에서도 노래를 불렀다. 그렇게 점점 무대가 커지더니, 결국에는 당시 토요일 아침 아동 텔레비전 프로그램으로는 가장 유명했던 〈보조 쇼The Bozo Show〉에서 생방송으로 노래를 부르게 됐다. 사람들은 나를 두고 "이 아이는 셜리 템플(Shirley Temple, 미국에서 1930년대에 가장 유명했던 아역 배우-옮긴이) 못지않게 유명해질 거야" 같은 이야기를 했다.

토요일 아침에 방송국에 갔다. 사람들이 가득한 큰 홀에서는 〈보조 쇼〉 방송 준비가 한창이었다. 사람들은 나를 그곳이 아닌 어느 방으로 데리고 가더니 문을 닫았다. 그래서 방송이 어떻게 진행되는지 볼 수도, 들을 수도 없었다. 방 안에는 나, 카메라 한 대, 그리고 카메라맨

한 사람뿐이었다. 내 기억으로는 방송국 사람들이 아무런 설명도 해주지 않고 그저 노래 부를 시간이 될 때까지 거기 서 있으라고만 말했다. 그날 부를 노래는 '캔자스 시티 스타'였다.

살면서 당연히 그런 상황을 경험한 적이 없었기 때문에, 나는 그냥 가만히 서 있기만 했다. 그러다 카메라에 불이 들어오고, 카메라맨이 아무 말도 없이 내게 손짓을 했다.

어찌하면 좋을지 알 수가 없었다. 그래서 노래를 시작하지 않았다. 아무것도 안 하고 있었다. 무슨 일이 벌어지는지 도무지 이해할 수 없었기 때문이다. 그러자 카메라맨이 다시 한 번 손짓을 했다. 하지만 나는 그것이 무슨 뜻인지 전혀 몰랐다. 그는 세 번째로 손짓을 했다. 여전히 나는 무슨 영문인지 몰라 가만히 있었다. 마침내 카메라의 불이 꺼지고, 사람들이 말했다. "고맙다. 이젠 집에 가도 돼." 이제는 정말로 어리둥절해졌다. 난 노래를 전혀 부르지 않았기 때문이다.

월요일에 학교에 갔을 때 어떤 일이 벌어졌을지 아마 상상할 수 있을 것이다. 내가 〈보조 쇼〉에 출연한다는 사실을 모두 알고 있었다. 그래서 다들 노래하는 모습을 보려고 텔레비전 앞에 앉아 기다렸다. 그런데 사람들이 본 것은 생방송 프로그램에서 내가 입을 벌리고 멍하니 서 있었던 것이 전부였다.

그로부터 1년 가까이 끊임없이 놀림에 시달렸다. "야, 알렉스, 노래 불러줘. 네가 차세대의 셜리 템플이라면서, 맞지? 춤춰봐, 이 멍청아!"

여러 차례 요청이 있었지만, 그 뒤로는 사람들 앞에서 절대 노래를 부르지 않았다. 난 다짐했다. '두 번 다시 사람들 앞에서 노래 안 할 거야. 절대로.' 그 무렵부터 나는 노래 부르기를 완전히 중단했다.

몇 년이 지나서 열네 살쯤 됐을 때, 내가 포함된 그룹이 사람들 앞에서 발표를 해야 할 일이 있었다. 우리는 각자 한 가지 주제에 대해 약 7분씩 발표를 하기로 되어 있었다. 나는 발표날이 될 때까지 이 일을 별로 생각해보지 않았다. 분명 그에 대해서 걱정은 하지 않았다.

그런데 연단에 섰을 때 마치 심장마비가 오는 기분이었다. 다리 힘이 풀리고 입이 너무 바짝 말라서, 뭔가를 말하려고 했더라도 아마 한마디도 하지 못했을 것이다. 식은땀이 쏟아져 옷이 푹 젖었다. 당시 그 상황이 〈보조 쇼〉에서의 경험과 관련이 있으리라는 생각은 털끝만큼도 하지 못했다. 무대에 섰을 때 자율신경계는 이렇게 지시했다. '**절대 안 돼, 여길 빨리 벗어나. 어떻게 감히 이런 걸 또 하려고 시도하다니.**'

살면서 그와 같은 기분을 느낀 건 처음이었다. 이런 생각이 들었다. '**대체 무슨 일이 일어난 거지? 여기서 그야말로 진짜 죽게 되는 건가?**'

지금은 물론 늘 사람들 앞에서 강연해도 이런 생각이 들지 않는다. 그러나 만일 내가 〈보조 쇼〉에서의 기억을 치유하지 못했다면 절대 그럴 수 없었을 것이다.

많은 사람 앞에서 이야기하는 것이 이 세상 최대의 두려움이라는 사실은 연구로 입증됐다. 최소한 의식적인 마음만 놓고 봤을 때는, 우리는 이런 두려움을 죽음에 대한 두려움보다도 더 흔히 경험한다. 대부분의 사람들은 프로그래밍에 오류가 있어서, 사람들 앞에서 말하는 것이 육체의 죽음을 초래할 것이라고 자신의 마음에 이야기한다. 물론 그 누구도 사람들 앞에서 이야기하는 것이 정말로 자신을 죽일 것이라고는 말하지 않는다. 그렇지만 실제로 많은 이들이 정말로 죽을 것만 같은 기분을 느낀다.

우리는 본래 목숨을 잃을 위험 상황이 아닌 이상 그런 종류의 두려움을 경험하지는 않게 만들어졌다. 사람들 앞에서 말하는 것은 전혀 두려워할 게 없는 일인데도 기억의 퇴화 때문에 지구상에서 가장 두려운 일이 됐다. 자신에게 잘 안 맞으면 대중들 앞에 서는 자리를 아예 피하는 것이 좋다는 말은 물론 아니다. 그러나 어찌 됐든 그것 때문에 생사 반응이 촉발되어서는 안 될 일이다!

사람들 앞에서 말하는 것이 두렵다면, 2부를 읽으면서 그와 관련한 부분을 반드시 작업해야 한다. 원천기억을 찾아서 치유하면 두려움이 저절로 사라질 것이다. 그렇게 되면 아무 거리낌 없이 무대에 올라가서 하려는 말을 전달하고, 자리로 돌아갈 수 있다. 그리고 이렇게 생각할 것이다. '내가 중요하게 생각하는 무언가를 다른 사람들과 나눌 기회가 있어서 참 기쁘다. 혹시 사람들이 마음에 안 들어하더라도 그럼 뭐 어때?'

정체성과 안전의 문제와 관련 있는 물려받은 트라우마 기억

아버지가 천연두로 목숨을 잃은 사건에 충격을 받은 어린 소년이 그 사건을 왜곡되게 해석했던 사례를 앞에서 알아보았다. 이 사례를 통해 가까운 누군가가 죽는 것을 목격한 아이들이 어떻게 그 기억을 생사와 관련된 사안으로 분류하게 되는지를 이해할 수 있다. 그런데 생사 기억은 생사의 문제와 전혀 관련이 없는 상황에서도 형성될 수 있다. 이

장 초반에서 소개했던 내 사례를 다시 생각해보자. 나는 '집을 잃으면 죽을 거야'라는 우리 어머니의 기억을 물려받았다. 물론 어머니가 집을 잃었다고 목숨을 잃은 것은 아니다. 그런데 육체적인 안전 외에도 위험한 상황으로 분류될 수 있는 기억이 최소한 두 가지는 있다. 하나는 우리 **정체성**을 위협하는 것, 즉 우리가 스스로를 좋게 보는지 나쁘게 보는지 여부이다. 다른 하나는 안전을 위협하는 것, 즉 신체적, 감정적으로 안전하다고 느끼는지, 그리고 삶이 괜찮은지 안 괜찮은지 여부이다. 집을 잃은 사건은 어머니의 정체성과 안전감에 깊은 영향을 끼쳤다.

이런 기억에 생사의 분류명이 붙으면 그 즉시 생사 반응(투쟁-도피-동결)이 작동된다. 이때 분비되는 화학물질과 반응은 우리가 맞서 싸우거나, 최대한 빨리 도망가거나, 얼어붙은 듯 가만히 있게 만들기 위해 계획된 것이다. 그런데 정체성이나 안전에 위협을 느끼는 상황에서 이보다 더 나쁜 반응은 없을 것이다! 왜 그럴까? 정체성과 안전감(수용이나 거부에 바탕을 둔)에는 건강한 관계가 결정적으로 작용하기 때문이다. 1장에서 논의했듯이 우리는 두려움이 아닌 사랑을 바탕으로 관계를 맺도록 설계되어 있다. 이에 대해서는 다음 장에서도 더 논의할 것이다.

다니엘 G. 에이멘Daniel G. Amen은 저서 《그것은 뇌다Change Your Brain, Change Your Life》에서 이렇게 말한다. "우리 뇌는 어떤 특정한 사건을 기억할 때마다, 맨 처음에 방출됐던 것과 비슷한 화학물질을 방출한다."

즉 우리 기억 대부분이 **무의식적으로** 일어난다는 것이다.

나는 이런 영향을 고객들에게서 거듭 목격했다. 예컨대 심각한 건강 문제(만성피로와 섬유근육통)와 사람들과의 관계에서 신뢰 때문에 큰 문제를 겪는 어느 젊은 여성이 있었다. 그녀는 완벽주의자이며 남을 쉽게 신뢰하지 못했다. 누군가가 그녀를 실망하게 만들면 그것으로 끝이지, 무슨 일이 있어도 그 사람을 다시는 신뢰하지 않았다. 아주 사소한 문제로 일이 벌어지는 경우가 대부분이었는데도 말이다. 사랑하면서도 신뢰를 안 하거나, 실수를 전혀 안 하고 최고의 성과를 내기는 지극히 힘들다. 그녀는 그런 자기 자신이 싫었지만 달라질 수가 없었다. 그녀의 어머니와 할머니도 비슷한 문제를 겪고 있다는 걸 알았다.

늘 그러하듯이 나는 그녀의 가족사와 어린 시절의 가장 생생한 기억에 대해 질문했다. 질문의 답을 찾기 위해 그녀는 어머니와 할머니에게 가족사에 대해 더 자세히 물었고, 남북 전쟁 때 4대 위 할머니의 집이 적군에게 공격당했다는 사실을 알게 됐다. 적군은 그녀를 강간하고 그녀 앞에서 남편과 아이들을 죽인 뒤 집을 불태웠다. 누가 됐든 그런 일을 겪고 나면 사람을 신뢰하기 힘들어질 것이다. 문제는 그녀의 4대손이 신뢰 관계를 쌓으려 할 때 그녀가 느꼈던 것과 똑같은 두려움을 여전히 느낀다는 사실이었다. 4대손인 내 고객은 현재 상황에서 관계를 두려워할 이유가 없었다. 그녀는 자신의 가족사를 깊이 있게 조사할 때까지는 이 사건에 대해 알지 못했다. 이번에도 사건 자체가 문제가 되는 건 아니었다. 그저 물려받은 기억이 '사람들이 나를 강간하고, 남편과 아이들을 죽이고, 내 집을 불태웠으니, 남들을 믿으면 내가 죽게 될 거야'라고 말하고 있었다는 것이 문제였다. **그 기억이 그녀의 삶을 망치고 있었다.**

좋은 소식은, 그 고객이 자기 문제의 근원을 이해한 뒤에 2부에서 소개할 방법을 적용해서 기억을 치유할 수 있었다는 사실이다. 그러면서 그녀의 건강 문제도 몇 달 뒤 완전히 해소됐다.

문제는 결코 문제가 아니다

난생처음 경험하는 이상한 전화를 받았다. "여보세요"라고 말하자, 상대방이 대뜸 이렇게 말하는 소리가 들렸다. "안녕하세요, 제 이름은 레이첼이에요. 그리고 전 당신과 이야기를 나누고 싶지 않아요."

어쩐지 신기하고 재밌다는 생각이 들었다. 너무 이상했기 때문이다. 마음속으로 이렇게 생각했다. '그 말을 하려고 전화 주셔서 감사합니다. 덕분에 의미 깊은 하루가 됐네요.'

그런데 실제로 내가 했던 말은 이런 것이었다. "네, 좋습니다…. 뭘 도와드릴까요?"

"삶을 하직하기 전에 당신과 이야기해보겠다고 가장 친한 친구와 약속했어요. 이 통화가 제 인생의 마지막이에요." 그 말에 정신이 번쩍 났다!

"유감이네요." 내가 말했다. "무슨 일 때문에 그러는지 말씀해주실 수 있으세요?"

"3년 동안 헤로인, 코카인, 필로폰까지 온갖 약물과 술에 중독돼서 살았어요. 3년 동안 남편과 별거 중이고요. 3년 동안 제 아이들은 저와 아무것도 같이 하고 싶어 하지 않았어요. 그리고 그 3년 동안 아무나 만나서 의미 없는 섹스를 해왔죠." 그녀는 원래 몸무게가 55킬로그램

가까이 됐지만, 이제는 36킬로그램밖에 안 나간다고 했다. 상담과 치료도 받았고 모든 방법을 시도해봤지만, 이제는 막다른 지점에 다다랐다고 덧붙였다.

내가 특출하게 영특한 사람이어서가 아니라 그녀가 말을 꺼낼 때마다 '3년 동안'이라고 이야기하는 것을 보고, 쉽게 감을 잡을 수 있었다.

"3년 전에 무슨 일이 있었습니까?" 내가 물었다.

"강간당했어요." 자기 집에서 끔찍하고, 잔인하게 당했다고 했다.

"저런, 얼마나 힘드셨습니까. 그 일을 떠올리면 어떤 생각과 느낌이 드는지 말씀해주실 수 있으세요?"

그녀는 마치 주머니에서 목록을 꺼내 줄줄 읽어 내려가는 것 같았다. 단 1초도 생각할 필요가 없는 듯했다.

"사람이 아니라 고깃덩어리가 된 것 같은 기분이에요. 절대 씻어낼 수 없을 정도로 더러워져서 다시는 깨끗해지지 못할 것 같아요. 경찰서에 있는데도 안심할 수가 없었어요. 군중 속에 있으면서도 완전히 혼자인 것처럼 느껴지기도 했고요. 남편이나 다른 모든 남자들이 저를 다시 매력적인 여자로 봐주지 않을 것 같은 기분이에요. 어찌 됐든 제 잘못인 것만 같아요."

"이렇게 말씀해주셔서 감사합니다. 한 가지 여쭈어보고 싶네요. 지금 하신 말씀 중에 어떤 것이 **사실**이지요?"

잠시 아무런 말이 없었다. "글쎄요. 이성적으로는 제가 했던 말 중에 그 어떤 것도 사실이 아니라는 걸 저도 알아요. 하지만 그런 기분은 매일 하루 24시간 제가 경험하는 현실이고, 거기서 벗어날 수 없어요.

제게 드는 느낌은 그것뿐이에요. 그런 느낌을 절대 없앨 수가 없어요. 이제 더는 못 견딜 것 같아요."

그녀의 마음을 부정적인 환경에서 더 긍정적인 환경으로 만들어야 한다는 걸 알았다. 그러기 위해서는 우선 의식적인 마음을 건너뛰는 것이 최선이라고 믿었다. 그래서 힐링 코드와 책 후반부에서 다룰 에너지 치유 도구 몇 가지를 설명했다.

그녀는 어리석은 방법처럼 들린다고 말했다.

"강간당했던 기억에 대해서는 생각하지 마세요." 내가 말했다. "제가 이야기하는 에너지 치유 도구를 사용하면서, 긴장을 풀고 편히 있기만 하면 됩니다. 기억이 바뀌면, 자각할 수 있을 겁니다. 그럴 때는 저한테 바로 전화 주세요. 결과와 관계없이 다음 주에는 무조건 전화 주시고요."

그녀는 비꼬는 듯한 말을 남기고 전화를 끊었다.

일주일 뒤에 전화가 울렸다.

"안녕하세요, 로이드 박사님. 말씀하셨던 건 지난주에 조금 해봤어요. 역시, 효과가 없을 줄 알았어요. 더 이상은 됐다고 말씀드리려고 전화했어요."

그녀가 내 말에 따르리라 기대하지는 않았지만, 그래도 시간을 조금 더 갖고 시도해보라고 간청했다.

일주일 뒤에 다시 전화가 왔다.

"안녕하세요, 로이드 박사님. 말씀하신 방법을 지금껏 해봤어요. 그걸 왜 했는지는 모르겠지만요. 아무튼 효과가 없었어요. 그건 그렇고 지금까지 박사님께 예의 바르게 대하지 못했던 것 같아서, 죄송하다는 말씀을 드리고 싶네요."

그 말에 나는 정말로 바짝 긴장했다. 자살을 시도할 때가 가까워지면 잘못했던 일을 바로잡고 싶은 마음이 흔히 든다는 걸 알기 때문이었다.

"전 이제 됐어요. 애써주셔서 감사했습니다."

나는 조금만 더 시간을 두고 해보라고 애원하듯 설득했다.

그로부터 4일 뒤, 전화벨이 울렸다. 전화를 받으니 수화기 너머로 흐느끼는 소리가 들렸다. 그녀였다. 그녀는 말을 하지 못했다. 말을 해보려고 애썼지만 할 수 없는 듯했다. 그저 숨을 힘들게 들이쉬면서 흐느껴 울기만 할 뿐이었다.

마침내 그녀가 말했다. "변했어요. 정말로, 변했어요." 그러면서 여전히 울었다.

"그러니까 저한테 하시려는 말씀이, 강간에 대한 기억이 바뀌었다는 걸 말하는 거지요?" 내가 물었다.

"힐링 코드를 하고 있었어요. 선생님 욕을 하면서요." 그녀는 실제로 이렇게 말했다.

"저는 강간에 대해서는 생각을 안 했어요. 그런데 불현듯 강간에 대한 기억이 제 얼굴에서 3차원 입체영상으로 그려지고 소리가 아주 높아지더라고요. 도저히 시선을 다른 데로 돌릴 수가 없었어요.

처음으로 저를 강간했던 남자의 눈을 쳐다봤어요. 대체 어떤 큰 고통을 받았기에 그런 행동을 할 수 있었을까라는 생각이 들었지요.

전 강간했던 그 남자를 용서하고, 연민과 동정심을 느꼈어요. 말 그대로 모든 것이 제게서 떠나는 기분이었어요. 모든 증오, 분노, 격노가 사라지는 것이 느껴졌어요. 짐을 벗어던지고, 다시 제가 된 것 같은 기분이 들었어요."

그녀는 술과 마약을 그 즉시 끊었다. 금단 현상은 전혀 없었다. 6개월 동안 체중이 10킬로그램 늘어서, 건강한 몸무게에 가까워졌다. 남편과 아이들과도 화해하고, 이후로 행복하고 건강하게 지내고 있다.

그것이 12년 전의 일이다. 바로 3주 전에 그녀를 만났는데, 귀가 입게 걸리도록 밝게 웃으며 할리데이비슨Harley-Davidson 모터사이클을 타고 있었다. 모터사이클은 그녀가 가장 좋아하는 취미활동이다.

여기서 잠깐 충격적인, 어쩌면 불쾌할 수도 있는 이야기를 꺼내려고 하는데 인내심 있게 들어주었으면 한다. 그녀의 문제는 결코 강간이 아니었다. 그렇다고 강간 사건이 **아무** 문제가 되지 않는다는 말을 하려는 것이 아니다. 당연히 그것은 문제가 되는 사건이었다. 그러나 **실제적인** 문제는 사건과 관련한 그녀의 믿음에 있었다. 강간이 야기한 기억은 거짓말로 가득했다. 그녀는 '나는 사람이 아니라 고깃덩어리인 것 같고, 아무리 닦아도 씻어낼 수 없을 정도로 더러워졌고, 내 잘못이고, 다시는 안전해질 수 없다'고 느낀다고 말했지만 이는 사실이 아니었다. 첫 전화 통화에서도 그녀는 자신의 말에 거짓이 가득하다는 것을 알고 있었다. 이성적으로는 자신의 말이 사실이 아니라는 것을 안다고 내게 말했다. '실제적인 문제'는 강간이 아니라 사건 이후에 의기소침해지고, 자신을 비하하고, '강간당했으니 나는 이제 고깃덩어리이다' 같은 해로운 거짓말을 믿게 됐다는 데 있었다.

그녀는 강간을 당했기 때문에 중독자가 되거나 자살하려는 마음을 먹었던 것이 아니다. 비록 모든 상담사와 의사들이 그렇다고 이야기하겠지만 말이다. 그녀가 약물에 중독되고 자살을 생각했던 이유는 강간당한 사건이 정체성에 대한 잘못된 믿음을 만들었고, 그 믿음이 매일 하루 24시간 동안 두려움-공포-위험의 신호를 시상하부에 보냈기 때문이다.

우리 마음은 과거와 현재와 미래를 구분하지 않는다. 모든 것을 지금 일어나는 현재시제의 현실로 취급한다. 그래서 그녀는 하루도 빠짐없이 매 시간마다 강간을 당했고, 그녀가 '그러므로 이렇게 됐다'고 생각했던 상황이 따라다녔다. 3년을 이와 같이 보내고서, 더는 견딜 수가 없었다.

그런 기억이 치유되면 강간을 당했던 사건 자체가 사라지거나 아니면 사건을 이제는 기억할 수 없게 된다는 뜻일까? 당연히 아니다! 그녀는 자신이 강간당했다는 것을 여전히 인식한다. 기억의 그 부분은 전혀 바뀌지 않았다. 기억에서 바뀐 부분은 그녀의 해석, 즉 강간이 **자신의 잘못이라고 믿는 그릇된 생각**이다. 이제 그녀의 기억에는 자신이 나쁘거나, 더럽거나, 비인간적이라는 믿음이 존재하지 않으며, 시상하부에 두려움의 신호가 전달되지 않는다. 3년 동안의 고생 끝에, 과거에 끔찍한 일이 자신에게 벌어졌지만, 자신은 좋은 대우를 받을 만한 괜찮은 사람이라는 사실을 마침내 믿게 됐다.

그녀의 경우 그런 거짓말은 평화로 바뀌었다. 그녀는 자기 자신과 자신을 공격했던 남자를 모두 용서하고 측은히 여겼다. 연민의 마음을 품었다. 실제로 그녀는 그 남자의 입장이 되어보고, 그가 겪은 고통을 자신이 겪었다면 아마 자기도 끔찍한 일을 저질렀을지 모른다고 말했다. 그 마음을 무엇이라고 부르는지 아는가? 바로 가장 고차원적인 사랑이다. 우리는 다른 사람의 고통을 정말로 느끼는 그런 감정을 공감이라고 부른다.

기억이 치유된 뒤에 나는 그녀에게 물었다. "그를 이런 식으로 생각해본 적이 있었습니까?"

그녀가 대답했다. "3년 동안 그 사람이 떠오를 때 드는 유일한 생각은 총을 구해다가 머리통을 날려주고 싶다는 생각뿐이었어요."

앞에서 심리적 적응에 관한 내용과 인체에는 사실상 어떤 종류의 고난에서든 회복할 능력이 갖춰져 있다는 내용을 언급했다. 마음이 과잉반응하고 기억에 잘못된 의미를 부여할 때 어째서 심리적 적응이 작용하지 않는지 궁금하다는 생각이 들지도 모른다. 왜 심리적 적응이 그녀에게 작용하지 않은 걸까?

모든 기억에 부정성 10에서 긍정성 10까지의 등급이 있다면, 나는 모든 사람의 마음에도 개별적인 문턱이 있어서, 심리적 적응으로는 극복하기 힘들 정도로 부정적 등급이 높아지는 경우가 있다고 본다. 예컨대 이 고객의 전반적인 마음 상태의 비율은 부정성 9 정도였으며, 그것은 그녀의 개인적인 한계를 넘어서는 것이었기에 심리적 적응이 한계를 극복할 수 없었다. 12년 동안 우울증을 앓았던 아내 호프의 경우도 마찬가지다.

내면의 환경이 너무 부정적이어서 그들의 삶을 개선할 방법이 아무것도 없어 보이는 사람들은 무슨 방법으로든 도울 수 있을까? 어떻게든 부정적인 비율을 조금이라도 더 긍정적으로 만들어야 한다. 그래야 심리적 적응이 시작될 수 있다.

결과: 기본 프로그래밍의 퇴화

당신은 어떤가? 삶에서 어떤 특정한 일에 부정적인 감정을 느끼는가? 그런 감정은 기억의 퇴화의 결과로 나타나는 것일지도 모른다. 다음 연습을 통해 확인해보자.

기억의 퇴화 증상 인식하기

스트레스, 두려움, 분노, 수치심, 죄책감, 무관용, 좌절, 짜증, 슬픔, 극심한 공포 같은 부정적인 감정을 불러일으키는 모든 것을 나열해보자. 자신의 삶, 생각, 마음을 들여다볼 때, 현재 어떤 것에 부정적인 감정을 느끼는가?

그런 다음 나열한 항목들 각각에 대해 자문한다. 이것들에 지금과 같은 감정을 느끼는 이유는 무엇인가? 예를 들어 부인에게 짜증이 난다고 적었을 수도 있다. 부인이 어째서 당신을 짜증나게 만드는가? 이유를 생각해 보자. 가령 쓰레기통이 가득 차서 넘치더라도 당신이 치워주기를 기대하고 내버려두기 때문일 수도 있다. 이유를 목록과 함께 적어둔다.

해봤는가? 그럼 이제 자세히 알아보자.

이 연습에는 일종의 속임수가 포함되어 있다. 인생에서 학대를 경험했거나 진짜 재난을 당했던 것이 아니라면, 부정적인 기분이 느껴진다고 꼽은 모든 상황의 진정한 이유는 지금껏 논의했던 기억의 퇴화와 아이스캔디 기억, 무의식과 관련이 있을 공산이 크다.

어쩔 줄 모르는 기분이 드는 이유는 바로 그 때문이다. 그래서 이토록 늘 피곤한 것이다. 그렇기 때문에 이토록 자주 스트레스를 받는 것이다. 우리는 본래 인간이 설계된 대로 살아간다면 대처할 필요가 없었을 모든 것들에 대처하느라 갖은 애를 쓰고 있다. 인간은 진짜로 위험한 상황에 직면했을 때만 투쟁-도피 반응이 작용하도록 설계됐다. 하지만 우리 기억에 오류가 있어서, 정확하지 않거나 알 수 없는 이유로 내면의 화재경보장치가 끊임없이 울려댄다.

들어가는 글에서 누수로 바닥에 물이 고이는 비유를 들었다. 수도관이 새더라도 누수가 시작된 지 며칠 안 됐다면 문제가 그렇게까지 심각하지는 않을 것이다. 열심히 노력하고 도움을 좀 얻으면 바닥에 고인 물을 대부분 깨끗이 치울 수 있다. 하지만 10년이 지나도록 누수가 계속됐다면, 마룻바닥이 썩고 곰팡이가 생겨서 가족들이 병이 들지 모른다. 그러다 마침내 건설업자가 와서 보고 집의 가치를 잃었다거나 완전히 못 쓰게 됐다고 말하면, 모든 것을 잃게 된다.

우리 중 그 누구도 백지 상태로 이 세상의 삶을 시작하지는 않는다. 모두 조상으로부터 이로운 것들을 어느 정도 물려받는다. 그러나 역사의 현시점에서는 대다수가 조상에게 받은 나쁜 것들에서 상당한 영향을 받고 있다. 즉 다들 두려움에 기초한 프로그램과 믿음을 물려받았는데, 그 대부분은 우리에게 도움이 안 된다. 가장 강력하고 기본적인 프로그램이 우리에게 거짓말을 하고 있다. 우리가 실제라고 생각하는 것은 사실 전혀 실제가 아니다.

물론 사람들이 조상의 트라우마 기억을 모두 알지는 못하며, 부모에게 배운 것을 그 이유로 일일이 들먹일 수도 없다. 다행히 나는 물려받은 기억이 어떤 것인지를 알지 못해도 그런 기억을 바꾸어서 삶을 진정하게 바라보고 사랑의 상태가 될 수 있음을 알게 됐다. 당신도 그럴 수 있다.

그런데 이 원천기억을 치유하기 전에, 그와 같은 오류가 애초에 왜 발생했는지에 관해 조금 더 알아보는 작업이 필요하다. 이런 기억의 퇴화는 시작에 불과하기 때문이다. 그 안에는 우리가 가지고 태어난 **기본설정**default만 포함되어 있을 뿐이고, 이 세상에 태어난 뒤에 삶의 경험과 상상을 통해 각자의 기억을 덧붙이기 시작한다. 기본설정은 눈에 보이는 거의 모든 것이 우리를 죽일 것이라는 잘못된 이야기를 주입하는데, 우리는 모든 경험과 상상을 그런 기본설정 프로그램을 통해 해석해나간다!

다시 말하지만, 당신을 가장 짜증나게 만드는 일이 당신을 실제로 죽일 것이라는 사실을 믿느냐고 누군가가 질문한다면, 당신은 거의 틀림없이 '아니요'라며 단호히 대답할 것이다. 하지만 실제로 당신은 여전히 그런 일이 당신을 죽일 것 같은 **기분을 느낀다**. 단지 그런 느낌에 너무 익숙해져서 정상처럼 받아들이는 것뿐이다.

우리가 조상들의 기억의 렌즈를 통해 삶을 들여다보면서 자기 자신의 기억을 과장된 기억으로 만들기 시작하면 어떤 일이 벌어질까? 그것이 바로 다음 장에서 다룰 내용이다.

CHAPTER 04 두 가지 법칙

6~12세 사이에 우리는 삶에서 가장 중요한 결정을 한 가지 내린다. 거의 모든 사람이 이 결정을 혼자 내려야 하며, 아무도 그에 대한 경고, 준비할 기회, 조언을 얻지 못한다. 그리고 대체로 그런 결정을 내렸다는 걸 전혀 인식하지 못하거나 설사 인식하더라도 한참이 지난 뒤에야 알아차린다.

그런데 기억의 퇴화 때문에, 거의 모든 사람이 무의식적으로 잘못된 선택을 내리게 된다.

나 역시 그랬다는 걸 안다. 내 경우는 이런 일이 있었다.

내가 세상에 태어나는 순간과 그 직후의 강렬한 두려움과 사랑의 첫 경험은 최초의 의미 있는 기억이었다. 물론 그것을 의식적으로 기억할 수는 없지만 말이다. 그런 기억은 긴 인생길에 놓인 첫 도미노 조각이었다. 이 삶의 행로에서 두려움과 사랑은 내 삶의 주도권을 잡기 위해 계속 겨뤘다. 사실 나는 인간의 삶의 목적이, 삶에서 주어진 어떤 순간과 전반적인 여정에서 우리가 사랑을 선택할지 두려움을 선택할지를 알아보는 데 있다고 믿는다. 하지만 제대로 선택할 수 있으려면, 자신이 삶의 위협으로 규정한 것이 반드시 진실이어야 한다.

나중에야 깨달은 사실이지만, 나는 보통 사람들에 비하면 '느낌의 강도가 극적으로 높은 편'이다. 기분이 좋을 때는 항상 보통 사람들보다 훨씬 더 좋고, 나쁠 때도 항상 훨씬 더 나빴다. 그래서인지 어릴 때 엄청나게 다정다감했다. '트리허거(tree hugger, 직역하면 나무를 껴안은 사람이라는 뜻이며, 환경운동가를 지칭하는 속어로 널리 쓰임-옮긴이)'라는 별명도 있었다. 10대 시절에 가끔씩 아르바이트로 남의 집 아이를 돌봐주기도 했는데, 동네 사람들은 내가 무척 재밌고 사랑 넘치는 베이비시터라고들 했다. 그래서 내게 아이를 봐달라고 부탁하려는 사람들의 대기자 명단이 있다는 말도 들었다. 이런 부분은 내가 가진 사랑의 측면이었다. 그런데 다른 한편으로 내게는 즐거움과 고통이 다른 아이들보다 훨씬 중요한 문제였다. 그래서 사탕이나 콜라 같은 단 음식을 끊임없이 찾았고, '당장' 그것을 먹지 못하면 폭발할 것 같은 기분이 들었다. 이는 외면의 법칙이 작용한 결과였다.

또 보통 사람들이 잘 느끼지 못하는 타인의 감정을 쉽게 느낄 수 있었다. 아주 어릴 때 부모님의 친구 부부가 집에 놀러왔는데, 손님들이 모여 이야기 나누는 방에 나도 함께 앉아 있었다. 손님들이 가고 난 후에, 나는 부모님께 가서 이렇게 물었다. "그 아저씨가 아주 화가 많이 났고, 아줌마는 뭔가를 굉장히 두려워하고 있던데 아빠도 알았어요?" 부모님은 내가 무슨 외계인이라도 되는 듯이 쳐다봤다. 내 눈에는 너무나도 명백해 보였지만, 부모님은 전혀 눈치채지 못한 것 같았다.

그로부터 2주 뒤에, 부모님은 우리 집에 찾아왔던 부부(우리 집에서 감쪽같이 연기했던 사람들)가 실제로 끔찍한 상황을 겪고 있었다는 것을 알게 됐다. 아니나 다를까 남편은 아주 화가 나 있고 부인은 두려워하고 있었다.

이 일이 있은 후 부모님이 단도직입적으로 물었다. "어떻게 알았니?" 나는 속으로 이렇게 생각했다. '**어떻게 그걸 모를 수가 있지?**'

이런 예민함은 축복이자 저주였다. 텔레비전 코믹 형사 드라마 〈몽크Monk〉의 주인공인 몽크 형사처럼, 단순히 다른 사람들의 감정에만 예민한 것이 아니었기 때문이다. 내 상상력과 느낌은 사람들 대부분에 비하면 훨씬 강도가 높았다. 그래서인지 음악이 엄청나게 강력한 영향을 끼쳤다. 마음에 깊이 와닿는 노래를 들으면 '세상에, 이건 정말 엄청난 걸!'이라고 생각하면서, 부모님이나 친구들에게 "이 노래 진짜 대단해. 한번 들어봐!"라고 말하곤 했다. 하지만 노래를 들려주면 다들 "어, 괜찮네. 노래 좋다" 정도로만 반응할 뿐이었다. 그런 반응을 보고서 다른 사람들은 별다른 감흥을 느끼지 못한다는 걸 깨달았다. 영화나 텔레비전 광고를 볼 때도 마찬가지였다. 심지어 요즘에도 가족들끼리 영화를 보면 아내와 아이들이 가까이 와서 내 얼굴을 들여다보며 묻는다. "또 울어요?"

평생 그런 식이었다. 나는 다른 사람의 기분을 잘 느낄 수 있었다.

심리학 박사학위를 받고 고객들을 상담하면서 알게 된 바에 따르면, 내 감정은 비정상적으로 과장되어 있다. 다시 말하지만 그것은 축복이자 저주였다. 때로는 조금 버겁긴 해도, 내 감정과 다른 사람들의 감정을 더 긴밀히 느낄 수 있는 건 멋진 일이다. 상담하는 직업에서 상대방의 감정을 느끼는 능력보다 더 좋은 재능이 있을까 싶다. 다른 상담사들은 상담 예약이 절반밖에 안 차서 고객을 더 끌어모을 방법을 궁리하던 시절에, 나는 상담실을 개원한 지 6개월 만에 6개월 치 대기자 명단이 생겼던 것도 그 이유가 부분적으로 작용했다고 생각한다.

큰형은 나보다 열다섯 살, 작은형은 여섯 살 위여서 늦둥이인 내가 부모님의 관심을 독차지했다. 아버지의 주된 취미는 나와 시간을 보내는 것이었다. 아버지는 매일 저녁과 주말에 나와 놀아주었다. 어머니는 내가 원하는 건 뭐든지 만들어주고, 부탁하는 건 뭐든지 들어주었다. 생사를 가르는 위기 속에서 이 세상에 태어났기 때문에 평범한 가정에서 자란 다른 아이들보다 너무 응석받이로 컸던 건 아닌가 하는 생각도 자주 든다.

내가 기억하는 한 여섯 살 무렵까지 삶은 아주 멋졌으며, 조용하고 목가적이었다. 학교에 입학하기 전에는 나 자신이 다른 아이들과 다르다는 사실을 인식하지 못했다. 반드시 좋은 측면에서만 다른 것은 아니었다. 학교 입학 후에 처음 기억나는 일은 운동장에서 어떤 아이가 "야, 뚱보!"라고 내게 소리치자, 다른 아이들이 킥킥댔던 일이다. 그 순간에는 나도 웃었다. 그리고 집에 가서는 엉엉 울었다. 나는 키가 작고 살집이 있는 편이었는데, 땅딸막하고 통통한 게 나쁘다는 것을 그때 처음 알았다. 전에는 이런 일로 속상했던 적이 없었지만, 그때는 마음이 정말 아팠다.

갑자기 사랑과 안전의 행성에서 벗어나 두려움과 위험의 행성으로 옮겨간 기분이 들어서 끔찍했다.

또 내가 느낌과 관계 측면에서는 일종의 신동이었는지 모르지만, 인류에게 알려진 모든 학습장애를 가지고 있었음에 틀림없다. 간단히 이야기해서, 대수나 화학처럼 선형적이며 단계적인 내용을 배우거나 이해하는 능력이 전혀 없는 것 같았다.

그래서 매 학년이 끝날 때면 부모님은 '알렉스가 다음 학년으로 진급할 수 있을까?'를 늘 알아보아야 했다. 다음 학년으로 진급하는 경우도 있었지만 그렇지 않은 때도 있었다. 전 과목이 힘들었고 여러 과목에서 낙제점을 받은 해가 특히 기억에 남는다. 그때 초등학교 교장 선생님은 나와 어머니를 교장실로 불러서 이렇게 말했다. "알렉스는 참 사랑스런 아이예요. 다들 알렉스를 아주 좋아하지요. 어머님께서 걱정하지 않으셨으면 좋겠어요. 알렉스는 나중에 장사를 배우면 되니까요." 초등학교 선생님들은 내가 대학은 고사하고 고등학교를 졸업할 가능성조차 희박하다고 봤다.

한번은 어머니가 나를 테스트해봐달라고 학교에 요구했다. 현재는 학습장애의 유형이 많이 알려져 있지만, 그 시절에는 대다수가 알려지지 않았다. 어쨌든 학교에서 내 IQ를 시험했는데, 시험 결과 아주 높은 IQ 점수가 나왔다. 우리 반에서 나보다 IQ가 높은 아이는 2명밖에 없었고, 둘 다 전 과목 A를 받는 학생들이었다. 나중에 커서 그중 한 아이는 유명한 신경외과 의사가 됐고, 다른 하나는 수완 있는 금융인이 됐다.

　IQ가 좋다는 걸 알고 기분이 나아졌으리라 생각하겠지만, 그렇지 않았다. 오히려 상황이 더 나빠졌다. 이제는 "불쌍하고 가여운 알렉스"가 아니라 "알렉스는 게을러"라는 말을 듣게 됐기 때문이다. 그런데 그것 역시 옳지 않은 말이었다! 나는 거의 모든 분야와 영역에 걸쳐 정해진 틀 밖에서 생각하고 큰 획을 긋는 데 뛰어났다. 구체적인 세부사항을 알 필요가 없는 주제에 대해 에세이를 써야 한다면 매번 끝내주게 작성했을 것이다. 하지만 규칙과 미세한 세부사항을 따라야 하는 문법, 대수, 화학 같은 과목에서는, 마치 러시아어를 읽으려고 진땀 흘리는 것 같았다! 머릿속에서 전혀 계산이 안 됐다.

　나중에서야 내게 난독증, 주의력결핍증ADD, 주의력결핍 및 과잉행동장애ADHD, 그리고 20년이 지난 뒤에야 밝혀질 그 밖의 학습장애 증상 한두 가지가 더 있다는 것을 알게 됐다. 간단히 말해서, 나는 생각하는 방식이 남과 달랐다.

　고등학교 때는 반에서 꼴찌를 했고, 사실 졸업하기 전날까지 과연 내가 졸업을 할 것인지 알지 못했다. 이미 유치원 때와 초등학교 3학년 때 유급한 경험이 있었다. 유치원에서는 낙제가 없다고 들었지만, 낙제해서 1년을 더 다녔다.

　나는 초등학교 때 델타-세타파 뇌 상태에서 벗어나기 시작했는데, 앞에서 이야기했듯이 델타-세타파 상태에서는 무의식적인 믿음이 즉시 프로그램된다. 여기서 벗어나며 의식을 사용하는 능력이 발달했다.

그 말은 나 자신의 경험을 토대로 나만의 믿음을 발전시킬 수 있다는 의미였다. 물론 그런 믿음은 기존의 기억으로 걸러지지만 말이다. 열 살쯤 됐을 때, 작고 뚱뚱하다는 이유로 매일 놀림을 받았고 학습적으로도 모자라다는 기분을 느끼면서 부정적인 기억이 켜켜이 쌓였다. 내 믿음 중 하나는 이런 것이었다. '나는 뚱뚱하다. 앞으로도 이 뚱뚱한 상태가 유지된다면 사람들이 계속 못되고 잔인하게 굴 것이고, 결과적으로 끔찍한 인생을 살게 될 것이다.' 이 렌즈를 통해 삶에서 일어나는 여러 일들을 경험했으며, 부정적인 기억을 더 많이 만들었다.

참고로 이런 믿음이 난데없이 생긴 건 아니다. 의식적인 마음이 내 기억을 토대로 이런 믿음을 차츰 형성해나갔다. 의식적인 믿음을 바꾸는 것만으로는 장기적인 효과가 나타나지 않는 이유가 바로 여기에 있다. 우리 믿음은 기억에서 나오며, 믿음을 바꿀 때까지는 그 기억이 믿음의 원재료를 계속해서 공급할 것이다. 믿음을 바꾸는 방법은 2부에서 배우게 될 것이다.

인생서약

중학교 시절은 인생에서 제일 어두운 암흑기였다. 중학교에 들어간 나는 여전히 땅딸막하고 뚱뚱한 편이었고, 얼굴에는 온통 여드름이었다. 내게는 영웅과 다름없던 큰형이 가족 사업 문제로 아버지와 대판 싸움을 벌여서, 그 후로 40년 동안 형을 만날 수가 없게 된 일이 벌어졌던 시기이기도 하다.

큰형과 관련된 일로 부모님은 경제적으로 가장 큰 시련을 맞았다. 부모님은 집을 날리고 파산하게 될지도 모른다고 생각했다. 돈과 큰형에게 일어난 일로 걸핏하면 언쟁이 오갔고, 집 안에 긴장이 흘렀다. 어머니에게 그 당시까지는 희귀했던 자궁근종이 있다는 사실을 알게 됐던 때이기도 하다. 부모님에게 닥친 일이 워낙 크다보니, 내가 학교에서 낙제하고 거의 날마다 놀림을 당했던 것은 부모님이 거의 의식하지 못했다.

그 무렵부터는 집에서 가족과 어울리지 않고 대체로 혼자 틀어박혀 지냈다. 의지했던 둘째 형마저 결혼해서 집을 떠났기 때문이다.

이 모든 일로, 중학교를 시작할 무렵의 어느 날 나는 이런 서약을 하게 됐다. **'그 누구도 내 몸에 대해 두 번 다시 놀리지 않게 할 것이다.'** 무슨 수를 써서라도 그렇게 만들 생각이었다. 이 일에 대한 부정적인 기억이 엄청나게 커져서, 사람들에게 놀림을 당하는 경험 때문에 죽게 될 것이라는 생각까지 하기에 이르렀다. 내가 보기에는 네 가지 선택지가 있었다.

하나, 다른 사람들이 어떻게 생각하는지에 더는 신경 쓰지 않는다.
둘, 맞서 싸운다.
셋, 도망가서 숨는다.
넷, 다시는 그 누구도 내가 뚱뚱하다고 놀리지 못하도록 미친 듯이 운동을 한다.

성격상 1번과 2번, 3번은 바로 선택지에서 제외했다. 솔직히 그 아이들과 싸워볼까 하는 생각도 많이 했지만, 그런 생각을 너무 많이 하다보니 마치 실제로 싸움을 벌이기라도 했던 것처럼 싸움에 대한 부정적인 내면의 이미지가 만들어졌다.

그래서 4번을 선택했다. 이때부터 하루에 10~20킬로미터를 달리고, 윗몸 일으키기를 500~1,000개씩, 팔 굽혀 펴기를 100~200개씩 했다. 정말 효과가 있었다! 만세를 부를 일이다. 그렇지 않은가? 그런데 실은 그렇지 못했다. 물론 뚱뚱하다고 놀림을 받는 일은 두 번 다시 없었다. 치어리더와 홈커밍 퀸(고등학교 홈커밍 파티에서 주인공 격인 퀸으로 뽑힌 여학생-옮긴이)처럼 학교에서 인기 있는 여학생들과 사귀기도 했다. 하지만 그 모두가 **잘못된** 이유에서 비롯된 것이었다. 내가 생활방식에 변화를 준 것은 사랑이 아닌 두려움에 바탕을 둔 생각에서 출발했다. 그러다보니 삶의 새로운 위치에서 기쁨과 평화를 느끼는 것이 아니라 오히려 스트레스, 불안, 집착이 생겼다. 무슨 일이 있더라도 과도한 운동을 해야만 했다. 단 하루라도 운동을 하지 않으면 죽을 것 같은 기분을 실제로 느꼈다.

나는 이런 부류의 결정을 **인생서약**이라고 부른다. 중독적인 패턴에 빠져 있을 때는 하고 싶지 않은 것을 그만두거나 반대로 하고 싶은 것을 시작하겠다는 의식적인 선택을 내릴 수가 없다. 지금껏 내가 목격한 거의 모든 중독적인 패턴에는 근원에 전부 이와 같은 인생서약이 있었다.

인생서약은 고통이 너무 심해서 고통을 주는 환경에 다시는 놓이지 않겠다고 맹세하는 것이다. 아무리 큰 대가가 필요하더라도 그 상황을 앞으로 겪지 않기 위해서 할 수 있는 것은 뭐든지 하게 된다.

예를 들어 부모님이 서로 언성을 높이고 욕설을 퍼붓는 환경에서 자랐다면, '**다시는 욕설과 고함이 오가는 집에서 살지 않겠다**'라고 맹세할지 모른다. 그래서 누군가의 화를 돋우거나 가볍게라도 상대를 짜증나게 만드는 일이 없도록 최선을 다한다. 그렇게 해두면 적어도 언성이 높아지는 상황은 모면할 수 있기 때문이다. 그러나 욕설과 고함이 오가는 경험을 피할 수 있을지 모르지만, 한바탕 웃을 수 있는 즐거운 경험, 큰 기쁨, 아주 친밀한 관계 같은 다른 소중한 경험을 놓치게 된다. 결국 치유가 병을 앓는 것만도 못해지는 것이다.

인생서약은 그보다 훨씬 더 심각한 결과를 초래하기도 한다. 내 고객 중 한 사람은 흔히 '빈곤 지역'으로 불리는 작은 마을에서 어린 시절을 보냈다. 여덟 살에 아버지가 집을 나가면서, 남은 가족은 절대적으로 가난하게 살았다. 게다가 어머니는 '헤픈' 여자라는 평판까지 얻었다.

이런 환경에서 자라다보니 그 고객은 어릴 때 영화 〈바람과 함께 사라지다〉의 여주인공 스칼릿 오하라와 비슷한 다음과 같은 서약을 했다. '하나님이 지켜보시는 앞에서, 앞으로 절대 가난하게 살지 않겠다고 맹세한다.' 그녀는 돈과 외적인 것에 집착하게 됐으며, 내가 지금까지 본 것 중 최악의 스트레스와 불안에 시달렸다. 외적인 것을 놓아 보낼 수 없었기 때문에, 치유를 위해 해야 한다고 권했던 방법을 전혀 실천하지 않았다.

그녀는 결국 말기암 진단을 받고 39세에 세상을 떴다. 주치의는 암에 걸린 것이 스트레스와 불안 때문일 가능성이 크다고 말했는데, 그 스트레스의 원인이 무엇인지는 명백했다. 바로 어릴 때의 경험 때문에 그녀가 했던 인생서약이었다. 진짜 문제는 돈이 아니라, 어린 시절의 기억이었다.

> **연습**
> 내 사례에서처럼 아동기나 청소년기에 무언가를 맹세했던 기억이 있는가? 어떤 것이 너무 고통스러워서 그것이 두 번 다시 일어나지 않게 할 수 있다면 무엇이든 하겠다고 결정하지 않았는가?

거의 모든 사람이 살면서 이런 식의 경험을 하게 된다. 서약하는 그 순간부터 우리가 내린 선택은 연쇄작용을 일으켜서 삶의 모든 것이 정상적으로 기능하지 못하게 만든다. 문제는 연쇄작용의 가장 약한 고리가 끊어지기까지 시간이 얼마나 걸릴 것인가이다.

내가 외모에 대해 아무도 놀리지 못하게 하겠다고 맹세했을 때가 바로 그런 순간이었다. 당시에는 인생에서 뭐가 됐든 성공을 이루려면 선택할 수 있는 방법은 그것밖에 없을 것 같았다. 세월이 한참 흐르고 난 뒤에야 내게 선택의 여지가 있었으며, 그때 내렸던 선택은 잘못된 것이었음을 깨달았다. 다음 장에서 살펴보겠지만, 내 경우 기억 오작동의 연쇄작용에서 가장 약한 고리가 끊어졌을 때 비로소 이런 깨달음이 들었다.

가장 중요한 선택

여기서 말하는 선택은 외면의 법칙과 내면의 법칙 중 하나를 고를 수 있는 선택을 의미한다.

1장에서도 말했지만 외면의 법칙은 외부 환경이 가장 중요하다고 본다. 그 안에는 목숨을 보전하는 것과 고통을 덜어주거나 기쁨을 가져다줄 다른 모든 상황이 포함된다. 외면의 법칙은 생존본능에 뿌리를 둔다. 이 체계에서는 '원하는 것을 원하는 때' 얻고자 하고, '목적이 수단을 정당화한다'고 본다. 이 법칙은 자연법칙 중에서도 특히 인과법칙을 따르며, 철저히 현실적이다.

외면의 법칙이 의도하는 바는 자신에게 득이 되는 결과를 얻는 것이다. 설사 그 과정에서 다른 사람들이 무언가를 잃거나 다치게 되더라도 말이다. 외면의 법칙은 남들보다 자신의 필요를 앞세우고, 관계보다 자기보호를 중요시하는 것을 의미한다. 외면의 법칙에 따르는 삶은 쾌락을 추구하고 고통을 피하며 사는 삶이다. 그 지배적인 동기는 **두려움**이다.

1장에서 설명했듯, 외면의 법칙에는 아주 중요한 긍정적인 목적이 하나 있다. 외면의 법칙은 우리가 세상에 태어나서 의식적인 마음이 제대로 발달할 때까지 의사결정을 무의식적으로 제어하기 위해 존재한다. 어릴 때 외면적인 측면에 초점을 맞추게 되어 있는 것은 이치에 맞는 설계다. 유아기와 아동기는 삶에서 다른 어떤 시기보다 사고로(즉 외부적인 요인으로) 목숨을 잃을 가능성이 크기 때문이다. 아이들은 춥거나, 배고프거나, 몸이 안 좋거나, 정서적으로 불안할 때 큰 소리를 내서 알려야 한다. 배가 고파서 보채는 아기를 돌보느라 한밤중에 잠을 이루지 못한 경험이 있는 부모라면, 돌봐주는 사람이 얼마나 피곤한지 아기들은 개의치 않는다는 사실을 잘 알 것이다. 아기들은 그런 것에 전혀 신경 쓰지 않고 먹을 때가 됐음을 확실히 알린다! 어른이 될 때까지 살아남으려면, 행동과 결정을 통제하는 이런 마음의 생존본능이 꼭 필요하다!

그러나 전전두피질이 발달해서 논리적 사고와 의식적인 선택이 가능해지면 그 외의 것을 수용할 여력이 생긴다. 이제는 생명의 위협에 처해 있지 **않은 한** 공동의 이익을 위해 개인적인 안락과 욕구를 제쳐두고, 윈-윈-윈 하는 결정을 내릴 수 있다.

다시 말해 내면의 법칙에 따라 살 수 있게 된다. 내면의 법칙은 외부의 상황보다는 내면의 상태로 자신을 평가하게 한다. 또한 우리의 내적 상태를 두려움보다는 사랑으로 인도한다. 이 법칙이 운용되는 기본 원칙은 생존본능이 아니라 양심이다. 내면의 법칙에 따를 때는, 외면의 법칙에 따라 살 때처럼 개인적인 쾌락을 추구하거나 고통을 피하는 것을 더는 우선시하지 않는다. 대신 관련된 모든 당사자를 위한 최고선highest good을 추구하는 데서 기쁨을 얻는다. 그 지배적인 동기는 **사랑**이다.

앞에서 언급했듯 외면의 법칙을 따르는 유아기에, 이상적인 상황에서는 부모나 보호자들이 내면의 법칙에 따라 살면서 아이를 사랑으로 감싸안고 부정적인 피드백을 한 차례 해줄 때마다 그 10배에 해당하는 긍정적인 피드백을 해주어야 한다. 그러나 불행히도 우리는 내면의 법칙이 안전하지 못하며 자신의 욕구를 앞세우지 않으면 아무것도 얻을 수 없다고 생각하게 유도하는 세상의 믿음에 의식적으로나 무의식적으로 노출된다. 그러면 피치 못하게 외면의 법칙, 즉 쾌락을 우선시하고 고통을 회피하며, 외적 환경이 가장 중요하다고 보는 법칙에 따라 일상의 결정을 내리게 된다.

만일 우리가 계속 쾌락을 좇고 고통을 회피하며, 다른 무엇보다도 자기보호를 중요하게 여기고, 두려움을 극복하지 않을 경우, 우리는 계속해서 외면의 법칙에 따라 살게 된다.

의사결정과 우선순위를 좌우하는 체계에 대해 아이들에게 알려주는 것이 너무나 중요한데도, 대부분의 부모는 전혀 이런 대화를 나누지 않는다. 이유가 무엇인지는 쉽게 짐작할 수 있다. 부모들도 그것이 존재한다는 사실을 대체로 모르기 때문이다. 그래서 아이들이 어떤 법칙에 따라 살기로 선택할지를 결정할 수 있을 만큼 컸을 때, 부모들은 대개 이런 식의 이야기를 한다. "너도 이제 제법 컸어. 그러니 이제는 네 삶에 책임을 지고, 원하는 결과를 얻는 법을 배워야 해." 그리고 나서 어른들 스스로가 가장 중요하다고 여기는 결과를 아이들이 얻을 수 있도록 이에 도움이 된다고 생각하는 것을 무엇이든 가르친다.

이런 부모들은 모두 자식을 사랑한다. 자식의 삶을 망치려 드는 것이 아니다. 인생에서 최고의 결과를 성취할 **유일한** 방법은 내면의 법칙을 따르는 것이지만, 정작 부모들은 그런 내면의 법칙에 대해서 잘 모르고들 있다.

사실 우리에게 내면의 법칙이 이토록 필요했던 때도 없었다. 앞 장에서 인생에서 성공하는 비결은 사리추구라고 가르쳤던 자기계발 분야의 저명한 사상가 이야기를 잠깐 했다. 그는 사실 나와 좋은 친구 사이다. 비록 우리가 가르치는 내용은 정반대이지만 말이다. 내게는 그런 친구들이 전 세계적으로 30~40명은 될 것이다. 서로 완전히 다른 것을 믿고 가르치지만, 나는 그들과 좋은 관계를 유지하고 만나면 진심이 담긴 포옹을 나누며 인사한다. 적대감은 전혀 없다.

그런 관계를 2016년 이후의 미국 정치 풍토와 비교해보자. 최근 미국의 정치 풍토는 자신과 다른 의견을 가진 사람들을 철저히 증오하는 것처럼 보인다.

외면의 법칙에 따라 살기로 선택했을 때의 최종결과가 바로 이와 같다.

내면의 법칙에 따라 살기로 선택하면 내 경우처럼 상대와 다른 의견을 자유롭게 개진하고 전적으로 다른 의견을 품고 있더라도 여전히 친밀하고, 서로를 존중하고, 정을 나누는 친구를 둘 수 있다. 심지어 그 관계를 통해 배움을 얻기도 한다.

정치계에서 영향력이 큰 한 친구가 이런 말을 한 적이 있다. 민주당 소속이든 공화당 소속이든 정치인들은 밀실에 옹기종기 모여서, 대중들의 의견이 어느 쪽으로 흘러가는지 살펴보고 이에 대해 말한다. 그래서 그들이 제시하는 진술과 정책은 자신들이 좋다고 생각하거나 최선이라고 믿는 것과는 거의 관련이 없을 때가 많다.

즉 외면의 법칙이 작용한 것이다. 이는 두려움 속에 사는 삶의 결과다.

반면 연설하면서 대중들이 던진 썩은 채소를 뒤집어쓰기도 했던 에이브러햄 링컨 같은 정치 지도자들은 그와는 달랐던 것 같다. 내가 아는 한, 링컨과 같은 정치인들은 대중의 의견에 개의치 않고 늘 자신이 옳다고 생각하는 것을 실행하려고 했다.

이제는 대다수의 리더들에게서 그런 자질을 찾기 힘들어졌지만, 우리에게는 그런 자질이 절실히 필요하다. 각자의 웰빙을 위해서만이 아니라 가족, 국가, 세계의 미래를 위해서 말이다.

내면의 법칙에 따라서 육아하기

어린 자녀를 둔 사람들은 이런 생각을 하고 있을지 모른다. '내 아이들이 인생서약을 하게 되는 일을 피하고, 때가 되면 외면의 법칙이 아니라 내면의 법칙에 따라서 살 수 있게 하려면 어떻게 도와야 할까? 어느 때는 규칙을 지키지 않은 데 따른 결과consequence를 치르게 하고(다정한 말로 타이르는 것을 포함해서), 어느 때는 그냥 눈감아주어야 할까?'

나는 자녀가 어릴 때는 절대적으로 인과법칙을 따라야 한다고 생각한다. 하지만 자녀에게 물리적인 세상에 대해 가르치고 아이들이 반드시 생존할 수 있게 돌보면서도, 아이들에게 사랑을 쏟아주고, 한 가지 부정적인 것에 대해 열 가지 긍정적인 면을 보여주도록 하자. 훈육할 때는 단순히 지적만 할 것이 아니라, 애정 어린 마음에서 지적하고 알려주어야 한다.

뇌가 주로 델타-세타파 상태인 생애의 첫 6~12년 동안 우리는 본질적으로 외면의 법칙에 따라 살게 되어 있다는 사실을 기억하자. 그 연령이 지나면 뇌가 베타파 상태로 전환되어서, 고통이나 쾌락을 주는 결과에 관계없이 무엇이 옳은가에 따라 살도록 배울 능력이 생긴다. 만족지연의 능력을 발휘할 수 있고, 때로는 쾌락이 아닌 고통을 선택한다. 참고로 베타파의 뇌 상태에서는 스트레스를 경험할 수 있으며, 성인들 대다수는 대부분의 시간을 뇌파가 베타파인 상태로 살아간다. 그 시기가 되면 부모는 내면의 법칙을 조금씩 가르치고, 그 법칙을 집에서, 학교에서, 놀이터를 비롯한 많은 상황에서 어떻게 실행하는지 알려줄 수 있다.

그러나 내면의 법칙을 가르치는 것이 특정한 규칙 목록을 따르는 문제는 아니다. 첫째 아들 해리가 태어났을 때가 기억난다. 나는 신생아실에서 처음 아이를 보기 전에는 부모가 된다는 것이 어떤 기분일지 전혀 이해하지 못했다. 아이가 출생하자 갑자기 엄청난 두려움이 덮쳐 오면서, 이런 생각이 들었다. '이 아이는 내가 인생의 모든 올바른 결정을 내려주기를 기대할 거야. 난 못하겠어! 내가 완전히 망쳐놓을 거야.'

짧게 기도를 했다. 그러자 아주 명확한 생각이 떠올랐다. 나는 그 생각이 신에게서 왔다고 믿는다. '알렉스, 만일 이 아이가 잘못하고 실수하는 모습을 포함해 있는 그대로 사랑받는다는 것을 일말의 의심도 없이 100퍼센트 안다면, 그 정도면 잘해내는 거야. 네가 해야 할 일은 그게 전부야.'

모든 불안이 사라지는 기분이 들었다. 나는 '좋아. 그 정도는 나도 할 수 있어'라고 생각했다.

이 생각은 아이를 키울 때 늘 기준으로 삼는 지침이 됐다. 나는 아이들이 무슨 행동을 하든 100퍼센트 사랑받고 있다는 것을 확실히 알게 했다. 그 한 가지 원칙이 아이를 잘 키우고 아이가 준비됐을 때 내면의 법칙으로 옮겨갈 수 있게 보장하는 비결이라고 믿는다.

그래서 아이들과 이런 질문과 답을 자주 주고받았다.

"아빠가 너를 더 사랑하게 만들 수 있는 게 뭘까?"
"그런 건 없어요."
"아빠가 너를 덜 사랑하게 만들 수 있는 게 뭘까?"
"그런 건 없어요."

이제는 첫 소절만 읊어도 아이들이 나머지를 줄줄 이야기할 정도가 됐다. 아이들이 이 한 가지만 안다면, 다른 모든 것은 거의 저절로 해결될 것이다.

설사 엉망으로 대처했더라도 괜찮다. 물건을 깨뜨렸다고 나무라며 언성을 높였더라도, 나중에 아이들에게 가서 이런 식으로 사과하면 된다. "미안하다. 아빠가 짜증이 났었는데, 짜증 난 이유는 너하고는 전혀 상관이 없었어. 유리를 깼을 때 내가 소리를 지르지 말았어야 했던 건데. 아빠는 어떤 일이 있든 너를 사랑해."

예전에 저명한 심리학자이자 저자인 지인에게서 이런 말을 들은 적이 있다. 어떤 부모들이 그를 찾아와 아이를 키우면서 생긴 문제를 의논하다가 다음과 같은 질문을 했다고 한다. "이해가 안 가요. 저희는 애들을 완전히 똑같은 방식으로 키웠거든요."

"문제는 바로 그거였어요." 그가 내게 말했다. "두 아이가 똑같지 않은데, 두 아이를 완전히 똑같은 방식으로 키웠잖아요."

정해진 양육의 규칙 목록을 단순히 따르기보다는(아이들에게 소리를 지르거나 때리지 않는다는 규칙은 물론 꼭 지키려고 노력하는 것이 좋겠지만) '어떤 행동을 하든지 항상 있는 그대로의 모습으로 사랑받는다는 것을 아이들이 100퍼센트 인식하게 하려면 이 상황에서 내가 어떻게 해야 할까?'를 지도 기준으로 삼는다. 질문의 답은 아이에 따라 달라지며, 그날그날에 따라서도 달라질 수 있다.

부모들에게 이런 이야기를 하면 다음과 같은 질문이 자주 나온다. "잠깐만요. 그럼 훈육은 어떻게 하고요?" 나도 훈육에는 대찬성이다! 다만 애정 어린 태도로 훈육해야 한다. 규칙을 어겼을 때 당연히 뒤따르는 결과를 애정 있는 말과 태도로 알려주자. 그 말은 아이가 했던 행동에 대한 결과를 설명하면서 화를 내거나 손찌검을 해서는 안 된다는 뜻이다. 말할 때는 어투와 몸짓언어에도 주의한다. 아이들이 그런 것을 쉽게 읽을 수 있으니 말이다.

초등학교 연령의 자녀를 뒀다면, 만족지연을 가르치고, 일시적으로 고통이 따르더라도 옳은 행동을 하는 법을 가르치자. 예를 들어 이런 식으로 이야기할 수 있다. "지금 비디오게임을 하면 10분 동안만 할 수 있지만, 나중에 하면 1시간 동안 할 수 있고, 내가 같이 놀아줄게." 아이가 즉각적인 만족을 선택하더라도 화내지 말고, 아이를 꼭 껴안아주자. 애정과 사랑으로 대해야 한다. 만족지연을 선택할 만큼 소중한 것이 아이에게 무엇인지를 기억해둔다. 아이가 만족지연을 15회 이상 선택하면 만족지연을 선택하는 것이 아이에게 프로그램되므로, 더 이상은 그런 식의 제안을 할 필요가 없다.

청소년 자녀를 둔 경우, 아이들에게 이미 만족지연의 능력이 있다는 것을 알아두자. 아이가 완전히 내면의 법칙을 따르도록 도와준다. 아이에게 처벌이나 훈육은 더 이상 필요하지 않으니 어른과 마찬가지로 대해준다.

내 경우에도 지금껏 제대로 했던 때보다 그릇되게 대처했던 때가 더 많았다. 그래도 나는 여전히 노력하고 있다.

그러나 진실과 사랑을 배웠더라도 기억의 퇴화 때문에 알아보지 못할 수도 있다. 기억의 오류는 모든 것을 왜곡해서 두려움과 거짓을 기본설정으로 만들지도 모른다. 우리는 외면의 법칙을 따르는 부모와 사회의 영향 속에서 성장하기 때문에, 외면의 법칙의 대안이 있다는 사실조차 모르는 경우가 많다. 그러다보니 많은 이들이 사랑과 두려움의 차이마저 모른다. '사랑'이라는 말을 항상 사용할지 모르지만, 자신이 원하는 것을 얻고 남들이 그것을 방해하지 않을 때 남들에게 느끼는 긍정적인 느낌으로 이해할 뿐이다. 과거의 나 역시 그랬다. 아니면 다들 하는 말이기도 하고 자신이 원하는 것을 얻는 데 도움이 된다고 느껴서 사랑한다는 말을 한다. 정말 그렇다면 진정한 사랑을 경험하지 못하므로, 자기 자신이 모자르거나 자신의 모습 그대로는 위험하다고 생각하면서 늘 부족한 기분을 느낄 것이다. 우리는 그저 '내게 득이 되는' 사랑만을 경험할 뿐이다.

그래서 청소년기가 되어 어떤 체계에 따라 삶을 살아갈지 선택할 때가 됐을 때, 내 경험상 절대다수는 계속해서 쾌락을 추구하고 고통을 피하는 길을 걷다가 결국 외면의 법칙(우리가 끊임없이 위기에 처해 있다는 거짓말에 기초한 체계)에 안착한다. 외면의 법칙은 생각을 지배해서 위험에 처해 있다고 여기게 만들고, 더 큰 의미와 숭고한 목적의 반대 방향으로 우리를 이끈다. 본질적으로 우리의 의식적인 마음은 무의식이 보내는 지속적인 위험 신호의 환상에 속아왔던 것인데, 우리는 그랬다는 것을 깨닫지조차 못한다.

앞으로는 결코 몸 때문에 놀림받는 일이 없게 하겠다고 맹세할 때 내게 일어났던 일이 바로 그런 것이었다. 외적인 환경을 바꾸어서 그런 고통을 다시는 경험하지 않을 수만 있다면 뭐든지 감수할 생각이었다.

나는 외면의 법칙에 따라 살기로 선택했던 것이다.

외적인 요소가 고통을 유발한다고 믿었지만, 사실 고통의 근원은 나의 내적인 상태였다. 나는 외적 환경을 잘못 이해했다. 당시에는 뚱뚱하거나 여드름이 있거나 외모가 추한 사람은 끔찍하고 불쾌해서 남들에게 사랑받을 수 없다고 믿었다. 그건 절대 사실이 아니다. 외면적인 것이 내면적인 가치를 결정하는 법은 결코 없다.

외적인 상황을 통해 내적인 가치를 얻으려고 하면, 절대 얻지 못할 공산이 크다.

반면에 외적인 상황이 어떻든 관계없이 당신은 가치 있는 존재임을 본질적으로 **아는** 자신의 의식에 귀를 기울이면, 사랑과 자존감의 내적 상태는 물론 희망하는 외적인 상황까지 모두 거의 항상 이루게 된다.

평생을 외면의 법칙에 치중해서 살아왔다면 이런 설명이 터무니없는 소리처럼 들릴지도 모른다. 외적인 상황에 관심을 집중하지 않는데 어떻게 희망하는 외적인 상황을 달성할 수 있겠는가? 살 집, 인생의 반려자, 직업 같은 외면의 목표를 어떻게 우선시하지 **않을** 수 있겠는가? 그런 식의 대응은 중요한 모든 걸 잃는 지름길처럼 느껴질지 모른다.

삶의 법칙을 선택하게 되는 시기는 대개 청소년기인데 청소년기에 내면의 법칙 대신 외면의 법칙을 선택하는 것은 자신이 희망하는 사랑, 기쁨, 평화의 내적 상태를 외적인 상황이 가져다줄 것으로 믿게 된다는 의미다. 다시 말해 외적인 결과를 성취하면 행복을 '얻게' 되리라 기대한다. 학교를 졸업하면 행복해질 것이다. 진정으로 사랑하는 짝을 찾으면 행복해질 것이다. 초대형 텔레비전을 사면, 더 큰 집을 장만하면, 열대 휴양지로 휴가를 떠나면 행복해질 것이다. 100만 장 이상 판매되는 플래티넘 음반의 기록을 드디어 달성하면, 혹은 〈뉴욕타임스〉 베스트셀러 목록에 오르면, 행복해질 것이다.

정말로 그럴까?

프로 미식축구 선수인 클린트 그레셤Clint Gresham은 시애틀 시호크스Seattle Seahawks가 2013년 슈퍼볼에서 승리했을 때 시호크스팀의 선수로 뛰었다. 그레셤의 말에 따르면 우승했던 날은 결코 잊지 못할 날이었다. 하지만 하루하루 지나가고 몇 주가 흐르는 동안, 그와 팀원들은 슈퍼볼에서 우승했다는 사실이 충분히 인식될 날만을 기다렸다. 선수들은 슈퍼볼 우승이 가져다줄 영원한 행복을 기다린 것이다. 하지만 영원한 행복은 찾아오지 않았다.

"슈퍼볼에서 우승한 것이 엄청나게 기분 좋은 일이었을까요? 물론이죠. 그럼 우승이 제게 행복을 주고 의미, 기쁨, 사랑, 가치와 관련된 핵심적인 욕구를 충족시켜주었을까요? 어림없어요"라고 그레셤은 잘라 말했다.

그레셤이 뛰는 시호크스팀은 2014년 슈퍼볼에 재진출했지만 패배했다. 그레셤은 패배가 엄청나게 쓰라렸다고 기억한다. 하지만 그는 말한다. "세상을 파괴하는 것은 사실 고통에서 도망가려는 생각이에요. 우린 고통을 통해서만 성장할 수 있습니다."[1]

스탠퍼드대학교의 저명한 물리학자이자 내 친구인 윌리엄 틸러William Tiller, PhD는, 물리학에서는 보이지 않는 것이 보이는 것의 근원이지 결코 그 반대는 아니라고 설명한다. 우리 삶에서도 마찬가지다. 눈에 보이는 외면적인 상황은 결코 장기적인 내면의 행복을 가져다줄 수 없다. 그럴 수 있는 건 오로지 사랑의 내적 상태뿐이다. 내면은 언제나 외면의 근원이지만, 그 반대는 아니다.

기대는 행복의 살인자다

외면의 법칙을 선택할 때 어떤 일이 일어나는지를, 특히 기대에 초점을 맞춰서 자세히 살펴보도록 하자. 뇌의 전전두피질에는 **경험 시뮬레이터**라는 기능이 있다. 경험 시뮬레이터는 우리가 뭔가를 직접 해보는 상상을 하고 어떤 결과가 나올지를 머릿속으로 그려본 다음 그것을 할지 안 할지 결정할 수 있게 해준다. 말하자면 무언가를 '구입하기 전에 직접 한번 입어보거나 사용해보는' 것과 마찬가지다. 머릿속 그림은 앞으로 일어날 일에 대한 당신의 **기대**가 된다.

자신이 미래의 기대를 만들어내고 있다는 것을 전혀 의식하지 못할 수도 있다. 그 과정이 너무 자연스럽게 일어나다보니 깨닫지도 못하는 사이에 벌어지거나, 아니면 무의식적으로 진행되기 때문이다. 무언가를 하려고 할 때, 심지어 양치질 같은 단순한 일을 할 때도 마음은 어떤 일이 일어날 것으로 기대하는지를 그린다.

그런데 최근 연구들은 경험 시뮬레이터가 우리에게 거짓말을 할 때가 많다고 밝힌다. 예를 들어 하버드대학교 교수인 대니얼 길버트Daniel Gilbert, PhD의 연구에서는 미래의 무언가와 관련해서 어떤 일이 일어날 것이며 어떤 기분이 느껴질 것인지를 정확히 예측하는 인간의 능력이 형편없다는 사실이 드러났다.

하버드대학교에서 진행한 실험에서, 그의 연구팀은 실험 참가자인 학생들에게 가상의 시나리오를 제시하고 어떻게 기대하는지를 질문했다. 예를 들면 이런 질문이다. 만일 당신이 오늘 미술작품을 한 점 구매했다면, 기쁨을 느끼기 위해서 샀을까 아니면 10년 뒤에 값어치가 2배로 높아질 수도 있다는 생각에 샀을까? 데이트를 하고 있다면, 당신은 지금 이 순간 좋은 시간을 보내는 것에 대해 생각하고 있을까 아니면 데이트를 하고 나서 무슨 일이 생길지에 대해 생각하고 있을까?

연구팀은 실험 참가자들이 미래에 일어날 일에 특정한 기대를 품고 있을 뿐만 아니라 그런 기대가 **현재**의 행복을 없앨 가능성이 크다는 사실을 발견했다. 어째서일까? 기대는 관심을 현재가 아닌 미래로 돌리는데, 우리는 현재에만 행복을 경험할 수 있기 때문이다.

그래서 길버트는 기대를 '행복 살인자'라고 부른다.[2] 그의 연구를 전부 읽으면 기대가 행복보다 훨씬 많은 것들을 없앤다는 사실을 확인할 수 있다. 기대는 건강, 성공, 관계를 비롯해 사실상 거의 모든 것을 없앤다. 상황이 기대한 대로 흘러가지 않을 때마다 생사 반응 스트레스 호르몬이 다량으로 방출되기 때문이다.

어떻게 그렇게 될까? 외면의 법칙을 따르고 내면의 자존감, 정체성, 안전, 행복이 특정한 외적 결과에 달렸다고 믿으면 결과에 대한 기대를 품게 된다. 그리고 현실이 기대와 일치하지 않는 순간, 시상하부는 스트레스 화재경보장치를 울린다. 그 전반적인 과정은 대개 애초부터 불행한 결말이 예견되어 있다. 맨 처음의 가정에 오류가 있기 때문이다. 그래서 보다 나은 삶을 만들어보려고 갖은 노력을 기울여도 오히려 더 나빠지고, 그런 경우가 몇 번이고 거듭되는 상황이 최종결과가 된다.

일상적인 예를 들어보겠다. 슈퍼마켓에 가서 당신이 가장 좋아하는 브랜드의 냉동피자를 사와 저녁으로 먹기로 결정했다고 가정하자. 피자 맛이 벌써 느껴진다! 슈퍼마켓은 집에서 5분이면 갈 수 있다.

자동차에 앉아 출발하려는데, 시동이 안 걸린다. 기분이 어떻겠는가? 차분하고, 냉정하고, 아주 침착할까, 아니면 좌절할까?

대부분의 사람들은 가벼운 짜증에서 엄청난 격노 사이의 어딘가에 해당하는 분노의 감정을 느낄 것이다. 그것은 마음이 이 일을 생존의 문제로 결정해서 화재경보장치를 울리고, 공포 대응팀을 내보냈다는 신호다.

자동차 시동이 걸렸지만 슈퍼마켓에 가는 길에 차가 막힌다고 가장하자. 그러면 이번에도 마음은 화재경보를 울린다.

그러던 중 갑자기 폭우가 쏟아진다. '이런 제길'이라는 생각이 든다. 화재경보가 또 울린다!

주차장에 차를 세워 두고 슈퍼마켓으로 걸어 들어가는데, 바닥에 고인 물에 발이 첨벙 빠진다. 화재경보!

냉동식품 코너에 가보니, 당신이 제일 좋아하는 브랜드의 피자가 품절됐다. 화재경보!

구입하려는 물건 하나만 들고 계산대로 갔는데, 계산대 12곳 중에 단 2곳만 열려 있고, 각 계산대마다 사람들이 12명씩 줄을 서 있다. 화재경보!

집으로 가는 길에 다시 교통체증을 만난다. 화재경보!

드디어 집에 도착해서 피자를 데운다. 맛이 별로다! 다시 화재경보!

당신이 예전의 나와 비슷하다면, 이 경험으로 그날 저녁의 기분을 완전히 망쳤을지 모른다. 혹은 아내 호프의 과거 상태와 비슷하다면, 회복하는 데 3일이 걸릴 수도 있다.

이런 모든 외적인 상황에 대한 부정적인 반응은 경험 시뮬레이터가 정반대를 상상하고 기대하고 있음을 내비친다. '냉동피자를 사러 슈퍼마켓에 가는' 것을 상상할 때, 경험 시뮬레이터는 차의 시동이 걸리고, 비가 안 오고, 바닥에 고인 물웅덩이에 빠지지 않고, 좋아하는 종류의 피자가 슈퍼마켓에 잔뜩 쌓여 있고, 순식간에 계산을 하고, 집까지 운전해서 오는 길이 편안하고, 맛있게 데워진 피자의 그림을 상상했다.

부정적인 반응은 기대가 현실과 일치되지 않을 때 나온다. 경험 시뮬레이터에 융통성이 너무 없어서 변화를 수용할 여력이 없으면, 최종 목표에 이르는 경로가 예상과 조금만 달라지더라도 공포 반응 체계가 촉발된다. 문제는 비가 오고, 교통 체증이 있고, 계산대에 사람이 많고, 저녁 메뉴를 바꿔야 했던 상황이 아니라 경험 시뮬레이터가 프로그램의 사소한 변화에도 완전히 좌절하는 쪽으로 반응했다는 사실이다.

경험 시뮬레이터는 단순히 슈퍼마켓에 다녀오는 상황에만 그런 것이 아니라 직업, 자녀의 행동, 중요한 관계, 그 외에 삶에서 겪는 거의 모든 것에 그런 식으로 작용한다.

그리고 만일 당신이 사랑, 기쁨, 평화의 내면 상태가 특정한 외적 상황을 얻는 것에 좌우된다고 믿는다면, 그런 것들을 얻지 못할 경우 절대 행복해지지 못할 것이다. 사실 원하는 결과를 얻는다 하더라도 장기적으로 행복을 느끼지는 못할 것이다. 그 행복이 지속되지 않을 것이기 때문이다.

외면의 법칙에서 우리는 이런 종류의 경험을 늘 만들어낸다. 그러면서 '**나는 왜 마음이 평온한 때가 전혀 없을까?**'라며 의문스러워한다.

그런데 외면의 법칙은 내면의 평화뿐 아니라 우리가 희망하는 외적인 결과도 앗아갈 수 있다.

20대에 새로운 일자리를 막 얻었던 때의 일이다. 내 상사는 의욕과 투지가 넘치는 완벽주의자였다. 남에게 말하지 않고 속으로만 생각했지만, 그녀는 자존감이 아주 높은 듯이 행동해서 자신의 낮은 자존감을 보상하고 있는 것이 분명했다. 크든 작든 끊임없이 자신의 업적에 대해 이야기했던 것을 보면, 사실 그녀는 다른 모든 사람들보다 자기가 뛰어나다는 사실을 주지시키는 것을 매우 중요하게 여기는 듯했다.

나중에 알게 된 바에 따르면 상사는 나를 통제할 수 없었기 때문에 내가 거슬렸던 것이었다. 그녀는 10대와 그 부모들을 만나는 직무를 맡은 내게 정장을 입고, 주중에 8시에서 5시까지 사무실에 앉아 있으라고 지시했다. 나는 그런 방식으로는 맡은 일을 효과적으로 할 수 없다는 걸 알았기 때문에 이를 거부했다. 사장에게 어떤 일이 있었는지 보고하자, 사장은 상사의 요구를 반드시 따를 필요는 없다고 말했다. 그때부터 상사는 나를 회사에서 내보내고 싶어 했다. 나중에는 사장에게 나에 대한 거짓말을 해서, 결국 내가 해고되게 만들었다.

회사에서 나온 뒤로 진실이 밝혀져서 그녀도 해고됐다. 그냥 해고되기만 한 것이 아니라 망신을 톡톡히 당했다. 수년 동안 다른 많은 것들에 대해 거짓말을 하고 다녔다는 사실이 밝혀졌기 때문이었다.

외면의 법칙은 삶을 사는 지속 가능한 방식이 아니다. 원하는 것을 더는 얻을 수 없는 상황에 이르거나 아니면 처음에 기반을 다지기 위해 사용했던 물질적인 것들이 위태로워지면서, 결국에는 문제가 발생하고 만다.

내면의 법칙은 당신이 원하는 내면적인 상태와 외면적인 결과를 가져다준다

반면 내면의 법칙은 내면적으로나 외면적으로 **모두** 만족할 수 있는 유일한 방법이다.

로스앤젤레스에서 나를 만나러 찾아온 고객이 있었다. 음악계의 유명인사로, 억만장자였으며, A형(심리학에서 왕성한 경쟁의식, 긴박감, 완벽주의, 독단 등의 특징을 보이는 행동형을 지칭한다-옮긴이) 성격이고, 내가 만났던 사람 중 가장 건강하지 못한 사람이었다. 그는 마약과 술에 젖어서 살고, 아내 몰래 부정을 저지르고, 음성적인 금융거래로 융통하고 있는 수백만 달러의 자금을 잃게 될지 모른다는 피해망상에 끊임없이 시달렸다.

나를 만나기 전 주치의에게서 만성질환으로 10년 내에 죽을 가능성이 크다는 말을 듣고 그는 심한 충격을 받았다. 자신의 삶이 행복으로 가는 완벽한 로드맵이라고 믿어왔기 때문이다.

그는 자신의 행동에 아무런 잘못이 없다고 보았다. "코카인을 해보신 적이 있습니까?" 그가 내게 물었다. "정말 환상적이지요!" 그러면서 이렇게 으스댔다. "결혼했더라도 젊은 여성들과 관계를 갖지 못할 이유가 어디 있겠습니까? 할 수만 있다면 누구든 그렇게 할 겁니다." 그에게는 보트 여러 대, 수많은 금은보석, 25만 달러짜리 페라리가 있었다.

나는 이런 생활방식이 의도적으로 추구했던 결과임을 알게 됐다. 그는 가난한 동네에서 자랐고 가정형편이 넉넉지 못했기 때문에, 무슨 일이 있어도 모든 것을 가지겠다고 어릴 때 결심했다. 정말 모든 것을 가졌다고 생각했으므로, 자신이 불행하고 건강하지 못하다는 사실에 깜짝 놀랐다. 나를 찾아와야 했던 것도 그래서였다.

이제는 내가 그를 깜짝 놀라게 할 차례였다. 나는 이 말부터 했다. "제가 지금 하려는 말을 하면, 당신이 마치 머리에 불이라도 붙은 것처럼 상담실 문을 박차고 뛰쳐나갈 가능성이 99퍼센트입니다."

그러고서 내면의 법칙과 외면의 법칙, 결과를 초월해 관계를 우선시하는 것의 중요성, 당시 알려진 형태의 기억 엔지니어링, 에너지 작업에 관해 설명했다.

실제로 문밖으로 뛰쳐나가지는 않았지만 그러고 싶어 한다는 것을 그의 몸짓언어로 읽을 수 있었다. 그는 끝까지 앉아서 듣고 상담료를 내고 감사의 인사를 전한 뒤에 떠났다.

나는 그가 다시는 찾아오지 않으리라고 예상했다. 그런데 6개월 뒤에 그가 다시 찾아왔다.

"여기로 돌아와서 그때 들었던 방법을 따르는 걸 면해보려고, 세상에 알려진 방법을 전부 시도해봤어요." 그가 말했다. "박사님이 설명한 건 제가 맹세한 모든 것과 어긋납니다. 그런데 박사님이 옳을지도 모른다는 생각이 드네요."

그는 나와 함께 작업하면서 기억을 재설계하고, 외면의 법칙이 아니라 내면의 법칙을 따르는 연습을 했다. 그에게는 매우 어려운 일이었지만, 꾸준히 해나갔다.

1년 뒤 마지막으로 나를 보러 왔을 때, 그는 여전히 부유하고 여전히 유명했다. 하지만 아주 다른 사람이 됐다. 우선 머리카락과 옷차림이 덜 요란스러워졌다. 마약을 끊고 술도 많이 줄였다. 자기 밑에서 일하는 사람들에게 보다 친절히 대했고 보수를 더 많이 줬다. 가까운 사람들에게 쉽게 화를 내기보다는 친절하게 대했다. 일상이 더 행복하고 건강해졌다.

상담치료 과정이 끝났을 때, 그는 감사의 인사를 했다. "100만 년이 지나도 이렇게 행복해질 수 있으리라고는 생각하지 못했는데, 정말 그렇게 됐네요."

그의 변화에 가장 고마워하는 사람들은 아내, 가사 도우미, 정원 관리사, 회계사들이었다. 그들은 그가 달라졌다는 걸 누구보다 확실히 느꼈고, 이런 변화로 큰 덕을 봤다.

이 이야기는 다소 극단적인 사례다. 내가 주로 다뤘던 분야는 인간관계 문제로, 이혼 직전에 다다른 부부들을 많이 상담했다. 나는 부부

중 한 사람만 치유할 수 있으면 두 사람 모두 치유된다는 말을 종종 한다. 모빌의 한 조각을 건드리면 다른 모든 조각의 위치가 바뀌는 것과 마찬가지로, 한 사람만 바뀌어도 관계 전체가 순식간에 개선될 수 있기 때문이다.

최근에 30년간 결혼생활을 해온 어느 남성을 상담한 적이 있다. 그는 결혼하고 나서 6개월 동안은 금슬이 아주 좋았고, 그 뒤로 20년 정도는 괜찮게 지냈지만, 최근 10년 동안은 부부라기보다는 룸메이트처럼 지냈다고 했다. 자기 부인에게는 절대 말하지 않겠지만, 만일 삶을 처음부터 다시 살 수 있다면 지금 부인과 백년가약을 맺기로 선택하지는 않을 것이라고 말했다.

그의 아버지는 비교적 젊은 나이였던 45세에 세상을 떴고, 어머니는 이후 상실을 극복하지 못했다고 한다. 장남이었던 그가 형제들에게 부모 역할을 했다. 어머니는 동네에서 안 좋은 평판을 얻었고, 이 때문에 그는 학교에서 친구들에게 놀림을 많이 당했다. 그러면서 '**존경받을 만한 가정을 꾸리겠다**'는 결심이 그의 인생서약이 됐다.

그는 결혼한 뒤에 아내를 통제하려고 들었다. 아내가 어떤 옷을 입는지, 누구와 이야기를 나누는지, 어디에 다녀오는지를 일일이 간섭했다. 아내가 몰래 돌아다니거나, 바람을 피우거나, 거짓말을 한다고 실제로 믿었다. 아내가 그렇지 않다고 누누이 말해도 믿지 않았다. 어떤 때는 몰래 아내 뒤를 밟기도 했다. 아내는 남편이 자신을 믿지 못한다는 것을 느꼈고, 그 상황을 이렇게 해석했다. '**남편이 말로는 사랑한다고 하지만, 믿어주지 않는 걸 보면 나를 사랑하지 않는 게 틀림없어.**'

나는 외면의 법칙과 내면의 법칙의 차이를 설명하고, 두려움에 기초한 기억을 치유할 방법을 알려주어서, 그가 내면의 법칙을 선택할 수 있게 유도했다. 두려움에 기초한 기억을 치유하자 그는 정말로 외면의 법칙에서 벗어나 내면의 법칙에 따라 살기로 선택했다. 이 법칙을 자신에게 가장 큰 문제였던 결혼생활에 우선 적용했다. 그러면서 아버지와 어머니 사이의 관계에서 자신이 경험했던 것이 현재의 결혼생활에 영향을 끼쳐왔다는 사실을 처음으로 깨달았다.

그는 정말로 아내가 바람을 피우고 있을지 모른다며 걱정했지만, 관점을 왜곡시켰던 두려움에 기초한 기억을 재설계한 뒤로는 상황을 완전히 다른 관점에서 보기 시작했다. 가장 중요하게는 부인을 공감할 수 있게 됐다. 만일 예전처럼 내면에 엄청난 고통이 자리했다면 그런 식으로 공감하기는 대단히 어려웠을 것이다.

일단 상황을 부인의 관점에서 바라보게 되면서, 그의 초점은 자신에게 이로운 방향으로 외적 상황을 통제하는 것에서 부인에게 사랑을 표현하는 것으로 바뀌었다. 전에는 사랑한다고 말로만 이야기하고 경제적으로 가정을 부양한 것 말고는 사랑을 보여주기 위해 별달리 한 일이 없었다. 이제는 하루 중 아무 때나 아내에게 다가가 손을 잡거나 팔을 부드럽게 어루만지면서 애정을 표현한다. 아내가 느끼는 가장 큰 변화는 그의 말투였다. 그의 아내는 내게 이 사실을 말하면서 눈물을 터트렸다.

"남편이 제게 이야기하면서, 데이트할 때 이후로는 들어보지 못했던 말투를 쓰더라고요." 그의 아내가 말했다. "남편의 다정한 말투에서,

제 의견에 관심을 기울인다는 것이 느껴져요."

대부분의 의사소통이 비언어적인 경로로 전달된다는 사실은 잘 알려져 있다. 예를 들어 FBI 형사들은 미세한 표정과 몸짓을 읽는 법을 훈련받는데, 그런 표정과 몸짓은 속일 수가 없다고 한다. 부인이 했던 말에 따르면 예전에는 남편의 몸짓언어, 말투, 미세한 표현이 "사랑해, 날 위해 이렇게 해줘"라고 이야기했지만, 이제는 "사랑해, 그리고 나는 당신을 소중히 생각해"라고 이야기한다. 물론 그가 비언어적인 표현을 바꾸려고 애를 썼던 것은 아니다. 그저 내적 변화에 따른 증거였다.

그들은 부부의 인연을 재다짐하는 기념식을 올렸다. 남편은 오랜 세월 아내를 의심해온 것을 사과하고, "결코 당신 문제가 아니었어. 모두 내 문제였어"라고 말했다. 부부간에는 신뢰가 다시 형성됐다.

그는 이제 주위 모든 사람에게 삶을 사는 다른 방식이 있다는 것을 알리고 다닌다. 내면의 법칙에 따라 사는 것이 인생에서 가장 중요한 일이 됐다. 그는 이렇게 말했다. "있잖아요, 박사님. 잘 생각해보면 어렵거나 복잡한 문제가 아니에요. 말다툼을 피하거나, 아내가 특정한 방식으로 저를 대하게 만들려고 무언가를 하는 게 아니라, 그저 아내를 사랑하기 때문에 전적으로 아내를 위해 뭔가를 해요. 제 행동은 두 사람 사이의 균형이나, 아내가 저를 어떻게 대하거나, 저에 대해 어떻게 생각하는지와는 관계가 없지요. 저희 부부의 관계는 신혼 때보다도 더 좋아졌고, 아내에게 무언가를 달리하라는 요구를 절대 안 하게 됐어요. 그런데 제가 이렇게 바뀌니, 모든 것이 바뀌더라고요."

우리는 자기 안에 있는 부정적인 문제를 다른 사람들에게서 보는 경향이 있다. 이것은 널리 알려진 심리학 원리다. 다른 사람에게서 싫은 점을 발견할 때는 자신의 마음에 있는 독성이 비쳐서 보인 것에 불과할지 모른다. 내면의 독성이 치유되면 상황을 바라보는 방식이 바뀐다. 예전에는 순전히 삶에 방해만 됐던 것이 원하는 것이 된다. 마음의 독성이 아주 강할 때는 테레사 수녀에게서도 혐오할 점을 찾을 수 있다. 자신의 마음이 치유됐다는 것을 알게 될 때까지는 남을 비판하거나 섣불리 행동에 나서지 않게 조심하자.

또 다른 고객인 35세 여성에게도 신뢰의 문제가 있었다. 그녀는 어떻게 저런 좋은 사람과 헤어질 수 있었을까 하는 생각이 들 정도로 성격이 상냥하고, 다정하고, 순수해 보이는 사람이었는데, 최근에 남편과 이혼하고 완전히 망연자실해 있었다.

어떤 환경에서 자랐는지 질문을 해보면서, 그녀가 성장하며 특정한 믿음을 갖게 됐다는 사실을 깨달았다. 그녀는 이 세상 사람들이 착한 사람과 나쁜 사람의 두 부류로 나뉘며, 착한 사람이 되지 못하면 지옥에 가고 인생을 망치게 된다고 믿었다. 어릴 때는 옷 입는 방식, 종교적 믿음, 화장은 어느 정도만 해야 하는지, 남자아이들과 무엇을 할 수 있는지를 비롯해, 착한 아이인지 나쁜 아이인지를 결정하는 기준이 되는 규칙이 아주 많았다.

그녀는 남자를 만나서 결혼을 했는데, 삶에서 최우선으로 생각하는 것은 남편의 기분을 맞추고 좋은 엄마가 되어서 결과적으로 '착한 아이'가 되는 것이었다. 남을 위해서 많은 일을 했지만 사실 모든 것은 그녀 자신을 위한 것이었다. 즉 그녀는 자아존중과 정체성을 느끼기 위해 특정한 외적 행동을 취했다. 그러나 결국에는 좌절하고 말았다. 모든 일을 올바르게 해내는 것은 당연히 불가능했는데, 뭔가를 잘못하거나 남편이 그녀에게 짜증을 내면 자신이 나쁜 아이가 된 듯한 기분이었다.

결혼한 지 몇 년 만에 남편이 외도를 해서 엄청난 충격을 안기자, 그녀는 불안과 우울 증세에 시달리며 다른 남자들과도 아무 관계를 맺고 싶지 않았다. 이 일을 겪은 후 남자를 다시는 믿지 못할 것 같았다.

나는 내면의 법칙과 외면의 법칙을 설명했다. 그녀는 과학적 설명과 이론을 타당하게 받아들였다. 하지만 내면의 법칙을 선택하는 것에 관해 설명했을 때 그녀가 눈물을 흘리기 시작했던 기억이 아직도 생생하다. 내가 물었다. "인생에서 다시 한 번 누군가와 사랑을 나누고 싶지 않나요?"

"네, 다시 사랑하는 사람을 찾고 싶은 생각이 그 무엇보다도 간절해요." 그녀가 말했다. "하지만 이제는 아무도 믿을 수가 없어요!"

"어째서 그렇지요?"

"제게 상처를 줄지 모르니까요."

달리 말해서, 상대방을 통제할 수 없기 때문이었다.

내면의 법칙에 따라 사는 데 가장 어려운 점은 통제를 포기하는 것이다. 통제를 포기하라는 것은 그녀에게 펜치로 자기 이를 뽑으라고 요청한 것과 마찬가지였다.

장기간에 걸친 힘든 과정이 이어졌다. 어린 시절부터 마음에 쌓였던 부정적인 기억과 어떤 형태로든 자존감을 느끼기 위해 삶의 모든 측면을 통제해야 할 것만 같은 느낌을 치유하려면, 기억을 처리하고 에너지를 재조정하는 작업이 필요했다. 이 과정에서 상당한 분노와 울분을 발견했다.

그로부터 약 3개월 뒤에 그녀는 통제하려는 욕구를 내려놓고 내면의 법칙을 선택할 수 있게 됐다. 이후 3개월 동안 외면의 법칙과 내면의 법칙을 왔다 갔다 하면서 시도하고, 넘어지고, 다시 시도하기를 거듭했다.

마침내 약 6~8개월 뒤에는 기억이 치유되고, 완전한 변화가 나타났다. 그녀는 이제 속과 겉 모두, 맨 처음 상담실에 들어설 때 내가 느꼈던 것 같은 다정하고 상냥한 사람이 됐다.

몇 달 전에 그녀를 만났는데, 상담치료를 하고서 몇 년이 흐른 시점이었다. 다정하고 사랑스러운 남자를 만나 사귀는 중이었고, 얼굴에 웃음꽃이 활짝 피어 있었다.

그녀는 반갑게 다가와 꽉 껴안으면서 이렇게 말했다. "가르쳐주신 방법을 어디에 적용하든 기적처럼 놀라운 변화가 일어나더라고요. 이렇게 모든 것에 효과가 있는 방법은 이것뿐이에요. 내적인 상황만이 아니라 외적인 상황까지도, 지금까지 겪어보지 못한 식으로 꽃피기 시작했어요. 예전에는 잘되게 해보려고 갖은 애를 써도 소용이 없었거든요. 그런데 이제는 아무 노력을 안 해도 전부 술술 풀려요."

이것이 내면의 법칙을 따를 때 나타나는 전형적인 결과다.

모든 상황의 핵심은 외적인 상황을 바꾸는 데 있지 않았다는 것을 눈치챘기를 바란다. 그렇다고 외적인 상황은 바뀔 필요가 전혀 없다거나 외적 상황을 바꾸지 말아야 한다는 말은 아니다. 나는 내담자가 학대를 당하고 있으면 어서 그 상황에서 벗어나야 한다고 충고하고, 내담자들은 대부분 그 충고를 따른다. 여기서는 그저 대부분의 사람들이 본말이 전도된 방식으로 삶을 살고 있다는 사실을 지적하려는 것이다. 외적인 상황부터 바꾸려고 애쓰는 건 오히려 자신에게 해가 되는 쪽으로 노력하는 것일지 모른다. 그렇게 하기가 아마도 불가능할 것이기 때문이다.

내면의 법칙이 어떤 식으로 나타나는지를 한마디로 표현한다면, '공감'이 될 것이다. 여기서 공감이란 다른 사람의 고통이 자신에게 영향을 미치기 때문에 다른 사람의 고통을 느낀다는 의미가 아니라, 자신과 전혀 관련이 없는 사람의 입장에 설 줄 아는 것을 의미한다. 기독교 윤리의 근본 원리인 황금률the Golden Rule에 따라서 내가 남들에게 대접받고 싶은 대로 남들을 대접하기보다는, 백금률the Platinum Rule에 따라서 상대방이 대접받고 싶어 하는 대로 상대를 대접하도록 하자.

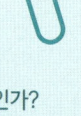

연습

당신은 어떤 법칙에 따라 살고 있는가? 외면의 법칙인가 내면의 법칙인가?

외면의 법칙을 따르는 사람들도 대부분 주어진 상황 안에서 사랑을 포용하려고 노력하기 때문에, 사람들은 보통 자신이 어떤 방식으로 살고 있는지 잘 모른다.

외면의 법칙이 어떤 결과를 낳는다고 했는지를 기억하자. 외면의 법칙에 따라 살면서 계속해서 사랑을 택하려고 애쓰면, 끊임없이 스트레스를 받다가 언젠가는 가장 약한 고리가 끊어지게 되어 있다.

서로 다른 법칙에 따라 사는 두 사람은 겉으로는 완벽히 똑같아 보일 수도 있다. 무언가가 뜻한 대로 흘러가지 않을 때까지는 말이다.

자신이 어떤 법칙에 따라 살고 있는지 알아볼 한 가지 방법을 소개한다. 자신에게 직접적인 득이 되지 않거나 불편해질 수 있는 경우에라도 다른 사람의 입장에 서볼 수 있고, 그들이 대접받고 싶어 하는 대로 그들을 대접할 수 있는가? 다시 말해 누군가에게 일어나는 일이 당신에게 전혀 영향을 끼치지 않더라도 그 사람에게 공감하는 마음을 품을 수 있는가?

만일 그럴 수 없다면 당신은 외면의 법칙에 따라 살고 있을 가능성이 크다.

그리고 지금 외면의 법칙에 따라 살고 있다면, 그 법칙을 선택하게 된 때가 언제인지 혹시 기억이 나는가?

몇 가지 방식으로 일이 일어났을지 모른다. 인생에서 고통, 따분함, 쾌락에 대한 욕구 등으로 자신의 믿음 체계를 위반했고, 고통을 피하거나 특정한 쾌락을 얻기 위해 금지된 행동을 반복하게 됐을 것이다.

혹은 나와 비슷하게, 영화 〈바람과 함께 사라지다〉에 나오는 것 같은 맹세를 하게 됐던 건지도 모른다. 가령 이런 인생서약을 했을 것이다. '신에게 맹세코, 앞으로 절대 배를 곯지는 않을 거야.' '절대 다시 뚱뚱해지지는 않을 거야.' '다시는 다른 누군가에게 상처받지 않을 거야.'

아니면 직접 선택했다기보다는 그저 태어날 때부터 가지고 있던 소프트웨어 프로그램을 계속 사용하고 주위 사람들을 보고 배우면서 그런 체계를 차츰 편안하게 받아들이게 된 건지도 모른다.

기억의 중대한 오작동을 이제는 중단시키자. 대부분의 사람들과 내가 그랬던 것과 마찬가지로 당신이 외면의 법칙을 선택했다면, 오작동은 여기서 끝나지 않는다. 외면의 법칙에 따라서 살다보면 일정 수준의 생리학적 쇼크와 비슷한 상태에 빠져, 자신의 훌륭한 의사결정 능력을 제대로 쓸 수 없게 된다. 어떤 것이 최선임을 잘 알고 있으면서도 그것을 행동으로 옮기기가 그토록 어려운 것도 당연하다. 바로 그것이 다음 장에서 우리가 다룰 주제다.

CHAPTER 05

우리는 왜 자신에게 최선인 행동을 하지 못할까

외모로 나를 놀리는 사람들이 앞으로 절대 없도록 만들겠다고 서약하고, 쾌락을 좇고 고통을 피하겠다는 선택을 내리고, 외면의 법칙을 따르기로 마음먹은 뒤로, 나는 하겠다고 말한 그대로 행동했다. 끔찍한 경험이었다.

앞 장에서 언급했듯이 내 인생에서 그 이후 20년 동안 매일 10~20킬로미터를 달리고, 팔 굽혀 펴기를 300개씩, 윗몸 일으키기를 최소 500개씩 무슨 일이 있더라도 꼭 했다. 식이요법에 신경 썼고 여드름을 없애기 위해 최선을 다했다.

전에는 예쁜 여자아이들이 나에게는 전혀 관심을 보이지 않았지만 그 후로는 치어리더와 홈커밍 퀸처럼 인기 있는 여학생들과 사귀기도 했다. 그러나 완전히 잘못된 이유에서였다.

체중과 몸 만들기에 쏠린 관심은 엄청난 중독이 되어서, 거의 강박 상태에 이르렀다. 날마다 화장실에 가서 셔츠를 들어 올리고 거울을 들여다봤다. '**지방이 남은 건 아닌가? 혹시 벨트 위로 튀어나온 살이 털끝만큼이라도 있지는 않은가?**' 하루에도 예닐곱 번 이상씩은 그런 것을 평가했다. 거의 거식증에 가까운 상태였을 것이다.

하루가 너무 바빠 돌아가서 밤에 조깅을 하러 나갈 시간이 없을 것 같으면, 공황 상태에 빠지다시피 했다. '살이 찔 거야. 살이 찔 거야. 이러다 살이 찔 거야!' 물론 조깅을 하루 안 한다고 살이 찔 리는 없었다. 특히 지난 4일에 걸쳐서 50킬로미터 가까이 달렸고 먹는 것을 조심해왔으니 말이다!

그렇게 하루 조깅을 못 했을 때는 다음 날 음식을 먹지 않았고, 10~20킬로미터가 아니라 25킬로미터를 달렸다. 그런데도 충분하지 않은 기분이었다. 그건 이성적으로 전혀 타당하지 않았다. 충분하고도 넘쳤기 때문이다. 단 하루라도 운동을 거르면, 그것이 보충됐다고 느끼기까지 열흘은 걸렸다.

중독이라는 것을 알았다. 나도 싫었지만 멈출 수가 없었다. 나는 운동의 대가에 중독되어 있었다.

우월한 기분이 들었다가 열등한 기분이 들었다가 하는 반복적인 순환에 갇혔다. 그런 감정의 순환은 항상 외면의 법칙에서 나온다. 한편으로는 다시 뚱뚱해지면 어쩌나 겁이 났다. 이 문제는 실제로 삶과 죽음의 문제처럼 여겨졌으며, 끊임없는 불안, 중독, 열등감을 느꼈다. 반면에 잘하고 있을 때는 우월감을 느꼈다. 그러나 내가 말하는 '살이 쪘다'라는 정의가 완전히 터무니없었다는 사실을 알아두어야 한다. 나는 전날보다 30그램 더 나가면 살이 쪘다고 봤다.

그래서 기분이 완전히 가라앉거나 엄청나게 좋은 상태였지 마음이 평온했던 적이 없다.

내가 아는 사람 중에는 이 사례를 성공으로 여길 사람들도 있다. 어쨌든 목표를 달성했으니 말이다. 하지만 이렇게 해석할 만한 사람들을 생각해보면 다들 삶의 일부 영역에서 비참함을 느끼며, 각자의 삶을 외적인 측면에서 평가한다.

물론 운동과 식단조절이 나쁘다는 말은 아니다. 그저 사람들 눈에 비치는 모습을 바꾸고 싶다는 생각이 들었을 때, 나는 이렇게 말했어야 했다. "그래 좋아, 몸을 보기 좋게 가꾸겠어. 그러는 편이 나한테도 좋고, 기분도 더 나아질 거야. 그렇게 되면 더 이상 놀림을 받지 않게 될 수도 있겠지만, 그게 내가 운동을 하는 주된 이유는 아니야. 운동을 하루 못 하면, 안 하고 그냥 지나가는 거야. 그런 건 문제가 되지 않아." 사랑의 내면 상태를 우선시하는 동안에도 이와 아주 비슷한 생각을 할 수 있고, 외면적으로 훨씬 나은 결과를 얻으면서 평온을 유지할 수 있었을 것이다.

하지만 나는 그렇게 하지 않았다. 그렇게 할 수가 없었다. 아내 호프도 즉시 내게 이렇게 이야기했을 것이다. "그건 집착이야. 그런 건 건강하지 못해. 선을 넘어도 한참 넘었어. 거기엔 기쁨이 없어." 물론 예쁘고 멋진 여자아이들과 데이트하는 즐거움을 누렸다. 하지만 당연히 느껴야 할 즐거움을 충분히 느끼지 못하게 만드는 근본적인 불안과 중독이 늘 있었다.

나중에는 양쪽 고관절 치환 수술을 받아야 했다. 왜였을까? 조롱당하고, 비웃음거리가 되고, 여자아이들에게 무시당하고, 그런 것들 때문에 상처를 입는 일에 대한 극도의 공포로, 말 그대로 몸을 죽도록 혹사했기 때문이었다.

이루고 싶은 것들을 소망하는 이유가 무엇인지, 소망을 이룰 때 기분이 어떨지에 주목하자. 나는 원했던 것을 정확히 이뤘다. 그저 어떤 결과가 동반될지 예상하지 못했던 것뿐이다. 선택 가능한 범위에서 최선의 결정을 내렸다고 생각했다. 하지만 잘못된 기억이 만든 두려움에 바탕을 둔 환상 속에 살며, 내가 생각하고 믿고 느끼고 행하는 모든 것을 생존 반응이 통제하고 있다는 사실은 몰랐다. 무엇이 최선인지를 실제로 아는 내면의 목소리를 들을 수 없었다. 고통에 시달리고 있어서 듣기를 거부했기 때문이다.

이건 시작에 불과했다. 20대가 됐을 무렵에는 건강을 포함해 삶의 모든 부분이 무너져내렸고, 손쓸 방법은 전혀 없어 보였다.

아내인 호프와는 대학에서 처음 만났다. 대학을 졸업한 뒤부터 사귀었고, 그로부터 1년 남짓 지나서 결혼했다. 결혼은 인생에서 가장 힘든 일이었다. 내가 아는 어느 현명한 혼전 상담가는 결혼 상담을 하는 모든 내담자에게 결혼에 대해 설명하면서 "신은 이 세상에서 당신을 죽이기에 가장 적합한 사람을 고른다"라고 말해준다고 한다.

그는 이렇게 말했다. "제가 이렇게 말하면 매번 내담자들이 껄껄 웃어요. '하하, 재밌네요!'라고 말하면서요. 그러면 저는 '농담하는 게 아닙니다. 이건 장난이 아니에요'라고 말하지요. 그러면 이렇게들 대답해요. '네, 네, 그럼요, 잘 알아요. 결혼은 정말 힘들다는 걸요. 다들 정말 힘들다고 하잖아요.'"

내담자들이 돌아가고 나면, 그는 속으로 이렇게 생각한다. '전혀 감을 못 잡는군.'

그는 상황을 빤히 예측한다. 대개 약 6개월이 지나면 상담을 받고 갔던 부부 중 한 사람이 전화를 하거나 상담실에 찾아와서 "어떻게 아셨죠?"라고 말한다. 그들은 6개월이 지나면 배우자가 자신을 잡아 죽이는 것 같은 기분을 느낀다. 그리고 그 배우자도 마찬가지다.

내가 밑에서 박사 과정 인턴십을 수행하기도 했던 아주 훌륭한 심리학자 게일 네이피어Dr. Gale Napier는 우리가 결혼을 하면 두 사람이 각자 눈에 안 보이는 쇼핑카트를 통로에 밀어둔다고 설명한다. 아무도 그것을 보거나 냄새를 맡지 않으며, 전혀 눈에 띄지도 않는다. 그러다 6개월이 지나면 카트가 차츰 눈에 들어온다. 카트에서는 퀴퀴한 냄새가 나고 질질 새기 시작한다. 배우자는 "대체 저게 뭐야? 당신에게 저런 게 딸려 있는 줄은 전혀 몰랐어"라고 말한다. 그러면 당신은 '이걸 어떻게 처리하지? 이런 건 예측하지 못했는데'라고 생각한다.

실제로 이런 상황이 나와 아내 사이에서 일어났다. 호프가 우울증을 앓았던 것도 그중 큰 부분을 차지했다. 내가 머저리처럼 굴었던 것도 마찬가지로 큰 부분을 차지했다.

아마도 내가 보통 사람들보다 느낌이 더 극대화되어 있고 학습장애가 있어서였는지, 어머니는 성장기에 나를 좀 불쌍하게 여겼던 것 같다. 특히 중학교에 들어간 뒤 학교에서 놀림을 당했을 때는 더욱 그랬다. 두 형들이 모두 아주 인기가 많았고 외모도 수려했기 때문이다. 어머니는 즉석요리 전문가라도 되듯이 내가 원하는 음식을 뭐든지 즉각 만들어주었다. 나는 평생 통장 잔고를 관리하지 않았다. 개인 수표를 발행해 쓰고 나서 통장에 돈을 채워두지 않더라도, 어떤 것이든 전부 어머니가 해결해주었기 때문이다. 그러니 내가 아내와 결혼했을 때 어떤 상태였을지는 상상이 갈 것이다.

수많은 사례 중 한 가지 예를 들어보겠다. 나는 평생 스포츠에 빠져서 지냈다. 모든 스포츠를 몸으로 즐겼고, 모든 스포츠 경기를 시청했으며, 모든 스포츠의 팬이었다. 반면 아내는 성장기를 그와 정반대로 보냈다. 스포츠는 유치한 취미이며, 스포츠에서는 늘 패배자가 나오기 때문에 사람들에게 어쩌면 해로울 수도 있다고 믿었다. 아내는 스포츠를 안 좋아했고, 스포츠를 이해하지 못했다.

결혼한 직후에 나는 일요일 오후 시간을 성장기에 해오던 것처럼 보냈다. 달콤한 음료와 감자칩 한 봉지를 들고 위층으로 올라가서 풋볼 경기를 시청했다. 그러는 동안 아내는 아래층에서 일요일 저녁 식사를 푸짐하게 준비하느라 2시간 동안 뼈빠지게 일했다. 우리 두 사람은 모두 그렇게 자랐고, 우리가 성장했던 환경에서는 그런 생활방식이 일종의 관습이었다. 부엌에서 그릇과 냄비 소리가 너무 크게 들리면 나는 이렇게 말하곤 했다. "여보, 좀 조용히 해줄 수 있어? 텔레비전 소리가 잘 안 들려."

저녁 시간이 되면 7분 만에 식사를 마치고 달콤한 음료와 감자칩을 더 챙겨서 다시 스포츠 경기를 시청하러 갔다. 그러면 아내는 남은 식사를 혼자 앉아서 끝내고, 식탁을 치우고 뒷정리하면서 1시간을 보냈다. 그러는 동안에 나는 텔레비전 소리가 안 들리니 좀 조용히 해달라는 말을 한두 번 더 하곤 했다.

부엌일이 끝나면 아내는 청소기를 돌렸다. 그러면 청소기 소리 때문에 아무것도 들을 수가 없어서 정말 짜증이 났다. 그래서 이렇게 말했던 기억이 생생하다. "여보, 다른 데 가서 청소하거나 나중에 하면 안 될까? 지금 스포츠 경기를 보는 중이라고."

지금 그때 일을 생각하면, 내가 아닌 다른 누군가였던 것처럼 느껴진다. 어떻게 그렇게까지 멍청할 수 있었을까? 감정을 느끼는 능력이 그토록 발달해 있었는데도 이런 식으로 행동했던 건 어처구니가 없다. '이 상황에서 내가 아내의 입장이라면 기분이 어떨까?'를 30초만 생각해봐도 충분했을 터였다. 나였다면 아마 화가 머리끝까지 차올랐을 것이다. 그런데 그때는 이런 생각이 눈곱만큼도 들지 않았다. 자랄 때부터 워낙 익숙했던 생활방식이어서 그게 정상이라고 생각했다.

내가 머저리처럼 굴고, 아내가 우울감에 빠진 상황이 모든 것에 갈수록 큰 압박을 가했다. 그 뒤로 2년 동안 작은 일들이 큰일로 바뀌었다. 그중 한 가지는 어머니가 간암으로 돌아가셨던 일이었다. 또 한 가지는 내가 가정을 재정적인 위기로 몰아갔던 상황이다. 문제가 생겨도 부모님의 도움을 받는 데 익숙해져서 원하는 게 있으면 마음대로 사들였기 때문이다.

20대 중반이 됐을 때, 나는 이런 질문을 끊임없이 던졌다.

- 어떻게 하면 기분이 좋아지고 에너지가 더 생길까? (나는 늘 피곤에 찌든 채로 지냈고, 위산역류와 편두통을 앓았다.)
- 어떻게 하면 돈을 더 벌 수 있을까? (나는 파산 직전이었다.)
- 어떻게 하면 아내가 내게 더 잘해주게 할 수 있을까? (아내는 나와의 잠자리를 별로 반기지 않는 것 같았고, 내게 짜증을 많이 내는 것 같았다.)
- 어떻게 하면 좋은 직업을 찾아서, 좋아하지도 않는 직업에 30년 동안 매달려 있는 삶을 피할 수 있을까?

이 질문들의 답을 찾으려고 노력하면 할수록 모든 게 더 악화되기만 했다. 갈수록 스트레스가 심해지고, 신체적으로나 감정적으로 점점 나빠졌으며, 아내와도 갈수록 멀어졌다. 있지도 않은 돈을 써가면서 각종 세미나, 프로그램, 책을 찾아봤지만 결과는 늘 똑같았다. 알려준 방법을 실행할 수 없었거나, 실천해도 기대했던 효과가 나타나지 않았다.

처음에는 대부분의 사람들처럼 '내가 문제다'라는 결론에 이르렀다. 다른 사람들은 모두 각자의 분야에서 잘해나갈 수 있는 것 같아 보였다. 하지만 나는 그렇지 못하니, 나한테 문제가 있는 것이 분명했다. 자랄 때 겪은 문제들로 이미 내 능력을 크게 의심하고 있었다. 나는 형들과는 비교도 안 되고, 대학원 때까지 거의 모든 학년에서 낙제할 뻔했으며, 키가 작고 뚱뚱하다는 이유로 운동장에서 친구들의 놀림감이 됐다. 그리고 걸핏하면 문제를 일으켰다.

결혼한 지 2년쯤 됐을 때, 우리 두 사람 모두 큰 고통을 느꼈다. 어머니가 돌아가신 직후였고, 아내의 우울증은 최악에 이르렀다. 마침내 아내가 이혼하고 싶다면서 집을 나가달라고 했다. 이혼은 하고 싶지 않았지만 나 역시 결혼생활이 불행한 건 마찬가지였다. 완전히 바닥까지 내려가고 말았다.

건강, 돈, 마음의 평온을 잃었는데 이제 결혼까지 실패로 돌아가게 됐다.

나는 왜 나와 내가 사랑하는 사람들에게 최선인 행동을 할 수 없었을까?

옳고 그름의 화학작용

외면의 법칙은 우리가 직면한 가장 큰 문제에서 최선의 조치를 취하기 힘들게 만든다. 그 문제가 연애, 결혼, 육아, 건강, 중독, 직업, 돈, 그 밖의 어떤 것이 됐든 말이다. 이유는 최소한 두 가지가 있는데, 첫 번째는 옳고 그름의 화학작용과 관련이 있다.

기억은 그 의미에 따라서 다음 네 가지 중 한 가지 화학적 상태를 촉발한다.

① **두려움**: 만약 기억이 위험하다고 말하는 것을 하거나 상상한다면, 뇌는 코르티솔, 아드레날린, 도파민을 분비하도록 시상하부에 명령한다. 이제는 도망가거나, 싸우거나, 숨어야 할 때다. 그

렇게 되면 앞에서 언급했던 온갖 부정적인 결과를 초래한다.

② **중립**: 위험한 기억을 유발하지는 않지만, 그렇다고 사랑에 기초한 기억을 유발하지도 않는 무언가를 하거나 상상한다면, 뇌는 고삐를 조금 느슨히 해도 된다고 시상하부에 전달한다. 그러면 우리는 의식적인 마음과 의식에 정당하게 접근할 수 있다. 생사 반응이 활성화되지 않을 때는 사랑의 나침반인 의식이 자동적으로 활성화된다. 의식에는 사랑과 도덕의 법칙이 담겨 있으며, 의식은 마음에도 프로그램되어서, 주어진 상황에서 사랑을 선택하는 법을 알 수 있게 돕는다. 의식은 이런 식으로 우리가 해야 하는 것을 하도록 도울 수 있다.

③ **사랑**: 사랑에 기반한 기억을 촉발하는 무언가를 하거나 상상하고 두려움에 기반한 기억을 촉발하지 않으면, 뇌는 사랑, 기쁨, 평화, 힘 등으로 이끄는 화학물질을 분비하라고 시상하부에 전달한다. 그러면 앞에서 언급했던 긍정적인 결과들이 나타난다.

이제 네 번째 상황으로, 해서는 안 되지만 하고 싶어서 못 견딜 지경인 무언가를 할 것이냐 말 것이냐를 결정하는 순간이다. 가령 아이스크림이나 초콜릿을 먹거나, 술잔을 두 잔째 또는 세 잔째 들이켜거나, 텔레비전에 푹 빠지거나, 결혼한 신분인데도 이성에게 추파를 던지거나, 사무실에서 쓰는 펜을 슬쩍하려고 할 때가 이에 해당한다.

④ **감정의 격동:** 잘못됐다고 믿는 어떤 즐거운 일을 오랫동안 하거나 그렇게 한다고 상상하면, 뇌는 사랑과 두려움의 화학물질을 모두 한꺼번에 방출하라고 시상하부에 전달한다. 도파민, 노르에피네프린, 옥시토신, 세로토닌, 엔도르핀….

쏟아져내리는 화학물질에는 약물 과다복용과 맞먹는 효과가 있어서, 자신의 행동에 대한 통제력을 잃는다. 이 효과는 대단히 위압적이며 흔히 중독을 초래한다.

연구원들은 인터넷 포르노를 연구하면서 이런 현상을 발견했다. 이들은 연구에 참여한 실험 참가자들이 포르노를 보는 건 **잘못된 일이라는 믿음이 있는** 상태에서 포르노를 볼 때 화학적 감정의 격동이 나타난다는 사실을 발견했다. 잘못된 일이라는 **믿음이 없는** 상태로 포르노를 보았던 사람들에게서는 감정의 격동이 강하게 나타나지 않았다.[1]

이 사실은 "무언가가 잘못이라고 생각하면서 그것을 행하면, 너에게는 그것이 잘못된 일이다"라는 성경 구절을 상기시킨다.

나는 이 진술이 마음에 아주 깊이 와닿는다. 거리를 걷다가 발견한 100달러짜리 지폐를 자기가 갖는 것이 잘못이라고 믿으면서 그렇게 하면, 몸 안에서는 살인을 했을 때와 같은 범주의 화학 반응이 나타난다. 물론 강도는 훨씬 낮겠지만 말이다. 선인들의 지혜는 사실이며, 우리는 화학적 지식에 근거해 그것이 사실임을 안다.

즐겁지만 잘못된 일이라고 믿는 무언가를 한다면, 그런 화학물질이 **모두** 몸에 방출된다. 이것이 중독을 일으킨다. 계속해서 인터넷 포르노의 예를 들어 설명하면, 포르노를 시청한 사람은 화학물질이 한꺼번에 쏟아져나오면서 물질적으로나 비물질적으로 에너지, 욕구, 일종의 충족, 더 나아가 사랑과 비슷한 감정을 느낄 수 있다. 하지만 그런 느낌과 생각이 일반적으로 화학물질이 방출된 직후에 곧바로 죄책감, 후회, 자기혐오 같은 감정으로 바뀐다. 그러면 새로운 문제를 해결하기 위해 흔히 다른 무언가가 필요해진다. 애초에 포르노를 봤던 이유는 다른 문제들, 예컨대 따분함, 충족되지 못한 욕구, 스트레스 같은 문제를 해결하기 위해서였다. 그런데 두 번째 문제가 줄어들면 보통 첫 번째 문제가 다시 찾아온다. 결과적으로 악순환의 고리에 갇힌다. 이제는 화학적으로(체내 화학물질에) 의존하는 상태가 된다. 그리고 특정한 사람들(시청했던 동영상에 나오는 사람들)에 대한 기억이 사랑(좋은 것)과 죄책감(잘못된 것)의 분류명이 모두 붙은 채로 저장된다.

그러면 어떤 결과가 나타날까? 아무리 강한 사람이라도, 그 상황에 압도당한다. 일정선을 넘으면 돌이키는 건 거의 불가능하다. 잘못됐다고 믿는 것을 실행하는 상상을 꽤 오랫동안 했던 사람은 화학물질과 전기신호의 꼭두각시가 된다. 이 상태는 단순히 두려움을 느끼는 것보다 훨씬 심각하다. 너무 강력한 조합이라, 일단 특정한 시점에 도달하면 누가 됐든 저항하는 것이 대체로 불가능하다. 내가 보기에 성희롱과 신체적 학대, 우리가 날마다 전해 듣는 모든 증오와 폭력의 근원이 바로 이런 작용이다. 그들도 좋은 사람이었지만 자신이 어떤 것을 해야 한다고 믿으면서도 하지 못하고, 하지 말아야 한다는 것을 알면서도 그 행동을 그만두지 못했던 것뿐이다. 우리는 내면에서 일어나는 화학적 격동을 인식하지 못하기 때문에 외적인 환경을 탓하고 자신의 선택을 합리화하는 경향이 있다.

여러 해 전에 유니버설 스튜디오에 놀러갔을 때 롤러코스터의 일종인 헐크 놀이기구를 탄 적이 있는데, 세상에 얼마나 빠르던지! 그런데 그 정도 속도는 잘못됐다고 믿는 것을 오랫동안 상상했을 때 몸에서 일어나는 화학작용에 비하면 아무것도 아니다. 단순히 인터넷 포르노뿐만이 아니라, 즐겁지만 잘못된 일이라고 믿는 다른 모든 행동을 할 때도 마찬가지다. 나 같은 경우는 닥터페퍼를 마시는 상상이 그런 자극을 일으킬 수 있다. 아내 호프라면 아마도 초콜릿을 먹는 상상이 그런 작용을 일으킬 것이다. 즐겁지만 죄책감이 드는 행동이 무엇이 됐든, 전부 이에 해당한다. 그 사건을 둘러싼 감정이 더 강하며 감정의 격동이 그만큼 더 강력해진다.

이 현상은 일반적으로 뇌가 두려움의 상태일 때, 즉 외면의 법칙에 따라서 살고 있을 때 나타난다. 이미 불안정하고 고통스런 상태이므로 즐거움을 느끼거나 고통을 잊을 무언가를 찾기 때문이다. 설사 그것이 잘못된 일임을 알더라도 말이다. 그렇다고 내면의 법칙에 따라서 사는 사람들은 흥분감을 유발하거나 사회 통념에 어긋나는 행동을 결코 하지 않는다는 뜻은 아니다. 그저 내면의 법칙을 따르는 경우에는 잘못된 행동을 강요하고 차후에 그런 행동을 회피하기가 더 힘들어지게 만드는 이 같은 감정의 격동을 경험하지 않는다는 의미다. 마음을 두려움이 장악한 상태일 때는 무의식이 고통을 선택하기보다는 잘못된 것을 선택하려고 할 것이다. 두려움에 기반한 생존의 프로그래밍은 쾌락을 추구하고 고통을 회피하도록 짜였기 때문이다. 그러니 외면의 법칙에 따라서 살고 있을 때, 특히 완벽주의자에 가까운 성향인 경우에는 얼마나 많은 것들이 '잘못된' 행동으로 간주될지, 그래서 화학물질의 반응으로 감정적 격동이 매일 얼마나 많이 활성화될지 한번 생각해보라!

의사이자 신경학자인 다니엘 에이멘Daniel Amen, MD에 따르면, 재활성화된 기억은 원래의 사건과 같은 화학 반응을 일으키기 때문에, 즐겁지만 잘못된 행동을 하는 것을 단순히 상상하거나 기억하기만 해도 같은 화학물질이 방출된다.

사실 우리는 뭔가 잘못된 일을 하기 전에 항상 전전두피질의 경험 시뮬레이터에서 먼저 그것을 상상한다. 그럴 때는 늘 긍정적으로 혹은 최소한 즐거울 것으로 상상한다. 그렇지 않다면 행동으로 옮기지 않을 것이다. 그런데 경험 시뮬레이터는 우리에게 거짓말을 한다. 심리학자 다니엘 길버트가 지적했듯, 사람들 대부분은 경험이 어떤 식으로 느껴질지를 예측하는 능력이 아주 형편없다! 게다가 잘못된 일이라는 생각을 동시에 하기 때문에 코르티솔이 방출된다. 우리는 그것을 상상하면서 경험하는 화학물질과 기분 좋은 이미지 때문에 어찌 됐든 그것을 상상하게 된다. 그러다가 코르티솔에 더해 도파민과 옥시토신이 분비되면서 화학적인 경험이 확대되면, 돌아오지 못할 지점에 금세 도달한다.

본질적으로 '잘못된' 것과 '좋은' 것을 동시에 경험하기 때문에 그토록 강력한 반응이 나타나는 것이다. 화학물질이 이처럼 과용량으로 분비되면 옥시토신의 긍정적인 효과가 사라지며, 기존에 있었던 사랑의 기억에서의 효과도 사라진다. 바람직하지 못한 행동에 '사랑'의 분류명을 부여해서, 무의식적인 사랑의 정의가 사실상 바뀌기 때문이다. 사건이 일어나는 중에 아드레날린이 분비되면 그 사건은 두려움의 사건으로 분류되고, 옥시토신이 분비되면 사랑의 사건으로 분류된다.

다른 예를 들어보겠다. 내가 어릴 때 〈댈러스Dallas〉라는 텔레비전 드라마가 대대적인 인기였다. 이 드라마에서는 거짓말하고, 속이고, 불륜을 저지르고, 음모를 꾸미고, 나쁜 일을 묵인하는 새로운 에피소드가 매주 펼쳐졌다. 오늘날에도 이런 부류의 프로그램이 수십 개는 될 것이다. 어머니는 드라마에 완전히 중독되어서, 단 한 편도 빠짐없이 시청했다. 드라마에 대해서 누군가 의견을 물을 때마다 어머니는 "보지 말아야 하는 걸 알아요. 그렇더라도 다음주에 J.R.이 어떻게 나오는지는 꼭 봐야겠어요. 얼마나 통쾌하겠어요!"라고 말했다.

어머니는 매주 침실에 가서 혼자 〈댈러스〉를 시청했다. 어릴 때 우리는 그 드라마를 보는 것이 금지됐다. 아버지는 매우 엄격하고 신앙심이 굉장히 깊어서, 그 드라마와는 전혀 엮이고 싶지 않아 했다. 어린 나와 형들은 재밌는 드라마라고 생각했지만(물론 아버지는 당연히 그렇게 생각하지 않았다) 어쨌든 어머니에게는 그것을 보지 않는 게 좋다는 믿음이 있었다. 장담하건대 당시 어머니는 매주 감정의 격동을 경험했고, 그래서 중독적인 순환고리에 빠졌을 것이다.

관련 연구들은 대상에 대한 우리의 믿음이 중요하다고 설명한다. 내가 해주고 싶은 조언은, 만일 아이스크림 한 통을 다 먹기로 결정하면, 먹는 동안 기쁘고 즐거운 마음으로 먹으라는 것이다. 내가 봤던 사람 중에 가장 건강하지 못한 사람들은 절제가 지나친 나머지 음식의 즐거움을 느낄 기회를 스스로에게 전혀 허용하지 않는데, 그런 태도는 팔팔 끓는 냄비의 뚜껑을 닫는 것과 마찬가지일지 모른다. 물론 전반적인 균형을 유지하려고 애써야 한다. 그러나 가장 중요한 건 옳다고 믿는 바에 따라 살도록 노력하되, 실수를 하더라도 신이나 각자가 믿는 존재의 도움을 받아 바로잡고 스스로를 용서하자.

그렇지만 외면의 법칙에 따라서 살고 있을 때는 그렇게 하기가 무척 어렵다. '잘못'으로 규정한 것들이 워낙 많고 끊임없이 두려움의 상태에서 지내는데, 그렇다는 건 옳고 그름을 고려하기보다는 쾌락을 추구하고 고통을 피하는 것에 우선을 두는 프로그램을 따른다는 뜻이기 때문이다.

기분 좋고 즐거우며 몸속에서 화학물질들이 과다하게 쏟아져나오기 때문에, 어떤 행동이 잘못이라고 믿고 있으면서도 그런 행동을 하는 일이 하루에도 얼마나 많은가? 이 상황에서 자신에게 최선의 선택을 내리는 것이 어떻게 가능하겠는가? 그러니 우리는 매번 실패할 수밖에 없다!

쇼크 상태

외면의 법칙을 선택하면 일시적으로 즐겁더라도 옳지 못한 행동을 지속함으로써 과용량의 화학물질이 체내에 끊임없이 분비될 뿐 아니라, 애초에 무엇이 자신에게 최선인지를 아는 뇌의 영역에 접근할 수가 없다.

　무엇보다도 두려움에 기초한 외면의 법칙을 선택하면 기본적으로 끊임없는 생존모드 상태가 된다. 우리 뇌는 생존을 지킬 조건이 의식적인 의지력보다는 무의식에 더 잘 갖춰져 있다는 것을 안다. 무의식과 의식의 속도 차이는 오늘날의 슈퍼컴퓨터와 1950년대 1세대 컴퓨터의 차이에 비교할 수 있다. 달리 말해 생존이 목표라면, 의식적인 자유의지로 생존하려는 시도는 자살행위다. 몸을 다치게 되고, 어쩌면 죽을지도 모른다. 의식적인 마음의 반응 시간이 우리가 반응할 수 있는 최대치라면, 아슬아슬한 시간차로 벌어지는 거의 모든 차량 사고를 모면하기에는 시간이 절대적으로 부족하다. 다행히도 이런 상황에서 무의식이 의식적인 마음의 작용을 건너뛰고 강제로 지휘권을 잡아서, 생각할 시간을 갖기도 전에 발을 브레이크에 올려놓는다.

　좋든 나쁘든, 우리 몸에 내장된 프로그램은 위급 상황을 의식이 처리하게 내버려두지 않을 것이다. 차 사고를 당할 위기라면 이 대응으로 목숨을 구할 수 있으니 아주 잘된 일이다. 그런데 삶의 모든 것이 두려움에서 촉발된다면 이야기가 달라진다. 그런 상황에서는 무의식이 우리에게 가장 적합한 운전사가 된다. 그래서 우리가 외면의 법칙을 선택하면 무의식적인 마음이 생존과 관련된 마음의 부분을 운전석에 두고, 두려움에 기초한 생각, 감정, 행동, 뇌화학작용을 지시한다. 그러면 우리는 무의식의 상당 부분과 의식에 쉽게 접근할 경로를 잃는다. 다시 말해 무의식이 "우리가 처리할 테니, 운전석에서 내려와 저쪽에 가서 앉아 있어"라고 말하는 것이다.

내가 생각해낼 수 있는 가장 좋은 비유는 우리가 충격을 받아서 쇼크 상태에 놓이는 경우다. 예컨대 린다라는 여성이 차 사고를 당했다고 가정해보자. 사고로 머리에 상처를 입고 팔도 몇 군데 긁혔다. 그 외에는 다친 곳이 없지만 차가 완전히 파손되어 못 쓰게 됐다. 응급구조대원이 도착해서 사고 현장 한쪽 끝에 앉아 있는 그녀에게 말을 걸어보지만 아무런 대답이 없다.

응급구조대원은 훈련받은 대로 부상자를 살피며 질문한다. "린다? 린다? 린다? 이름이 린다인가요? 미시간주에 사세요? 남편 이름이 톰인가요?" 그는 그녀의 눈앞에서 두 손을 탁탁 친다. 후자극제(smelling salts, 의식을 잃은 사람의 코밑에 대어 정신이 들게 하는 데 쓰는 화학물질-옮긴이)를 코밑에 대볼지도 모른다. 그러고 나서 이렇게 말한다. "좋아요, 린다. 당신은 지금 쇼크 상태에 있어요. 그래도 괜찮아요. 저희가 도와드릴 거예요."

무슨 일일까? 여기서 발생한 문제는 린다의 정신이 완전히 나갔다는 것이다. 무의식적인 생존의 마음이 그녀를 장악해서, 의식이 완전히 사라진 것뿐이다. 그녀의 의식은 의도적으로 종적을 감췄다. 그러겠다고 선택해서가 아니라, 무의식이 그렇게 명령했기 때문이다.

이 사례는 모든 사람에게 날마다 일어나는 마음의 작용을 극단적으로 그려본 것이다. 무의식은 어떤 고통을 경험하는지와 어떤 체계에서 살기로 결정했는지를 토대로, 통제권을 쥐고 자신의 판단대로 처리해나간다. 무의식의 이런 작용은 단기적으로 효과가 있을지 모르지만 장기적으로는 대체로 해롭다. 육체적 생존에만 초점이 맞춰져서, 양심과 의식적인 마음에 있는 가장 높은 차원의 능력에 접근할 수 없기 때문이다.

이것이 바로 외면의 법칙을 선택할 때 무의식이 하는 일이다. 무의식은 생존에 집중한다. 설사 그 작용 방식이 우리에게 최선이 되지 못하며, 그렇게 하기 위해 우리를 속여야 하더라도 말이다.

요컨대 앞에서 몇 장에 걸쳐 설명했던 기억 오작동의 결과로, 사람들 대다수는 대부분의 세월을 가벼운 쇼크에 빠진 것과 비슷한 상태로 살아가며, 무의식적인 마음이 의식적인 마음의 통제권을 일부 가져갔다. 이제 우리는 있는 그대로의 경험이 아니라, 극히 위험스러운 상황에 처하기보다는 과잉보호하는 것이 낫다는 판단하에 과도하게 경계 중인 렌즈를 통해 걸러진 경험을 하고 있다. 무의식적인 마음의 지시에서 나온 생각과 느낌은 늘 부정적이다.

설상가상으로 생존을 중요시하는 무의식적인 마음은 상황을 통제할 수 있다고 믿도록 우리를 속인다. 그래서 우리는 이 선택권이 자신에게 있고 완벽히 정당하다고 믿는다. 비유하자면, 지구가 왜 평평하다고 믿는지를 끊임없이 합리화하느라 엄청난 에너지를 소비하는 셈이다.

이 상태에 있을 때 건강을 위해 새로운 식단을 시도하거나 몸을 더 보기 좋게 가꾸려고 하면 어떻게 될까? 허, 안타깝게 됐다! 더 좋아하는 일이나 큰 성과를 이룰 수 있는 직업을 찾아 새로운 도전에 나선다면? 어림없는 일이다! 혹은 새사람이 되고 사람들과 보다 건강한 관계를 맺기 위해 노력해서 삶에서 더 큰 사랑, 기쁨, 평화를 얻으려 한다면? 그렇게는 안 될 것이다! 중요하고, 긍정적이고, 지속적인 효과가 있는 변화를 원하는 분야를 뭐든지 말해보라. 답은 모두 '오답입니다! 애 많이 쓰셨습니다!'가 될 것이다. 최소한 장기적인 입장에서 봤을 때는 말이다.

왜일까? 장기적인 성과를 얻으려면 자신이 내린 결정에 수반되는 단기적인 고통과 불편을 감수해야 한다. 모든 긍정적인 성장에는 일시적인 고통과 불편이 따른다. 하지만 생존의 뇌는 그렇게 할 수 없다. 생존의 뇌는 고통은 위험이자 죽음을 의미한다는 프로그램 내에서 작동한다. 그 프로그램에서는 쾌락이 곧 좋은 것이고, 좋은 것은 곧 행복이다. 하지만 이는 거짓이다. 당신의 무의식은 결국 식단조절, 새로운 운동법, 새로운 직장에서의 학습곡선이 당신을 '죽일' 거라고 판단할 것이다. 그리고 쿠키를 봉지째 먹거나, 텔레비전 앞에 멍하니 앉아 있거나, 발전성이 없는 직업으로 되돌아가거나, 예전처럼 다시 과로하도록 명령할 것이다. 무의식은 단기적으로 즐겁고 고통이 덜한 쪽으로 우리를 이끌어서, 악순환(악습관이나 중독)에 빠지게 만드는 경우가 빈번하다.

이 말을 똑똑히 들어주었으면 좋겠다. **'그건 당신의 잘못이 아니다!'** 수천 년 동안 진화해왔으며 과학자들이 이제 막 발견하기 시작한 신경체계와 뇌의 기억 오류 때문에, 무의식적인 마음이 의사결정권을 쥐었다. 그런 기억의 오류는 당신이 가지고 태어난 것이다. 모든 사람이 마찬가지다. 오류는 세대를 거칠수록 점점 더 심각해진다.

그런데 여기 대단히 역설적인 사실이 있다. 자비를 중시하는 믿음체계에 따라 살 때는 스스로에게 최선인 행동을 일관적으로 실행할 수 없다는 사실에 그렇게까지 마음이 불편해지지는 않는다. 불편한 마음이 드는 것은 단지 우리가 생존을 중시하는 믿음 체계를 선택했기 때문이다!

모든 사람 중 약 3퍼센트만이 자신에게 최선이며 옳은 행동이라고 믿는 바에 따라서 산다. 이에 해당하는 사람들에게는 어떤 이유에서인지 거의 대부분의 사람들이 가지고 있는 무의식적인 '쓰레기'가 없다. 당신이 3퍼센트에 해당한다면 스스로 잘 알 것이다. 그런 사람은 대체로 긍정적으로 생각하고 행동하며, 무언가를 바꾸고 싶을 때 쉽게 실행할 수 있다. 또 고통에서 금세 회복하고, 각자의 길에서 성공할 가능성이 대단히 크다.

그 나머지인 우리 대부분은 꾸준히 자신에게 최선인 행동을 할 능력과 그렇게 못했을 때 스스로를 용서하는 능력을 잃어버렸다.

자유의지라는 환상

지난 수십 년 동안 학자들이 꾸준히 이 사실을 제기해왔지만 아무도 그들의 말에 큰 관심을 기울이지 않았다. 내가 보기에는 아무도 이 사실을 믿고 싶어 하지 않기 때문인 듯하다. 그러다가 최근에 잡지 〈디 애틀랜틱 The Atlantic〉에 이런 연구의 의미를 다룬 '자유의지라는 건 없다'라는 제목의 글이 실렸다.[2] 이 글은 19세기에 시작됐고 특히 지난 수십 년 동안 집중 조명된 연구 내용을 다루었는데, 바로 인간의 행동은 각자의 자유에 따른 의식적인 선택의 결과가 아니라 잠재의식적이고 무의식적인 뇌 활동의 결과라는 사실이었다.

학자들이 생각, 느낌, 행동을 선택할 자유의지가 없다고 말할 때 그 본질적인 의미는 우리 자신과 우리를 아끼고 사랑하는 사람들을 위해 가장 바람직하며 행복하고 성공적인 길을 선택할 능력이 우리에게 없다는 뜻이다. 우리는 기본적으로 자기가 진짜 사람이라고 믿는 꼭두각시 인형에 가깝다!

〈디 애틀랜틱〉의 기사에서 인터뷰했던 연구원 중 한 사람은, 명백한 증거가 존재하지만 이 사실이 아무에게도 알려지지 않는 것이 최선일 수도 있다고 진술했다. 과학 연구와 연구원에 관한 배경지식이 조금이라도 있는 사람이면 그 말이 얼마나 우스꽝스럽게 들리는지 잘 알 것이다. 이를테면 그는 이런 식의 이야기를 했던 셈이다. "**당신 지금 제정신이에요?** 제 인생의 업적인 이 획기적인 발견을 그 누구에게도 말해서는 안 돼요!"

그들은 왜 사실을 숨기려고 했을까? 최소한 연구자들이 아는 한에서는 이에 대해 손쓸 방법이 아무것도 없으며, 삶을 바꿀 자유의지가 없다고 생각하면 행복과 만족이 크게 줄어들고 급기야는 삶을 포기하고 싶은 생각까지 불러일으킬 수 있다는 것이 후속 연구들에서 밝혀졌기 때문이다.

그렇지만 자유의지가 환상이라는 발상은 결코 새로운 개념이 아니다. 2012년 〈내셔널 지오그래픽〉에 실린 '뇌 사용 설명서Your Brain: A User's Guide'라는 제목의 기사에서는, 무의식적인 마음에서 일어나는 전기자극이 의식적인 마음의 활동이 나타나기 전에 행동을 개시한다는 사실을 밝힌 연구를 소개하면서, 그런 현상을 '의도의 환상'이라고 지칭했다.³ 그 외에 무의식의 통제를 받는 미주迷走신경이 생각, 감정, 행동에 끼치는 중요한 영향을 밝힌 연구들도 다루어졌다.⁴

한번은 친구인 윌리엄 틸러 박사에게, 수십 년 동안의 연구와 실험을 통해 알게 된 사실 중에 무엇을 가장 중요하게 여기느냐고 물었더니 "의도"라는 답이 돌아왔다. 뒤이어 의식적인 의도뿐 아니라 무의식적인 의도도 존재한다는 사실을 믿느냐고 질문했다. 그의 답은 다음과 같았다. "당연하지. 그리고 일반적으로 의식적인 의도는 우리를 제한하는 무의식적인 의도를 고치기 전에는 작용하지 않아."

수세기 전 선조들의 지혜가 담긴 글에는 이 사실이 다음과 같은 표현에 담겨 있다. "나는 내가 원하는 선을 행하지 않고 도리어 원하지 않는 악을 계속 행하고 있다."⁵ 이 구절은 역사상 가장 유명한 종교인으로 꼽히는 사도 바울이 했던 말이다. 얼마 전에 친구와 점심을 먹는데, 친구가 이렇게 물었다. "내가 원하지 않는 건 계속하고, 내가 원하는 건 할 수 없는 이유가 도대체 뭘까?" 그뿐 아니라 사람들 대부분이 이 질문을 계속해서 던진다.

베스트셀러 작가인 스티븐 코비Stephen R. Covey는 이와 비슷한 맥락에서, 궁극적으로 무엇이 가장 중요한지를 알면서도 이를 우선시하기가 그토록 힘든 이유를 '다급함의 횡포'라고 부르기도 했다. 자기 생각과 느낌, 행동을 완전히 통제하지 못한다는 이 단순한 사실은 우리 모두 경험한 적이 있다. 그것은 아주 오랫동안 계속되어온 현상이다. 다만 최근에서야 어떻게 이런 일이 일어나는지를 과학이 설명할 수 있게 된 것뿐이다.

그래서 이 모두가 사실이라면, 학자들은 우리가 어떻게 해야 한다고 조언했을까? 진실을 숨기는 것이 최선이라고 믿는 사람들은 기본적으로 우리 스스로 플라세보(placebo, 속임수 약-옮긴이)를 먹어야 한다고 말하는 것과 다름없다. 위태롭고 제 기능을 못하는 삶을 살면서 자멸의 길을 걷지 않도록, 의식적인 마음과 의도가 우리 행동을 좌우한다는(비록 과학적 증거에 따르면 그렇지 않지만) 환상을 계속해서 믿으라는 것이다! 다시 말해서 그게 우리가 할 수 있는 최선이니, 거짓을 믿고 그에 따라 살아야 한다는 말이다. 이 경우 '플라세보'가 실제로 의미하는 바는 '사실이 아닌 것을 믿는 것'이다. 그것이 대부분의 자기계발 저자들과 전문가들이 알고 그러든 모르고 그러든 우리에게 권하는 방법이다. 그들은 의미와 목적이 있는 삶을 살려면 각자 삶에서 무엇이 가장 의미 있는지를 결정하고, 그렇게 살기 위한 계획을 세우고, 의식적인 마음과 의지력을 사용해서 계획을 실천하면 된다고 말한다. 그들은 의식적인 마음이 무의식보다 더 강하다는 거짓말을 믿으라고 요구한다. 영화 〈매트릭스〉의 표현을 빌리자면, 진실에 눈을 뜨게 해주는 빨간 약 대신에 파란 약을 한 알 더 먹고 환상의 세계에 머무르라고 요구하는 것과 같다!

전문가들에 따르면 우리가 달리 선택할 수 있는 방법은 인간의 자유의지라는 개념을 대폭 축소해서 다른 포유동물들처럼 무의식이 삶을 주도한다는 사실을 받아들이고, 우리가 가진 제한적인 자유의지를 최대한 활용하는 방법이다.[6] 우리가 동물들과 마찬가지로 외면의 법칙에 따라서 주로 쾌락을 추구하고 고통을 피하려 한다는 사실을 바꿀 수는 없다. 그러니 그저 주어진 생존모드에서의 삶을 최대한 잘 살아가야 한다. 일부 전문가들이 스트레스를 조절하고 스트레스의 긍정적인 효과를 찾는 데 초점을 맞추기 시작한 이유도 거기에 있다.[7] 몇몇 연구에서는 스트레스에 대한 우리의 믿음(즉 스트레스 마인드셋)이 부정적인 효과를 어느 정도나마 긍정적으로 바꿀 수 있다는 사실이 밝혀지기도 했다.

아주 좋은 소식처럼 들리지만, 이 또한 오래전부터 알려져왔던 사실이다. 이 연구들은 단순히 플라세보 효과를 더 깊이 증명했을 뿐이다. 플라세보 효과, 즉 무언가가 효과가 있을 것이라고 또는 없을 것이라고 믿는 힘은 수십 년 전부터 알려져왔다. 어떤 것이 자신에게 긍정적인 영향을 미칠 것이라고 믿을 때, 전체의 약 30퍼센트에 해당하는 사람들에게서 실제로 긍정적인 효과가 현저히 증가하지만 효과는 대개 단기간 동안만 지속된다. 즉 제한된 기간 동안 제한적인 긍정적 효과가 나타난다. 단 한 가지 다른 점은 플라세보 효과에 대한 과학의 마음가짐이다. 일부 과학자들은 플라세보 효과를 증명할 수 없는 당혹스런 대상으로 다루지 않고, 긍정적으로 받아들이기 시작했다.

변하지 않은 것은 스트레스가 우리에게 미치는 부정적인 영향이다. 연구자들이 스트레스의 긍정적인 효과라고 부르는 것은 스트레스를 긍정적인 마음가짐에서 보았을 때의 결과로, 간단히 말해 스트레스의 부정적인 상태에 긍정적인 믿음이 덧붙여진 생화학적 조합이다. 예를 들어 스트레스는 일을 더 많이 해내도록 유도하므로 결과적으로 급여가 인상되고, 돈을 더 많이 버는 것과 관련된 모든 것을 얻게 된다. 단기적으로는 이런 추측이 사실일지 모르지만 스트레스로 일어나는 모든 부정적인 영향, 즉 코르티솔의 과다분비와 급격한 감소, 면역 체계의 억제, 멍해진 기분, 창의력 저하 같은 증상은 여전히 존재한다. 그뿐 아니라 최근 연구에서는 코르티솔이 뇌 수축과 기억력 손실과도 연관성이 있다는 사실도 밝혀졌다.[8]

스트레스의 실질적이고 지속적인 완화를 원한다면, 이런 질문을 해봐야 한다. 왜 제한된 기간 동안의 제한적인 긍정적 효과에 만족하는가? 사랑의 긍정적인 화학물질은 아무런 부정적인 영향 없이도 모든 긍정적인 효과를 유발한다. 스트레스를 대폭 줄이거나 완전히 없애고 장기적인 변화를 이루어서 삶이 갈수록 좋아지게 만들면 어떨까? 스트레스의 원인을 애초에 없애면 어떨까? 특히 스트레스가 처음부터 내면의 거짓에서 비롯됐다면 더더욱 말이다.

나는 이런 연구를 해온 학자들이 몇 가지 훌륭한 학문적 성과를 이루었고, 진심으로 사람들을 도우려는 마음이라고 믿는다. 또 스트레스의 근원을 없앨 수 없다고 추정하기 때문에 그 상황에서 나름 최선의 방법에 초점을 맞추었다고 생각한다. 그러나 스트레스의 근원은 없앨 수 있다. 내면에 자리한 약간의 사랑과 진실이 내면의 큰 두려움과 거짓에 섞여 있는 플라세보의 삶과, 사랑과 진실이 기본설정인 상태에서 사는 삶의 차이는 양초와 태양의 차이와 마찬가지다.

내가 중대한 기억 오작동이라고 설명했던 것이 바로 많은 전문가들이 "사람은 변하지 않는다"라고 말하는 이유다. 그 진술에 동의하지 않지만, 나처럼 생각하는 사람들은 극소수에 불과하다. 부정적인 패턴을 장기적으로 바꾸는 것이 더 이상 드문 일이 되지 말아야 한다. 나는 지금까지 우리가 경험했던 90퍼센트의 실패율이 아니라 앞으로는 90퍼센트의 성공률을 달성할 수 있다고 생각한다. 파괴적인 내면의 기억 패턴을 정복하는 구체적인 방법을 논하기 전에, 지금까지 살펴본 내용을 우선 정리해보자.

CHAPTER 06 중대한 기억 오작동에 관한 정리

지금까지 많은 내용을 다뤘는데, 그중 일부는 받아들이기가 쉽지 않을 수 있다는 걸 나도 잘 안다. 하지만 최소한 그 내용의 일부에서라도 위안을 얻었기를 희망한다. 당신은 본래 사랑, 기쁨, 평화가 가득한 삶을 살도록 만들어졌고, 그런 삶을 창조하는 데 필요한 것은 이미 당신 안에 모두 있다. 삶의 어떤 부분에서든 무엇이 자신에게 최선인지를 알면서도 이를 실행하는 데 끊임없이 어려움을 겪어왔다면, 1부에서 계속 설명했던 중대한 기억 오작동이 원인이었음을 이제는 알 것이다.

기억 오작동의 결과로, 무의식, 잠재의식, 의식이 있는 영혼, 우뇌를 포함하는 마음이 기억의 렌즈로 데이터를 해석할 때는 세 가지 질문으로 구성된 일종의 순서도를 거친다고 나는 믿는다. 하지만 마음은 진실을 찾는 것이 아니라 기억이 진실에 대해 내린 내면의 정의를 찾는 것

이며, 그런 정의는 진실이 아닐 가능성도 상당하다는 사실을 기억하자. 그 세 가지 질문은 다음과 같다.

① **안전한가 아니면 위험에 처해 있는가?**: 단순히 안전한지 아닌지의 문제가 아니라, 신체적으로나 비신체적으로 안전하다고 느끼는지 여부를 의미한다. 위험에 처해 있다고 느끼면 다른 어떤 것도 문제가 되지 않는다. 마음이 특정한 버튼을 누르면, 전전두피질과 의식에는 접근할 수 없게 된다. 생존 메커니즘이 통제권을 장악하면서 두려움의 화학물질이 몸속에 넘쳐난다. 그것으로 상황이 종료된다.

만일 안전하다고 느끼면, 뇌는 다음 질문으로 넘어간다.

② **어떤 법칙을 따르고 있는가?**: 외면의 법칙을 따르고 있다면 생각, 느낌, 뇌화학작용을 비롯한 모든 것이 몸의 생존을 유지하면서 최대한 편안하게 지내겠다는 의도에서 움직인다. 이제는 개인적으로 당신에게 옳은 일을 하는 것이 생사의 문제가 된다. 외면의 법칙은 단순한 자극-반응 보상과 처벌의 버튼을 누른다. 그러면 옳다고 믿는 무언가를 해서 거짓된 자부심을 느끼거나 아니면 그저 처벌을 피할 수 있는 행동을 한다. 잘못됐다고 믿는 무언가를 하면, 완전히 새로운 종류의 버튼인 죄책감, 수치심, 하찮음, 이중생활 같은 버튼을 누른다. 그러고 나면 다음 질문으로 넘어간다.

③ **당신은 누구인가?**: 질문 ②의 답이 '외면의 법칙'이었다면, 마

음이 그와 연관된 정체성 버튼, 예를 들면 '나의 가치는 내가 하는 것과 하지 않는 것, 가지고 있는 것과 가지고 있지 않은 것에 따라 정해진다'고 말하는 버튼을 누른다. 이런 법칙에 따라 산다면 당신은 유일무이하며 재능이 있고 세상에 많은 도움이 되는 사람이라고는 거의 믿지 않으며, 설사 믿더라도 오만이 뒤따른다. 우월하다는 느낌과 열등하다는 느낌을 왔다 갔다 하는 반복적인 순환에 갇히며, 주위 사람들과의 비교를 통해 자신을 평가한다.

질문 ①에 안전하다고 답했고, 질문 ②에 '내면의 법칙'이라고 답했다면, 당신의 마음은 진정한 자신에 바탕을 둔 버튼, 예를 들면 '나는 좋은 사람이다. 난 필요한 모든 걸 가지고 있다. 난 유일무이한 존재다'라고 말하는 버튼을 누른다. 인생에서 해야 할 일을 하고, 경험을 음미할 수 있다. 고통스러운 일이 일어나더라도 회복할 수 있으며, 모든 것이 최선의 방향으로 풀려갈 것임을 믿고 신뢰할 수 있다(질문 ①과 질문 ②는 일반적으로 같은 방향이어서, 둘 다 긍정적이거나 둘 다 부정적이다).

세 가지 질문으로 구성된 순서도를 거치고 나면, 마음은 당신이 선택한 법칙을 현재 상황에 적용한다. 외면의 법칙을 선택했다면 마음은 "좋아, 그렇게 선택했다면"이라고 말하고 두려움과 그와 연관된 모든 것을 지시한다. 우리는 어떤 법칙을 따를 것인지 선택할 수 있다. 하지만 일단 선택을 하고 나면, 다른 선택을 내리지 않는 한 우리가 하게 될 경험을 이런 내면의 체계가 결정한다. 마음이 첫 번째로 누르는 버튼은 스트레스 버튼이다. 우리가 모든 것이 문제없게 해야 한다고 생각하거나, 여러 차례 시도했지만 불가능해서(내 경우가 이랬다) 제대로 해보려는 시도를 이미 포기했기 때문이다. 스트레스의 목적은 우리가 하루 더 생존할 수 있게 하는 것이다.

반면 내면의 법칙을 선택한다면 마음은 완전히 다른 버튼을 누른다. 그리고 이렇게 물을 것이다. "좋아, 지금껏 그 일이 즐겁지 못했지만 지금 이 상황에서 어떻게 하면 그 일을 즐길 수 있을까? 어떻게 이 상황에서 관계를 우선시할 수 있을까? 앞으로 30분 동안 무엇을 하게 되든 어떻게 하면 그 일을 사랑에 뿌리내린 상태에서 할 수 있을까? 세상을 더 나은 곳으로 바꾸고, 가족을 보다 좋게 바꾸고, 최선의 자기 자신이 되고, 행복해지기 위해 무엇을 할 수 있을까?"

외면의 법칙을 선택한 경우라면 이런 것들이 무의식의 레이더 화면에 잡히지조차 않을 것이다! **의식**의 레이더 화면에 잡힐 가능성은 있다. 어쩌면 의식적인 마음이 온통 이런 생각에 사로잡혀 있을 수도 있다. 하지만 무의식은 우리의 좋은 의도에 끊임없이 역행할 것이다. 그것이 바로 삶의 중요한 영역에서 최선인 행동을 지속적으로 하기가 힘들고, 자신에게 최선이 아님을 알면서도 이를 계속해서 하는 이유다.

마음은 날마다, 새로운 경험을 하게 될 때마다 이 3단계 과정을 10억 분의 1초 안에 실행한다. 사람들 대부분은 질문 ①에서부터 막힌다. 기억에 오류가 너무 많아서 완벽히 안전하다는 느낌을 결코 느끼지 못하기 때문이다. 설령 질문 ①을 통과했더라도, 질문 ②에서 주로 걸린다. 절대다수의 사람들은 보통 자신이 선택한 것이 유일한 법칙이라 생각하고 잘못된 법칙의 지배를 받기 때문이다.

내면의 상태와 몸의 화학작용 측면에서, 기억 오작동은 마치 우리가 가스레인지를 켤 때마다 소방대가 집에 출동하는 것과 마찬가지다! 그러면 저녁 식사 준비를 할 때마다, 소방대가 사람들을 구조하려고 요란하게 사이렌을 울리며 출동할 것이다!

자, 만일 집에서 그런 일이 벌어진다면 요리를 중단하고 어떤 대가가 따르더라도 가스레인지를 사용하지 않기로 결정할 것인가? 아니면 귀마개를 마련해 쓰고 최대한 참으면서 가스레인지를 사용할 것인가? (그렇지만 그런 최선의 노력에도 불구하고 결국에는 포장음식으로 저녁을 때우는 일이 너무 잦아서 건강을 해치게 되지 않을까?) 귀청 떨어지는 소음이 덜 괴롭게 느껴지도록 매일 아침 몇 시간씩 명상을 할 것인가? 그렇지는 않을 것이다! 우리는 이렇게 생각할 것이다. **'이크, 화재경보기가 완전히 오작동하는군.** 고치거나 바꿔야겠어.' 해로울지 모르는 다른 방법에 얽혀 드는 건, 오로지 화재경보장치를 고칠 수 없다고 생각하는 경우뿐이다.

이것이 바로 생사 반응에서 벌어지는 일이다. 기능에 오류가 있는 것이 분명함에도 우리는 그것을 고치는 데 가까워지는 방향으로는 접근하지 않는다. 단지 고장 난 화재경보장치를 고칠 수가 없다거나, 끊임없이 스트레스를 받는 것이 정상이라고 생각한다. 잠시 멈춰서 더 나은 방법이 있지 않은지 알아보려고 하기보다는 그저 할 수 있는 최선의 노력을 다하면서 하루하루를 버텨낸다.

코르티솔의 지속적인 방출이 몸에 끼치는 부정적인 영향을 줄여보려고 미친 듯 운동하고, 건강보조식품을 챙겨 먹고, 엄청나게 깨끗한 음식을 골라 먹거나, 아니면 그냥 포기한다. 혹은 스트레스에 사로잡혀 날뛰는 생각과 감정에서 조금이라도 벗어나려고 몇 시간씩 앉아서 명상을 한다. 단기간의 격렬한 기쁨과 흥분을 유발하는 극단적인(그리고 건전하지 못한) 행동을 하거나, 술을 마시거나, 마약류에 손을 대기도 한다. 그리고 모두가 절대 대처할 필요가 없는 것에 대처한다. 그러나 실제로 그런 문제는 오작동하는 화재경보장치나 바닥에 고인 물처럼 고쳐야 **마땅하다!**

우리는 자신의 의미, 목적과 단절된 기분을 느낀다. 행동이 투쟁-도피 반응에 좌우되기 때문이다. 내면의 화재경보기가 오작동해서 생긴 고통을 피해 달아나거나, 어떤 것이 됐든 일시적으로 거기서 벗어나게 해주는 쾌락을 좇는다.

인간이 어떻게 살도록 만들어졌는지를 다시 생각해보자. 내면의 화재경보는 진정한 위급 상황에만 울리게 되어 있다. 만약 우리가 주로 사랑, 기쁨, 평화 속에서 살고 펼쳐질 하루를 기대하면서 성장했는데, 어느 날 모든 사람의 내면의 화재경보기가 갑자기 지금처럼 오작동한다면 전 세계가 극심한 공포에 빠질 것이다! 아마 그 상황을 인류에게 닥친 최악의 전염병으로 받아들일 것이다. 의식적인 마음과 양심이 무의식과 긍정적인 조화를 이루고, 거의 항상 긍정적인 행동이 저절로 흘러나오는 것이 어떤 기분이었는지를 모두가 기억할 것이기 때문이다. 하지만 기억 오작동이 수천 년에 걸쳐서 점진적으로 진행되어(마치 냄비

속의 개구리가 물이 조금씩 뜨거워지는 것을 눈치채지 못하다가 죽는 것과 마찬가지로) 다들 이것이 정상이라고 생각한다. 주위 모든 사람도 똑같이 이렇게 살고 있기 때문이다. 그러나 대단히 깊은 곳까지 떨어졌다는 비극적인 사실에는 변함이 없다.

인생을 마감할 때가 되어서야 비로소 삶을 돌아보면서 이렇게 생각한다. **'어쩌다가 이 지경에 이르렀을까? 삶을 다시 살 수 있다면 얼마나 좋을까…'**

우리에겐 이와 다른 길이 있다.

1장에서 좌뇌에 아주 중요한 기능이 있다고 언급했는데, 바로 그 기능을 이용하는 것이다. 좌뇌에는 인생의 어느 시점에든 내면의 법칙을 따르기로 선택할 수 있게 해주는 가장 중요한 기능이 있다.

내면의 법칙을 선택하는 것은 인생에서 제일 중요한 선택이다. 이것을 얻으면, 모든 것을 얻게 된다.

지금까지 어떻게 살아왔는지에 관계없이 우리에게는 선택권이 있다. 자신에게 이익이 되는 것을 선택할 수도 있고, 아니면 이 순간에 좋은 기분이 드는 것을 우선시하며 고통, 쾌락, 최종결과에 상관없이 사랑을 추구하는 데 전념하기로 선택할 수 있다.

이런 선택에는 어떤 의미가 있을까? '설사 즐거움은 못 누리고 고통을 더 많이 겪을지 모르지만, 어떤 어려움이 있어도 나는 지금 이 순간 최선을 다해서 사랑에 전념한다. 나는 모든 걸 쏟아붓는다. 주저하는 마음도, 만일을 위한 대비책도, 안전망도 없다. 영원히. 내가 원하는 것을 얻든 못 얻든 상관없이 말이다'라는 의미다.

로켓을 발사하기 전에는, 준비가 아직 안 됐는데 우발적으로 발사되는 것을 방지하기 위해서 로켓을 안전장치로 잠가둔다. 그러다가 카운트다운이 시작되고 지상의 우주비행 관제센터의 발사 시계가 0을 가리키면, 계획대로 안전장치가 해제되고 로켓이 발사된다.

우리 생명도 로켓과 같다. 마음의 안전장치는 우리의 생명을 잠가서 보호한다. 생명은 의식적인 마음이 충분히 발달해서 내면의 법칙과 외면의 법칙 중 하나를 선택할 때까지 그런 안전장치에 잠겨 있어야 한다. 지상에 있는 로켓에 안전하게 앉아 있는 상태로 목숨을 잃을 위험은 없지만 시속 수천 마일의 속도로 상공으로 돌진할 때는 죽을 수도 있다. 비행 계획이 안전하게 수립됐다고 믿기 전까지는 마음이 로켓(즉 우리 생명)을 지상에 묶어두려고 하는 이유가 바로 그것이다. 안전이 확인됐을 때에라야 비로소 이륙해서 하늘로 날아오를 수 있다.

내면의 법칙을 전적으로 따르려면 최종결과를 포기해야 한다. 어떤 최종결과를 말하는 걸까? **모든 결과**를 의미한다. 사랑받게 될까, 미움받게 될까? 부자가 될까, 가난해질까? 인기가 많을까, 없을까? 건강할까, 만성질환에 시달릴까? 사람들이 나를 좋아할까, 싫어할까? 힘들게 노력해야 할까, 쉽게 해결될까? 이를 비롯한 모든 최종결과를 통제하는 것을 포기해야 한다. 이제부터 결과를 통제하는 것은 우리가 할 일이 아니다. 사랑이 맡아 처리할 일이다. 사랑은 우리보다 수백 배는 더 강력하다. 이런 선택을 내렸던 고객들에게서 늘 다음과 같은 말을 듣는다. "세상에, 암이 사라졌어요!", "제가 꿈꿨던 것보다도 더 큰돈을 벌게 됐어요. 어떻게 이런 일이 일어났을까요?"

나는 개인적으로 우리 삶의 목적은, 두려움이 아닌 사랑을 선택하는 것이라고 믿는다. 그렇다. 바로 사랑이다. 그런데 사랑을 선택할 것인지 두려움을 선택할 것인지는 각자의 선택이다. 날마다 잠자리에서 일어날 때, 우리에게는 인생 전체가 어떻게 펼쳐질지를 결정할 기회가 있다. 날마다 두려움이 아닌 사랑을 선택할 기회가 있는 또 다른 하루를 맞이하는 것이다.

마음은 우리가 무엇을 선택할지를 알아보려고 계속해서 우리를 지켜본다.

나는 마음이 상황을 이렇게 본다고 생각한다. 마음은 사랑의 에너지가 의식적인 노력보다 수백만 배는 더 강하다는 것을 안다. 그렇기 때문에 사랑은 유일하게 육체의 생존보다도 중요하다. 무슨 일이 있어도 사랑을 우선시하겠다고 선택하기 전에는, 죽음을 피하는 것만이 중요한 문제다. 생존해서 하루를 더 맞이해야 사랑을 선택할 기회를 한 번 더 얻을 수 있기 때문이다. 사랑을 선택하면 죽음은 가장 중요한 문제가 아니라 부차적인 문제가 된다. 바로 그때 모든 것이 바뀐다.

만일 당신이 혼자 힘으로 그런 선택을 내린다면, 마음은 이렇게 발표할 것이다. "**주목!** 그녀가 지금 막 해냈다! 안전장치를 제거하라! 자유롭게 날아가게 하자!"

내면의 법칙을 따르고, 최종결과에 상관없이 바로 이 순간 사랑 안에서 살기 위해 최선을 다하기로 약속하면, 안전장치가 제거되면서 당신의 삶은 하늘 높이 솟아오른다.

어째서 그럴까? 이제는 안전하기 때문이다. 당신은 마침내 삶에서 무엇이 가장 중요한지를 깨달았으며, 그렇다는 사실을 마음이 안다.

당신은 삶을 얻었다!

이렇게 할 때 우리는 최상의 자원(양심과 그에 함께하는 의식적인 마음)에 다시 접근할 수 있고, 그 자원이 본래의 역할을 해서, 관계된 모든 당사자가 항상 원-윈-윈 하는 기적 같은 결과를 만들어낸다.

내 경우는 이런 식으로 그 사실을 경험하게 됐다. 아내 호프가 쫓아낸 뒤로 나는 완전히 상실감에 빠져 신을 향해 이렇게 말했다. "**이제는 당신이 계시는지조차 잘 모르겠습니다.**" 손에 넣을 수 있는 모든 종교 경전과 서적을 읽고, 그것을 수십 년 동안 연구했던 사람들에게 물었다. 현자들을 찾아가서 끝없이 많은 질문을 쏟아냈다. 그 어느 때보다도 열심히 기도하고 명상했다.

그러다보니 인생에서 가장 심오한 영적 관점의 전환이 일어났고, 그 내용은 저서 《러브 코드》에서도 설명했다. 신이 이렇게 말하는 것이 느껴졌다(귀로 들을 수 있는 소리가 아니라 머릿속 생각으로). "너는 아내를 사랑하지 않을 뿐 아니라, 사랑이 무엇인지조차 모르고 있다."

내가 들은 건 그게 전부다. 더 듣고 싶었지만, 그것 외에는 들을 수가 없었다.

그래서 도서관에 가 모든 사전, 학술 교재, 종교 서적을 찾아보면서 사랑의 정의가 무엇인지 찾았다. 종교 지도자들, 내가 존경하는 사람들과 대화를 나눴고, 심지어 아는 변호사와도 만났다.

결국에는 그 목소리의 말이 옳다고 믿게 됐다. 돌이켜보면 아내가 나를 위해 모든 것을 해주고 맞춰주는 동안에 나는 오로지 나를 위한 섹스, 음식, 재미만 중요하게 여겼다. 그런 깨달음이 들면서, 사랑이란 어떤 일이 있어도 관계에서 온전히 존재하는 것을 의미한다는 믿음이 생겼다.

나는 전혀 그런 식으로는 살고 있지 않았다. 오히려 비즈니스 거래에 가까운 삶을 살았다. 아내를 진정으로 사랑하려면 통제를 내려놓아야 했다.

그 무렵 영적 멘토인 래리 네이피어 Larry Napier를 만나게 됐고, 그에게 두 가지 법칙을 배워나갔다.

나는 밤에 끔찍한 악몽을 꾸면서 식은땀을 흘렸다. 외면의 법칙이 내 안에 너무 깊이 물들어 있어서였다. 외면의 법칙은 몹시 강력해서, 존재의 모든 부분에 촉수가 닿았다. 거의 엑소시즘(악마나 귀신을 쫓아내는 의식-옮긴이)에 가까운 기분이 들었다.

평생 외면의 법칙이 유일한 삶의 법칙이라고 믿으며 지내왔다. 외면의 법칙은 선택이 아닌 현실이었다. 즉 삶에서 성공하려면 어떻게 해야 할지를 알아낸 뒤에 계획을 세우고, 그 계획을 실현하기 위해 열심히, 더 열심히 노력해야 했다. 나는 계속 이렇게 생각했다. '**이 법칙은 협상할 수 있는 게 아니야. 내면의 법칙을 선택할 수 있다고 말하는 건 건 지구가 평평하다는 사실을 선택하겠다고 말하는 것과 같아. 세상에는 우리가 선택할 수 있는 것들이 있지만, 이건 선택 가능한 일이 아니야!**'

그런데 약 6주가 지났을 때, 래리가 가르쳐준 법칙이 실제로 존재한다는 것을 알고 그 법칙을 의식적으로 선택하게 됐다. 믿기만 한 것이 아니라 확실히 **알았다**.

변화는 어느 날 밤, 신처럼 느껴졌던 존재가 질문을 던지면서 일어났다. 그 존재는 이제 사랑이 진정으로 무엇인지를 알게 됐으니, 아내와 나의 관계에서 변한 것이 아무것도 없더라도 아내를 위해 사랑을 택하겠느냐고 물었다. 그 어떤 안전망, 대비책, 주저함도 없이 말이다. 곧바로 대답을 하지는 못했다. 당시 아내는 이혼을 원했다. 그 말은 내가 사랑을 선택하면 아내가 다른 사람과 결혼해서 아이를 낳고 살더라도 아내를 사랑하겠느냐는 의미였다. 내가 정말 흔쾌히 그렇게 할 수 있을까?

며칠 동안 생각하고 기도한 끝에 마침내 결정 내릴 수 있었다. '그렇다. 그렇게 되더라도 나는 아내를 사랑할 것이다.' 아무런 조건 없이 전적으로, **영원히**. 마음속 깊은 진심에서 나온 생각이었다.

내 마음이 기다리던 것이 바로 그 선택이었다. 그 순간 나는 충격에서 벗어났고, 무엇이 나를 위한 최선인지를 알 뿐 아니라 실제로 그렇게 할 힘을 가진 양심과 완전한 의식적인 마음에 접근할 수 있었다.

그 순간은 내가 어릴 때 했던 자기파괴적인 인생서약을 덮어쓸 수 있게 된 때이기도 했다. 마치 누군가가 내 안에 있는 소프트웨어 프로그램을 꺼낸 뒤 다른 프로그램을 집어넣은 것 같았다. 내 노력은 전혀 안 들었다. 누군가가 3인칭 시점에서 나를 관찰하며 '우와, 어떻게 그런 일이 벌어진 거지?'라고 생각하는 것과 거의 비슷한 기분이었다.

사랑을 선택할 때 벌어지는 가장 멋진 일은 마음이 생전 처음으로 오류가 가득하며 두려움에 바탕을 둔 기억에 우선순위를 두지 않고, 사랑에 기초한 기억을 우선한다는 점이다. 나는 다시 아이가 된 기분이었다. 학교에 입학하기 전 어린 시절에 느꼈던 사랑과 행복을 성인의 논리와 이성을 그대로 유지한 채로 느꼈다.

아내에게 쫓겨난 지 약 6주 만에, 아내와 다시 만나 데이트했다. 나중에 들으니 아내는 그때 나를 보자마자 내가 완전히 달라졌다는 걸 알았다고 한다. 우리는 재결합식을 올렸다. 우리 두 사람의 사랑은 과거 어느 때보다도 깊어졌으며 이후로도 늘 똑같이 유지됐다. 나는 평생 느껴본 적 없는 열정으로 아내를 사랑했고, 아내도 나에 대해 똑같은 감정을 느꼈다. 우리는 시도 때도 없이 포옹하고 입맞춤했다. 정말이지 너무 좋았다.

모든 일을 겪은 뒤 놀라운 특효약을 발견했다고 확신하면서 상담하는 고객들에게 신나게 이 방법을 가르쳤다. 그런데 세상에, 단 한 사람도 이를 실행해내지 못했다.

왜였을까? 여전히 결과를 자기 마음대로 통제하면서, 의지력으로 이 방법을 실천하려 애썼기 때문이다. 다시 말해서 외면의 법칙에 따르면서 사랑을 맹세하려 했던 것이다. 그런 식으로는 절대 효과가 나타날 리 없었다.

즉각적인 변화가 모든 사람에게 나타나는 건 아니라는 사실을 그때 깨달았다. 그 뒤로 몇 년 동안 순차적으로 진행되는 기억 엔지니어링 과정을 고안했는데, 이 방법은 거의 모든 고객에게 효과가 있었다.

어째서 고객들 대다수는 기억을 바꾸기 위해 더 기계적인 과정이 필요했지만, 나는 그런 즉각적인 변화를 경험했던 걸까?

내가 더 내려갈 곳이 없는 밑바닥까지 내려갔기 때문이라고 생각한다. 실제로 나처럼 인생에서 바닥까지 내려갔을 때 즉각적인 변화를 이룬 사람들을 많이 만났다. 만일 내가 이런 유형의 기계적인 과정을 조금 더 일찍 알았다면 애초에 그렇게 밑바닥까지 내려가는 경험을 하지 않았을지도 모른다.

고객들을 보며 이를 확인할 수 있었다. 사람들은 기억 엔지니어링 기법을 사용할 때, 최악의 상태에 이를 일 없이 극적인 변화를 이루어 냈다.

그것이 이 책을 쓰게 된 이유다. 당신도 손쓸 수 없는 최악의 상태까지 내려갈 필요가 없다. 수많은 고객이 자유의지를 되찾고, 기억을 치유하고, 마음, 정신, 몸, 영혼이 본래 의도된 대로 살아가는 놀라운 삶을 살게 되었던 것을 내가 지금껏 보아왔기 때문이다.

당신이 겪는 지속적인 스트레스 반응은 오늘날 일반적인 현상일지 모르지만 **정상은 아니다.** 그것은 오작동이며, 오작동하는 부분을 고칠 수 있다. 바로 2부에서 우리가 배우게 될 내용이다.

PART 2

기억 엔지니어링 기법

THE MEMORY CODE

CHAPTER 07 에너지 의학 개론

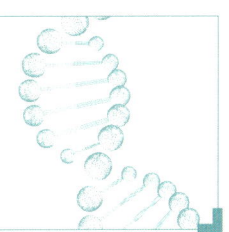

기억 엔지니어링 기법을 이야기하기 전에, 두 가지 기초적인 개념인 **에너지 의학**과 **기억 엔지니어링**에 대해 알아보고 넘어가는 작업이 필요하다.

언젠가 친구인 윌리엄 틸러와 점심을 먹으면서 이렇게 물었다. 그는 스탠퍼드대학교 물리학과 학과장을 지낸 학자다.

"평생 아인슈타인의 그 유명한 공식인 $E=MC^2$에 대해 들었는데 아직도 이해가 안 가. 그게 대체 어떤 의미야?"

"아, 그거." 그가 답했다. "실은 아주 간단해. 공식의 한쪽 변은 에너지이고, 다른 쪽은 그 밖의 모든 것이야." 우주에 있는 모든 것의 본질은 에너지다. 그가 스탠퍼드대학교에 있을 때 했던 연구를 바탕으로 한 "미래 의학은 몸의 에너지를 통제하는 것이 기본이 될 것이다"라는 말은 꽤 널리 알려져 있다.

에너지 의학은 모든 것이 에너지에서 만들어진다는 인식에 기초한다. 우리가 감지하고 측정할 수 있는 모든 것의 바탕에는 특정한 에너지 주파수를 만드는 본질적인 에너지 패턴이 있다. 그 안에는 육체뿐 아니라 생각, 느낌, 경험도 포함된다. 간단히 말해서 에너지 의학이란 인간의 모든 문제(감정, 지성, 육체, 영혼, 혹은 이 모든 것의 문제)의 근원에 있는 에너지를 조절하고 바꿔서 긍정적인 효과를 창출하는 것이다.

노벨상 수상자인 얼베르트 센트죄르지 Albert Szent-Györgyi, MD, PhD 는 "이전의 모든 문화에서 치유는 사람 몸의 에너지를 움직이는 방식으로 이루어졌다"라고 말했다. 믿기 힘들지 모르지만, 전적으로 사실이다. 에너지 의학 분야의 출발은 적어도 기원전 1,500년 전으로 거슬러 올라간다.

이런 생각이 들 수도 있다. '**좋아, 만일 그게 사실이라면 어째서 내가 지금껏 못 들어봤지? 그동안 어디 있었던 거야?**' 실은 당신도 분명히 들어본 적이 있다. 굳이 에너지 의학이라고 부르지는 않았을지 모르지만 말이다. CT 촬영CT scans, 자기공명영상법MRI, 신장결석에 대한 쇄석술 치료, 요가, 태극권, 침술, 기氣 치료, 일부 명상법 등은 모두 에너지 의학 기술들이다.

에너지 의학(많은 이들이 에너지 심리학이라고 부르는 분야도 포함된다)은 지난 20년 동안 급격히 성장했다. 힐링 코드는 에너지 의학 기술이며, 내가 2001년에 힐링 코드에 관한 첫 번째 책을 썼을 때 에너지 의학은 사람들이 쉽게 접하는 주류와는 거리가 한참 멀었다. 2007년에 오즈 박사Dr. Oz는 에너지 의학이 앞으로 의학분야에서 큰 개척지가 될 것으로 예측했다. 그 예측이 현재 실현되고 있다. 사실 이 분야는 모든 건강 관련 영역에서 가장 빠르게 성장하고 있다. 어째서일까? 그 이유는 세 가지다. 효과가 있고, 돈이 별로 안 들고, 부작용이 없어서다.

내가 거주하는 도시 내슈빌이 좋은 예다. 처음 힐링 코드로 사람들의 치유를 돕기 시작했을 때 우리 상담실은 지하에 있었다. 내슈빌에 사는 사람들에게 내가 하는 일을 이야기하면 "오, 흥미로운 이야긴데요"라고 대꾸하며 재빨리 화제를 바꾸곤 했다. 그 무렵 내가 하는 일을 캘리포니아, 유럽, 아시아에 거주하는 사람들에게 소개하면 사람들은 "오, 정말 대단하네요. 더 자세한 내용은 어떻게 해야 알아볼 수 있지요?"라고 물었다.

오늘날 우리 회사의 고객은 미국 50개 주 모두, 그리고 전 세계적으로 172개 국가에 분포하는데, 사실상 모두 입소문으로 사람들에게 알려졌다. 이제는 내가 하는 일을 내슈빌 사람들에게 소개하면 "오, 세상에 정말 대단하네요. 어떻게 하면 더 자세히 알아볼 수 있지요?"라고들 물어본다. 시간이 흐를수록 사람들이 바뀌고 있다!

최근에 두 아들과 같은 연령대인 밀레니얼 세대 집단과 대화를 나눈 적이 있다. 놀랍게도 이 세대 집단에서는 '에너지'가 일상적인 대화의 일부라는 사실을 대화에 참가했던 젊은이들에게 전해 들었다. 이들은 "나를 위해 기도해줘"라거나 "사랑을 보내줘"가 아니라, "좋은 에너지를 보내줘"라는 말을 주고받는다. 이들은 자신이 아는 거의 모든 사람이 에너지 치유와 치료를 아주 긍정적으로 받아들인다고 말했다. 그 말을 듣고 '우와 대단한걸!'이라는 생각이 들었다. 젊은 세대에 에너지 치유가 이처럼 널리 퍼져 있는지는 전혀 몰랐다.

에너지 의학은 날이 갈수록 주류가 되어간다. 미국심리학회APA는 최근 종합에너지심리학협회Association for Comprehensive Energy Psychology, ACEP에 평생교육 학점을 지원하겠다고 승인했으며, 전문가들은 이 기술을 의료 현장에서 사용하고 보험 적용까지 허용하는 방안에 대한 승인이 임박했다고 보고 있다. 나는 최근 미국프로농구협회NBA 결승에서 프로 농구선수들이 전속 침술사와 에너지 전문가를 두고 있다는 사실을 알게 됐다. 사람들이 팔에 에너지 밴드를 찬 모습을 자주 보았을 것이다. 에너지 의학은 오늘날 전 세계 사람들에게 긍정적인 영향을 미치며, 수천 년 동안 그런 영향을 유지해왔다.

이중맹검 연구에 대한 일언

에너지 의학이 전 세계에서 수천 년 동안 사용됐고, 사람들이 에너지 의학의 도움을 받고 특히 아무 방법도 효과가 없을 때 에너지 의학에 기대는 경우가 많으며, 에너지 의학의 효과를 입증하는 연구가 점점 더 많이 나옴에도 불구하고, 이중맹검을 이용한 과학적 연구법으로 충분히 '검증'되지 않았다는 이유만으로 에너지 의학에 대해 더 자세히 알아보는 것을 무의식적으로 거부하는 사람들이 여전히 있다.

책 서두에서 이중맹검법에 대한 개인적인 의견을 밝혔다. 여기에서는 이중맹검 연구가 어떻게 과학 연구에서 최적의 표준으로 여겨지게 됐는지 간략히 언급하고 넘어가려 한다. 이 모든 것은 전염병인 천연두가 유행하면서 시작됐다. 수천 명에서 많게는 수백만 명에 이르는 사람들이 죽어나갔지만 아무도 손을 쓰지 못했다. 그러다가 화학물질인 백신으로 상황을 종식할 수 있다는 사실이 발견됐다.

그전까지는 얼베르트 센트죄르지가 말했듯이 치유는 대부분 자연에서 얻은 재료를 사용하고 에너지를 바꾸는 방식으로 이루어졌다. 그런데 어째서 수세기 동안 그토록 효과가 있었던 자연적이며 에너지에 기반을 둔 의학이 사람들에게 거부당하고, 오늘날에는 그것을 기이하고, 비주류이며, 신비적인 분야로까지 느끼기에 이르렀을까?

나는 이 같은 현상이 두려움의 결과라고 믿는다. 끔찍한 일이 벌어지면 사람들은 공포와 충격을 받은 상태에서 반응한다. 가족들이 흑사병에 걸리진 않을까, 아이가 천연두에 걸리진 않을까 모두들 두려워한다. 그러다 갑자기 의학분야가 화학물질로 병을 치료하는 방법에 온 관심을 기울였다. 그리고 시간이 흐르면서 인공적으로 만든 제약이 에너지 의학을 완전히 대체해 표준 치료법으로 자리매김했다. 이중맹검 연구는 화학물질이 의도된 기능을 하는지, 그 효능이 부작용보다 훨씬 큰지를 명확히 알아내기 위한 최적의 표준으로 쓰였다.

백신은 사람들의 생명을 구한 훌륭한 발견이었다. 실제로 목숨을 위협하는 위기에 처했을 때는 그 방법이 꼭 필요할 때도 있다. 하지만 연구분야로서의 조제학을 생각할 때, 우리가 처한 상황은 원치 않는 것을 없애려다가 소중한 것까지 함께 잃게 된 형국이다. 너무 심각할 정도로 균형이 깨져서, 자연적이고 에너지에 기반을 둔 의학이 상당히 효과가 있으며 그것 때문에 다치거나 목숨을 잃는 사람은 거의 없다는 사실을 잊었다.

그렇지만 최근 에너지 의학이 급격히 재부상하면서, 보다 균형 잡힌 긍정적인 방향으로 나아가고 있다고 본다.

다시 말하지만 나는 과학적인 연구법이나 표준 의료 체계에 반대하지 않는다. 그러나 자연과 에너지 건강 분야의 여러 처치법을 의학적으로 실험할 방법은 없다. 예컨대 아버지가 자신을 때린 기억이 낮은 자존감에 영향을 끼쳤는지를 측정할 의학 실험은 존재하지 않는다.

따라서 나는 에너지 의학의 아직 증명되지 않은 진실을 뒷받침할 증거를 찾기 위해 이중맹검 연구에 의존하기보다는 다른 출처들을 고려한다.

① **고대의 문헌:** 고대의 경전과 철학서에는 지혜가 가득하다. 우리가 그 대부분을 아직 증명하지 못한 것뿐이다. 나는 '고대인들은 어떻게 이야기했는가?'를 우선 생각해본다. 스마트폰, 텔레비전, 인터넷이 없던 시대를 산 그들은 날마다 몇 시간씩 함께 둘러앉아서 일상의 쟁점에 관해 이야기 나눴다. 그 시대 과학자와 의료인들은 화학물질만 찾지 않았다. 사실 그들은 오늘날에 나와 있는 대부분의 약을 손에 넣을 방법이 없었다. 하지만 그들은 마음이 어떻게 작용하며, 자연에서 구할 수 있는 재료가 환자의 치유와 통증 감소에 어떤 효능이 있는지를 알아보는 방식으로 최선을 다했다.

② **신뢰할 만한 과학적 증거 또는 일화적 증거**(anecdotal evidence, 개인적 사례의 경험에 근거한 증언-옮긴이): 이와 관련해서 나는 친구 지미 네터빌의 조언을 따른다. 즉 해가 전혀 없고 효과가 상당히 일관적으로 나타나면, 주저하지 않고 그 방법을 사용한다! 장기적으로 상태가 호전되거나 통증이나 증상이 정말로 나아지면, 어떻게 그런 효과가 나는지를 완벽히 이해하지 못하더라도 그 사람들이 무엇을 했는지 알아보는 것이 중요하다. 그런 일이 있으면 내게 이야기해주기 바란다. 그래야 내가 아는 사람들에게 전할 수 있으니 말이다.

③ **마음과의 공명**: 이 방법은 부연설명이 조금 더 필요하다. 립턴 박사는 공명의 경험을 거의 늘 옳은 '느낌 vibe'이라고 지칭했다. 이것은 급브레이크를 밟아서 사고를 모면하는 찰나의 순간에 일어난다. 우선은 의식적인 마음이 눈치채지 못한 정보를 몸이 인식한다. 그러면 뇌가 오른 발을 액셀러레이터에서 떼고 대신 브레이크를 밟으라는 전기신호를 보내서, 무슨 일이 벌어지는지 의식하기도 전에 급정거해, 바로 앞에서 갑자기 멈춰 선 차를 들이받는 사고를 모면한다.

이런 작용은 실은 우리가 결정을 내릴 때마다 일어난다. 의식의 의도에 관한 연구가 밝혔듯, 의식적으로 무언가를 결정하기 1초 전에는 뇌에서 전기자극이 나타난다. 의식적인 마음이 관여해서 전기신호를 보내기 전에 마음은 이미 엄청난 양의 데이터를 인지하고 처리해서 어떻게 해야 하는지를 의식적인 마음에 알린다. 나는 우리 몸이 차 사고를 피하는 것 같은 극단적인 상황뿐 아니라 치유의 양상과 관련해서도 그와 같은 작용을 한다고 믿는다.

이 분야에 발을 들여놓은 지 얼마 안 됐을 때, 필드 제어 요법 field control therapy 이라고 불리는 기술을 개발한 사벨리 유르콥스키 Savely Yurkovsky, MD 와 함께 연구했다. 유르콥스키에 따르면 모든 세포에는 눈에 안 보이는 '조종사'가 있는데, 이 조종사들은 존재하는 다른 모든 세포의 조종사들과 연결된다. 존재하는 모든 세포는 **초양자** super-quantum 라고 알려져 있다. 이런 조종사들은 어떤 방식인지는 모르지만 서로 의사소통을 할 수 있어서, 우리를 구하기 위해 세포들이 예측 불가능한 방식으로 행동한다. 나는 이 현상이 도저히 알 수 없는 것들을 아는 사람들의 실제 감춰진 이야기라고 믿는다. 아인슈타인은 이것을 '멀리서 일어나는 작용 action at a distance'이라고 지칭했고, 어떤 사람들은 '초감각적 지각 extrasensory perception, ESP'이라고 부르기도 한다. 모든 세포가 어떤 식으로든 연결되어 있다는 것은 새로운 발상이 아니다. 대부분의 고대 종교와 영성은 이것을 '영혼'이라고 불렀다. 예를 들어 성경 로마서에는 "성령이 친히 우리 영으로 더불어 우리가 하나님의 자녀인 것을 증거하시나니"라는 구절이 있다.[1] 로마서 전체를 읽으면 이 의미가 다음과 같다는 것을 알게 된다. '저는 제가 알 방법이 없는 것을 알고 있으며, 그 근원은 제가 영혼이라고 부르는 것입니다.'

나는 유르콥스키가 초양자라고 불렀던 것이 브루스 립턴이 '느낌'이라고 불렀고, 고대 종교와 영성에서 '영혼'이라고 불렀으며, 오늘날 많은 이들이 '직감'이라고 부르는 것, 아인슈타인이 '멀리서 일어나는 유령 같은 작용'이라고 지칭했던 것, 그리고 내가 '공명'이라고 부르는 것과 모두 같다고 믿는다. 우리는 그런 공명을 더욱 잘 듣도록 훈련할 수 있다. 그렇게 하면, 자신이 올바른 길에 있는지를 아는 능력이 생긴다.

④ **결과:** 실제로 해보면 어떤 일이 일어날까? 실행했을 때 지속적으로 나은 방향으로 변화한 것이 있는가? 더 나빠진 것은 없는가?

⑤ **기도:** 개인적으로 가장 중요한 증거로 여기는 요소다. 나는 치유, 명확한 앎, 평화, 안내를 바라는 내 소망을 알리기 위해 더 높은 차원의 힘에 이야기하거나 그 힘과 '연결$_{plug\ in}$'된다. 나는 그 힘을 신이라고 부른다. 다른 사람들은 근원, 부처, 알라, 영혼, 상위 자아라고 부르기도 한다. 직관이나 의식의 힘을 이용하는 것에 대해 이야기하는 사람들도 있지만, 내 생각에 그것은 영적 차원의 높은 힘에 연결되는 것과는 다르다. 마음이 고요한 상태에서 요청하고 맑은 정신으로 귀 기울이면, 실제로 답을 받고 놀라게 될 것이다.

나열한 다섯 가지가 모두 같은 방향에 서 있는데 결과가 잘못됐거나 해로웠던 적은 지금껏 **결코 없었다.**

에너지 의학의 효험에 대해 이중맹검 연구를 이용해서 100퍼센트 실증적으로 뒷받침할 수 있는 확증적인 증거를 원한다면, 안타깝게 됐다. 에너지 의학이 어떤 작용을 하는지나 인체에 영향을 끼치는 부분의 작용을 측정할 시험은 현재 존재하지 않는다. 에너지 의학이 모든 사람에게 항상 효과가 있을까? 그렇지는 않다. 모든 사람에게 항상 효과가 있는 방법은 이 세상에 없다. 아내가 우울증을 앓았던 12년 동안 의사들이 권고했던 방법은 모두 임상 연구로 뒷받침되는 것들이었지만 전혀 효과가 없었다. 이른바 기적의 약이라고 불리는 방법도 전혀 듣지 않았다.

책의 서두에서 말했듯, 당신과 가족이 에너지 의학이 입증될 20년 뒤부터 효과를 누릴 수도 있고, 지금부터 바로 효과를 누릴 수도 있다.

현재 에너지 의학이 주류가 아닌 이유는 무의식적인 마음의 에너지 패턴을 아직은 안정적으로 측정할 수 없기 때문이다. 하지만 그저 우리가 적절한 기술을 아직 개발하지 못했을 뿐이다. 오즈 박사는 이렇게 말했다. "이제는 사실임을 마음이 알고 있지만 결코 측정할 수 없었던 것들을 조금씩 이해해가고 있다."

어째서 그가 '사실임을 마음이 알고 있는 것'이라고 말했을까? 입증된 에너지 의학 기술, 예를 들면 이 책에서 배우게 될 '기억 엔지니어링 기법'을 시도하는 사람 중 열에 아홉은 차이를 느낀다. 사람들 대부분은 기억 엔지니어링 기법이 작용하는 것을 약 10분 뒤부터 '느낀다'. 효과가 있다는 것을 마음속으로 안다.

하지만 관련된 글을 읽는 것만으로 효과를 경험하지는 못할 것이다. 실제로 해봐야 한다. 그 차이는 종이에 적힌 '물 한 잔'이라는 글을 읽는 것과 물 한 잔을 마시는 것의 차이와 같다. 혹은 그랜드캐니언의 사진을 보는 것과 직접 가서 보는 것의 차이와도 같다.

사진으로는 그랜드캐니언을 완전히 경험할 수 없다. 절대 불가능하다. 아주 약간 경험하고 어떤 영향을 미칠지 감을 잡을 수는 있지만, 장담하건대 생전 처음 전망대에 서서 절벽에 내리비치는 태양과 그 한복판을 관통해 흐르는 콜로라도강을 바라보며 느끼는 감정과는 차원이 완전히 다를 것이다. 이 감정을 사진을 통해 느낄 방법은 없다. 에너지 의학과 에너지 심리학이 급격히 부상하게 된 것은 사람들의 **경험** 때문이다. 그 경험을 공유하지 않고서 효과를 평가할 방법은 없다.

그러니 마음껏 인터넷에서 검색해보고, 원하는 모든 조사를 해보아도 좋다. 다만 오즈 박사가 말했듯 우리에게는 이런 것들을 충분히 심도 있게 측정할 수단이 없다. 하지만 효과가 있는지 여부를 마음이 알려줄 것이다.

에너지 의학 연구

그렇다고 에너지 의학에 대한 과학적 증거가 전혀 없다는 건 아니다. 1부에서 브루스 립턴 박사의 스탠퍼드대학교 연구에서 생각, 감정, 믿음(그는 이것들을 세포의 '환경'이라고 불렀다)이 생리작용에 변화를 일으켰던 결과를 소개했다.[2] 생각, 감정, 믿음이 에너지를 형성하고, 그 에너지가 세포 수준에서 검증 가능한 변화를 일으켰다.

에너지가 바뀌면 생리에 변화가 생긴다는 사실을 증명한 연구는 너무 많아 여기서 일일이 언급할 수 없다.[3] 그렇지만 최근에 진행했던 한 가지 연구를 잠시 언급하려고 한다.

우리 회사 힐링코즈Healing Codes에는 아주 정교하고 값비싼 검사장비를 갖춘 어느 수자원 회사와 연락이 닿는 사람이 있었다. 우리는 비물질적 에너지 파장이 측정 가능한 방식으로 물질 세계에 발현될 수 있는지를 확인하는 데 도움을 얻을 수 있는지 문의했다. 그 회사에서는 특정 고조파(高調波, 기본 주파수의 정수배가 되는 주파수의 사인파-옮긴이) 진동이 물의 생리에 미치는 영향을 알아보는 검사를 하고 있었다. 그들은 그중에서도 특히 구리를 테스트해달라는 요청을 받은 상태였다. 미국식품의약국FDA이 최근 구리에 MRSA 바이러스와 포도상구균 감염을 유발하는 미생물을 죽이는 효능이 있다고 승인했기 때문이었다. 그런 효과 때문에 요즘은 병원에서 감염을 줄이기 위해 카운터 위에 구리를 깔아두기도 한다.

수자원 회사는 밀봉된 생수병 하나로 실험을 시작했다. 본격적인 실험을 진행하기 전에 생수병을 열어서 검사해보니, 구리 함유량은 100만 분의 0, 즉 0ppm이었다. 그런 다음 고조파를 발생시키는 기기를 구리의 고조파에 맞춘 뒤 생수병 옆에 두었다. 두 번째로 검사했을 때는 구리 수치가 2ppm이었다. 수질 전문가들은 조류藻類를 제거하려면 구리의 함량이 0.5~1.5ppm은 되어야 한다고 조언한다. 2ppm이라는 수치는 물에 녹아 있는 해로운 미생물을 없애기에 충분하고도 남는 대단한

양이었다. 그곳 전문가는 실험 결과를 두고 "기이하다, 충격적이다"라고 묘사했다. 더 나아가 "이건 불가능한 일이다"라고까지 말했다.

참고로 그 수질측정장비는 어떤 종류의 고조파 진동도 측정하지 **않는다**. 그저 실제로 존재하는 물질적인 구리의 양을 검출해낼 뿐이다. 따라서 실험에 사용된 고조파 진동이 물질 형태로 존재하는 구리를 만들어냈다는 결론을 내릴 수 있다. 이 사실로 마음이 매우 불편해진 수질 전문가는 혼자 다른 종류의 실험을 해봤다. 그는 생수병에 실제 구리를 집어넣은 뒤 몇 시간을 놔뒀다가, 구리를 제거하고 물을 검사했다. 결과는 0ppm으로 아무 변화가 없었다. 비물질적인 구리의 원천(즉 구리의 에너지 파장)이 물질 형태의 구리를 만들어낸 것이 확실했다.

위의 실험에서 고조파 파장을 바꾼 힘은 에너지 수준에서 작용한다. 에너지가 바뀌자 물의 생리가 바뀌었다. 그리고 그런 에너지는 인간의 생리도 바꾼다.

지금으로부터 약 15년 전에, 아내를 위해 장미꽃 12송이를 샀다. 꽃을 샀던 건 아내에 대한 사랑이 지극해서였기도 했지만, 또한 이런 실험을 해보고 싶어서였기도 했다. 나는 12송이 중 서로 아주 비슷하게 생긴 2송이를 골라서 따로 두고, 나머지 10송이는 아내에게 건넸다.

꽃가게 직원 말에 따르면, 내가 산 장미는 모두 한 사람이 키웠고 같은 날에 딴 것이었다. 실험을 하는 동안 아들 해리가 사진을 찍고 모든 것이 제대로 진행되는지 옆에서 감독해주었다.

우선 장미 2송이의 줄기를 다듬고, 깨끗한 물 두 잔을 준비해 그 안에 1송이씩을 넣었다. 그런 다음 물잔 하나를 들고서 내 생애 가장 고통스러웠던 최악의 기억을 매우 강렬히 떠올렸다. 그 순간으로 기억을 되돌려 최선을 다해서 생생히 다시 경험했다. 그렇게 하면서 약 60초를 보냈다. 물잔을 내려놓은 뒤로는 절대 물잔에 손을 대지 않았다. 해리가 옆에서 지켜보며 철저히 확인했다.

이번에는 다른 물잔을 손에 들고 살면서 가장 행복하고, 사랑이 가득했던 최고의 기억을 매우 강렬히 떠올렸다. 이번에도 60초 동안 그 기억을 다시 생생히 체험하려고 애썼다. 역시 물잔을 내려놓은 후 다시는 만지지 않았다. 그로부터 49시간이 지난 후의 결과는 다음과 같다. 부정적인 기억을 떠올린 장미는 말라붙었고, 긍정적인 기억을 떠올린 장미는 멀쩡했다.

그리고 7일 뒤에 최악의 기억을 떠올리며 들었던 잔의 장미는 완전히 시들고 녹아내렸다. 반면 행복과 사랑의 기억을 떠올린 잔의 장미는 여전히 싱그러웠다.

이 결과를 찍은 사진을 강연에서 처음 소개했을 때, 청중석에서 누군가가 "저건 꼭 암에 걸린 것 같네요"라고 외쳤다. 꽃잎에는 큼직한 검

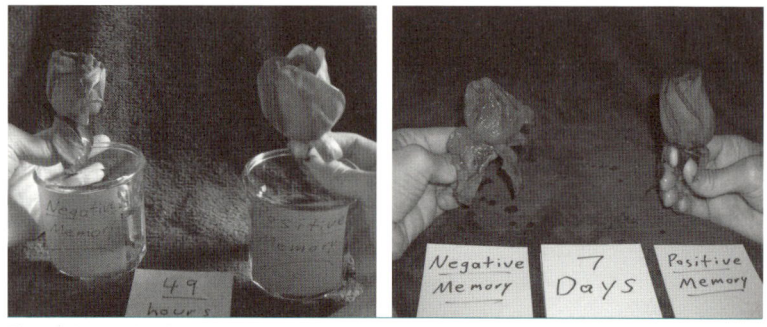

The Healing Codes © Copyright 2004-2017 Dr.Alex Loyd Services, LLC All rights reserved

은 반점이 뒤덮여 있었고, 만졌을 때 질감이 축축하고 끈적끈적했다. 장미가 그렇게까지 끈적끈적해진 것은 본 적이 없었다. 다른 장미는 물에서 꺼냈을 때 물기가 자연스럽게 흘러내렸고, 전혀 끈적이거나 축축하지 않았다.

아내는 내가 건넨 장미 10송이를 꽃병에 꽂아두고, 꽃이 오래가도록 생화 영양제를 줬다. 그런데 아내가 생화 영양제를 줬던 장미 10송이보다 실험에 썼던 최고의 기억을 떠올린 장미의 상태가 훨씬 좋았다. 60초 동안 떠올린 긍정적인 기억에 말 그대로 치유 효과와 노화를 늦추는 효과가 있었던 것이다.

이 실험은 내가 고안한 게 아니라, 딸기를 이용해서 같은 실험을 진행한 사례를 응용했던 것이다. 지난해 도쿄에서 열린 워크숍에 참석했던 어떤 사람은 내 책을 읽고 백미로 지은 밥으로 집에서 실험을 해봤다고 한다. 그가 실험 결과를 워크숍에서 소개했는데, 하나는 여전히 흰 밥 그대로였지만, 다른 건 밥이 진회색으로 바뀌고 검은 반점들이 잔뜩 덮여 있었다.

이 놀라운 차이는 부정적인 생각을 고작 60초 동안 했을 때 나타났다! 지금껏 삶에서 최소한 60초 동안 부정적인 생각을 했던 적이 한 번도 없는 날이 혹시 있었는가? 사람들 대부분이 내놓는 답은 '아니요'다. 나 역시 60초 이상 부정적인 생각을 한 번도 하지 않은 날은 지금껏 없었다.

이와 관련해 더 중요하게 고려할 사항이 있다. 당신의 간, 뇌, 위는 실험에서의 두 결과 중 어느 쪽이 되기를 바라는가? 자녀, 직업, 가장 중요한 인간관계는 어떤 결과에 이르기를 원하는가?

그러고 보면 우리가 병에 걸리는 것도 놀라운 일이 아니다. 오히려 그토록 많은 부정적인 생각과 감정을 흘려보내면서도 더 자주 아프지 않은 것이 놀라울 따름이다. 인체의 면역과 치유의 체계는 우리 모두가 겪는 기억의 퇴화 속에서도 우리를 최대한 건강하게 지켜주기 위해 훌륭히 일하고 있다.

기억을 위한 에너지 의학: 기억 엔지니어링

1부에서 알아봤듯이 기억은 삶에서 겪는 경험의 원천이다. 경험에는 생각, 느낌, 몸의 생리, 행동을 비롯한 모든 것이 포함된다. 우리는 시시각각 끊임없이 새로운 기억을 만들지만, 그 기억은 같거나 비슷한 기존의 기억에 의해 걸러지고 그 위에 형성된다. 기억을 바꾸는 것은 근원에서부터 삶을 진정으로 변화시키고, 이런 변화를 지속시킬 유일한 방법일지 모른다.

그렇다면 기억을 어떻게 바꿔야 할까? 모든 것이 에너지라면, 기억도 에너지로 만들어졌을 것이다. 그 말은 문제의 근원인 에너지를 바꿀 방법이 필요하다는 뜻이다. 러그 렌치(lug wrench, 귀 달린 너트를 풀거나 조이는 데 쓰는 스패너-옮긴이)를 양치질하는 데 사용하지는 않는다. 우리는 적합한 기능에 맞는 도구를 사용한다. 따라서 에너지에 문제가 있으면, 에너지가 바탕이 되는 해결방법이 필요하다. 우리에게 필요한 건

에너지에 기초한 기억 변화 도구상자나 기계장치다. 기억이 뇌의 모든 부분을 차단했고, 그런 기억은 여전히 거기 있다는 사실을 기억하자. 기억은 뼈와 살, 혈액과 조직 같은 물질 형태가 아니라 컴퓨터 하드디스크 드라이브 파일, 문자메시지, 라디오, 와이파이와 마찬가지로 에너지로 만들어졌다. 사실 컴퓨터는 **인간**이 일하는 방식으로 일하도록 설계된 장치다.

기억 엔지니어링은 원천기억을 대상으로 하는 에너지 의학이자 심리학 기법의 하나다. 그럼 다음 장에서 이 방법에 대해 본격적으로 알아보자.

CHAPTER 08
기억 엔지니어링: 믿으려면 봐야 한다

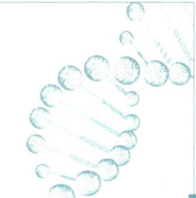

기억 엔지니어링이라는 말은 마치 기이한 SF 소설에 나올 법한 소재처럼 들린다. '기억 엔지니어링'이란 대체 어떤 의미일까?

심리학에서의 기억 치유의 역사

기억 엔지니어링이라는 개념은 새로울지 몰라도 기억을 이용해서 인간의 병을 치유한다는 발상은 새로운 것이 아니다. 사실 심리학의 시작도 그것에서 비롯됐다. 현대 심리학의 아버지인 지크문트 프로이트는 진료할 때 환자들에게 소파에 누워 두 눈을 감고 기억을 떠올려보라고 청했다. 이 과정은 한 번에 몇 시간씩 걸렸다. "어머니에 대해서 이야기해주시죠. 그에 대해 어떤 느낌이 들었는지 말씀해보세요"라고 말하면서 말이다. 이 방식은 정신분석이라고 불렸으며, 분석에는 보통 몇 년이 걸렸다.

박사 과정에서 이런 방법을 배웠고, 지금은 사용하는 사람이 드문 이 방법을 아직 심리치료 현장에서 사용하는 동료들을 알고 있는 내가 말할 수 있는 것은, 정신분석법이 성공적으로 마무리되는 순간은 기본적으로 환자에게 달리 할 말이 남지 않았을 때라는 것이다. 즉 모든 사소한 충동, 부적절한 생각과 느낌, 일어났던 모든 일, 일어나지 않았던 모든 일을 이야기해서 환자 인생 전체의 기억을 남김없이 이야기한 상태다.

마음을 불편하게 만들었던 기억을 남에게 한 번도 말해봤던 적이 없는 사람이 자기 이야기를 남에게 털어놓고 기분이 나아지는 것은 그럴 법하다. 그들은 상대방 이야기를 공감하며 들어주는 사람에게 깊이 덮어뒀던 비밀, 생각, 느낌을 털어놓으며 심리적 압박감을 해소한다. 그렇지만 이런 기억은 여전히 남아 있으며, 심지어 대부분 예전과 거의 똑같이 느껴지기도 한다. 얼마나 마음이 불편한가를 따졌을 때의 부정성 등급이 9였던 기억은 아마도 이제는 3 정도로 약해졌을 것이다. 그런데 이는 일종의 둔감화 desensitization가 작용한 결과다.

둔감화는 치유가 아니다. 비유하자면 작은 상처가 났는데 상처가 아직 남아 있어서 여전히 염증이 재발되는 상태와 마찬가지다. 없어지지 않았다는 건 나중에 상처가 도질 수도 있다는 뜻이다. 게다가 오늘날 심리학에서는 어느 정도 둔감화되더라도 문제에 대해 끊임없이 이야기하는 것이 상황을 개선하기보다 악화시킬 때가 더 많다는 사실이 알려져 있다.

세월이 흐르면서, 심리학은 더 이상 할 말이 남지 않을 때까지 말하는 방법에서 벗어났다. 이 방법은 대개 장기적으로 문제를 변화시키지 못하고, 상당히 시간 소모적이며, 돈도 많이 든다. 정신분석 치료를 받은 사람들의 기분이 나아졌지만, 보통은 부분적인 효과가 일시적으로 나타나는 데 그쳤다.

오늘날의 심리학은 세 가지 주요 수단을 활용한다. 바로 약물, 대처 메커니즘coping mechanisms, 인지행동치료cognitive behavioral therapy 및 라이프코칭life coaching 같은 실용적인 접근법이다. 생각, 감정, 믿음을 바꾸는 것에 관한 담론이 큰 인기를 끌며, 라이프코칭도 그저 가만히 앉아서 어머니에 대한 기억을 말하는 것보다는 훨씬 실용적이고 긍정적인 방법이라 엄청난 속도로 성장하고 있다.

나도 이제는 아주 효과가 좋은 상담법이 있다는 것을 믿는다. 그 방법은 교육적 상담 또는 스킬 기반의 상담법이다.

예를 들어 결혼 초기에, 아내와 같이 차를 타고 이동할 때면 말싸움이 자주 벌어졌다. 아내는 운전을 극도로 조심성 있게 하는 편이었던 데 반해(내가 보기에는 지나칠 정도였다) 나는 조심성이라고는 거의 없이 운전하는 편이었다. 운전은 대부분 내 몫이었는데, 내가 운전대를 잡으면 속도를 높이고 정지할 때 앞차 바로 뒤에 바짝 붙어서 멈추곤 했다. 그러면 아내는 매번 마치 눈에 안 보이는 브레이크 페달이라도 있는 것처럼, 바닥을 발로 꽉 누르면서 손으로 대시보드를 밀고 때로는 고함까지 질렀다. "알렉스!"

나는 평생 차 사고를 당한 경험이 없어서 아내의 행동을 이해하지 못했다. 차 사고는 아직까지도 겪은 적이 없다. 그런데 그 이후에 단순하지만 중요한 한 가지 사실을 알게 됐다. 남자와 여자는 느끼는 지각의 깊이가 다르다는 사실이었다. 여자는 남자에 비해서 다가오는 물체가 더 빨리 다가오고 더 가까이에 있는 것처럼 본다.

이 작은 사실을 알게 된 뒤로는 아내와 함께 차를 타는 것이 전혀 문제가 되지 않았다. 나는 아내가 왜 그렇게 반응하는지 이해했다. 이 사례에서와 같은 삶의 작용 방식과 실용적인 지침을 알려주는 상담을 받는 것은 상당히 효과적일 수 있다.

개인적으로 심리학, 의학, 오늘날의 라이프코칭에서 '성공'이라고 부를 수 있는 사례의 90퍼센트 이상은 실제 문제를 해결한 것이 아니라, 스트레스가 상당히 많이 해소된 결과라고 본다. 즉 당사자가 "기분이 한결 나아졌어요"라고 말할 정도로 스트레스가 충분히 줄어들었을 때다. 그것이 바로 상담과 치료요법이 시작된 계기이며, 오늘날에도 여전히 이런 맥락이 이어져 내려온다.

요즘 사람들이 말하는 치료의 대부분은 설명과 대처로 이루어진다. 앞서 언급했던 3퍼센트에 해당하는 사람들, 즉 어떤 경우든 순조롭게 살아갈 수 있는 사람들은 설명만 들으면 충분하다. 그 외의 사람들은 설명 들은 내용을 이해하거나 실천하는 데 추가로 도움이 필요하다. 그렇게 되면 남는 방법은 대처인데, 대처하는 방법은 나중에는 결국 효과가 없어지거나 남은 평생 날마다 막대한 에너지가 든다.

왜 대처하는 데 그렇게 많은 에너지가 들까? 문제에 대해 말하고 문제를 통해서 추론하는 것은 기본적으로 의식이 하는 일이기 때문이다. 이 경우 기껏해야 증상만 해결하는 데 그친다. 문제의 근원은 사실상 늘 무의식이나 잠재의식에 있으며(립턴 박사는 그 비율이 90퍼센트 이상이라고 설명한다), 그런 문제는 생사기억으로 분류되어 치유가 안 되도록 적극적으로 보호받는다. 게다가 무의식적인 마음이 의식적인 마음보다 수백만 배는 더 강력하다는 사실까지 고려하면 감을 잡을 수 있을 것이다. 당신의 의식이 "그건 별로 중요하지 않아. 바꿔"라고 말하면, 무의식은 "물어봐줘서 고맙지만, **절대 그럴 순 없어**"라고 말한다.

그러다보니 대부분의 사람들은 '괜찮은' 것에 안주하는 경향이 있다. 사람들은 장기적으로 완전히 치유되고 심각한 문제가 거의 없는 삶을 바라기보다는 '한결 나은' 문제 278개를 가지고 사는 것으로 만족한다.

우리는 문제를 안고 사는 삶을 아무렇지도 않게 받아들이려고 한다. 1부에서 알아봤듯이 자신을 남들과 비교하기 때문이다. 가령 당신이 세 가지 약을 복용하고 있는데, 그 사실을 어떻게 받아들일지 아직은 확실치 않은 상태라고 가정하자. 그런데 어느 친구와 이야기를 나누다가 그 친구가 복용하는 약은 네 가지라는 사실을 알게 됐다. 그러고 나서 다른 친구를 만나 그 친구는 문제를 해결할 약을 아직 찾지조차 못했고, 아침에 침대에서 일어나기가 너무 힘들다는 이야기를 듣는다.

그러면 당신은 이렇게 생각한다. '와, 지금 먹고 있는 약이 세 가지라는 게 별로 기분 나쁘지 않은걸. 적어도 나는 아침에 침대에서 일어

나지 못할 정도는 아니잖아. 나 정도면 괜찮은 거야!'

아니, 그렇지 않다! 자신을 남과 비교하는 건 이제 그만두어야 한다. 당신은 문제에 대처하거나 그날 하루를 어떻게든 살아내는 것이 아니라, 훨씬 좋고 훌륭한 삶을 살도록 만들어진 존재다.

1장에서 "이상주의는 인간이 겪는 모든 고통의 원인"이라는 프로이트의 말을 인용했다. 이상주의는 **비교**와 **기대**를 합한 것이라는 사실을 기억하자.

보통 이상주의를 우리가 가진 것보다 더 **많이** 기대해서 괴로움이 생기는 것으로 생각한다. 그러나 당신이 가질 수 있었던 것보다 더 **적게** 기대할 때도 마찬가지로 큰 괴로움이 생길 수 있다.

더는 대처를 치유로 착각하지 말자. 문제에 둔감해지도록 내버려두지 말자. 근원을 치료하자. 기억으로 들어가 그것을 바꾸어서, 본래 살도록 설계된 긍정적인 내면의 환경을 만들자.

기억 엔지니어링 연구

기억은 에너지에 영향을 끼치며, 그 프로그램은 우리 육체 내에 존재한다. 나는 장기이식을 받은 사람들의 이야기를 듣고서 이 사실을 완전히 이해하게 됐다. 장기이식을 받은 많은 사람들이 기증자와 똑같은 음식 취향과 성격적 특성이 자신에게 나타났다고 진술했다. 어떤 사람은 클래식 음악에 대한 애정이 새롭게 생겼다고 보고했고, 또 어떤 사람은 살인죄를 선고받은 기증자가 저지른 살인 사건에 대한 생생한 기억이 생겼다고 보고했다. 성적 지향성이 바뀌었다고 말한 사람도 있다. 비록 아직은 일화적 증거로만 뒷받침되지만, 이와 관련한 연구 대부분은 이식된 조직 내에 있는 무언가가 기증자의 기억 정보를 받는 사람에게 전달하는 것이라고 추정한다.[1]

그리고 마찬가지로 일화적 증거에 따르면, 임사체험은 체험자의 기본 상태를 긍정적인 상태로 새롭게 바꾸는 매우 강력한 기억을 만든다. 이런 강력한 긍정적인 경험은 모든 두려움의 기억과 부정적인 내면의 프로그래밍을 '리셋reset'하는 것으로 보인다. 이때 경험의 당사자는 아무런 노력 없이 영구적으로 변화가 일어났다고 흔히 느낀다.[2] 아내에게서 쫓겨난 뒤로 내게 '아! 하는 깨달음의 순간'과 함께 엄청난 변화가 생겼던 것처럼 말이다.

방금 설명했던 현상들은(즉 임사체험과 장기이식을 받은 사람들의 사례) 기억의 힘과 기억을 바꿀 수 있는 가능성을 모두 보여준다.

물론 어떻게 그렇게 할 것이냐가 문제다. 임사체험이나 장기이식을 하게 되기를 기대할 수는 없는 노릇이니 말이다! 심리학은 문제의 진정한 근원이 기억에 있음을 처음부터 알고 있었다. 그저 기억을 일관성 있게 장기적으로 고칠 방법을 찾지 못했던 것뿐이다.

그런데 다행히도 기억을 실제로 바꿀 수 있으며, 과학이 이 사실을 증명하기 시작했다는 좋은 소식이 있다.

지난 수십 년 동안, 연구원들은 우리가 경험하는 모든 것의 원천을 찾으려고 다시 기억이라는 쟁점을 파고들었다. 사실 심리학자들은 기억이 근원임을 처음부터 직관적으로 알고 있었다. 1부에서 이에 대한 여러 연구를 언급했다. 사우스웨스턴대학교 연구원들은 만일 세포기억을 바꾸는 방법을 알아낼 수 있다면, 그것이 삶과 죽음을 가르는 엄청난 차이를 낳을 것이라고 말하기도 했다.[3]

최근에 몇몇 연구원들은 내면의 이미지를 바꾸어서 생리와 행동에 측정 가능한 변화를 일으키는 방법을 발견했다.

쥐를 대상으로 하는 기억 엔지니어링

2013년, MIT 신경과학자들은 쥐의 기억을 변화시켜서 행동에 영구적인 변화를 일으킬 수 있다는 사실을 발견했다. 그들은 두 가지 독특한 특성을 띠도록 유전자를 조작한 쥐로 실험을 진행했다. 우선 뉴런이 아주 활발히 작용할 때 붉은빛을 발하게 했으며, 그에 덧붙여 뉴런이 빛으로 활성화되도록 만들었다. 이 말은 연구원들이 새로운 기억을 만드는 뇌의 부분인 해마에서 어떤 뉴런이 아주 강력하게 활동하는지를 볼 수 있을 뿐 아니라, 그 뉴런에 빛을 비추어서 기억을 마음대로 활성화할 수 있다는 뜻이었다.

실험은 다음과 같이 진행됐다. 맨 처음에는 쥐들이 새로운 영역을 마음껏 돌아다녀서 이에 대한 새로운 기억을 만들게 했다. 그다음 쥐들을 밖으로 끄집어내고서 새로 생긴 기억과 연결된 뉴런에 빛을 비추어 새로 생긴 기억을 재활성화한 뒤에, 전기충격을 가해 그 기억을 공포의 기억으로 만들었다.

쥐들을 맨 처음에 있었던 공간에 다시 데려다놓자 예전에는 없었던 공포의 징후가 반복적으로 나타났다. 그에 따라 이런 식으로 기억을 바꾸면 쥐의 행동에 영구적인 변화가 초래된다는 결론이 나왔다.[4] 연구 내용을 실었던 잡지 〈사이언티픽 아메리칸Scientific American〉의 기사 제목은 '기억 엔지니어링의 시대가 도래했다'였다.

인간을 대상으로 하는 가상현실 치료

그런 종류의 기억 엔지니어링이 실험실에 있는 유전자 조작 쥐에게는 효과가 있을지 모르지만, 인간에게는 어떨까? 가상현실이 인간에게 이와 유사한 결과를 불러올 수 있다는 사실이 여러 연구를 통해서 확인됐다. 유전자 조작, 실험실, 전기충격 같은 건 물론 필요하지 않다.

그중 한 연구에서는 파킨슨병을 앓는 실험 참가자들이 가상현실 고글을 쓰고 러닝머신에서 운동을 했다. 고글 속 화면은 게임 안의 길을 걷는 그들의 다리를 보여주었다. 참가자들은 이 활동을 하면서 정상적으로 걷고 장애물을 피하는 연습을 할 수 있었다. 연구원들은 가상현실 훈련이 참가자들의 신경가소성(neuroplasticity, 뇌가 성장과 재조직을 통해 스스로 신경회로를 바꾸는 능력-옮긴이)을 높이고 뇌 기능을 향상시켰다는 사실을 밝혔다.[5]

다른 연구에서는 가상현실이 하반신 마비 환자들이 다시 걷는 데 도움을 줄 수 있다는 사실이 밝혀졌다. 맨 처음에 연구원들이 걷는 것을 상상해보라고 실험 참가자 8명에게 지시했을 때, 그들의 뇌에서는 전기신호가 전혀 잡히지 않았다. 듀크대학교 교수이자 이 연구의 수석 연구원인 미겔 니코렐리스Miguel Nicolelis, MD, PhD는 참가자들의 상태를 이렇게 설명했다. "마치 걸어서 이동한다는 개념이 뇌에서 지워진 것 같았다."[6] 다시 말하면 사고를 당한 뒤로 걷는 법과 관련된 모든 기억과 내면의 이미지가 사라진 상태였다.

연구팀은 가상현실을 이용해서, 참가자들이 뇌 활동으로 아바타를 이리저리 옮기는 시뮬레이션을 해보게 했다. 이로써 참가자들은 근본적으로 걷기에 대한 새로운 기억을 만들었다. 그들은 새로운 걷기 기억을 이용해서 컴퓨터화된 외골격(입는 로봇)을 움직였으며, 얼마 후에는 하루에 1시간씩 외골격을 착장하고 '걷는' 연습을 한 뒤에, 참가자 8명 모두 약간의 감각과 움직임을 되찾았다. 하반신 마비 상태로 13년을 지낸 한 여성 참가자는 훈련 이후 보행 보조기구의 도움을 받아 다리를 움직일 수 있을 정도로 발전했다.[7]

가상현실 치료는 척수 손상 환자의 유령통증을 줄이는 데에도 도움이 됐다.[8] 또 뇌졸중[9], 우울증[10], 입원 중에 나타나는 통증[11]에도 비슷한 결과가 확인됐다.

이런 연구들은 이미지가(즉 기억이) 삶에서 겪는 모든 문제의 근원일 뿐 아니라, 기억을 바꿈으로써 영구적으로 효과가 유지되는 듯한 기적적인 변화를 이룰 수도 있다는 사실을 보여주었다.

이 말을 들으면 회의론자들은 다음과 같이 말할 것이다. "어어, 잠깐만요! 기억을 바꾼다고요? 그런 걸 왜 해요. 그건 거짓된 삶을 사는 것과 마찬가지잖아요!"

그런데 사실 1부에서 다뤘던 내용을 생각해보면, 인간은 **지금** 이미 거짓된 삶을 살고 있다. 우리는 기억 오작동의 결과인 거짓된 삶을 고치려고 한다. 그런 거짓된 삶을 살게 만든 것이 바로 기억 오작동이다. 오염된 파일, 즉 인간 하드디스크 바이러스를 고쳐서, 기억을 진실되게 만들고, 사랑, 즐거움, 평화, 최대의 잠재력, 목적, 삶의 의미를 창조하고자 한다.

기억 엔지니어링을 발견하게 되기까지

연구실, 주류 의학, 주류 심리학의 테두리 바깥에서는 기억을 치유하는 작업이 꽤 오래전부터 진행되어왔다. 사실 이 방법은 주로 영적, 종교적 맥락에서 수세기에서 1,000년에 가까운 세월 동안 존재했다. 나는 비종교적인 접근법으로 그런 작업을 해왔다. 우리 회사에서 제공하는 프로그램 힐링코즈는 기억을 치유하는 한 가지 방법이다. 예를 들면 《러브 코드》에 나오는 '마음 스크린 명상' 같은 것이 이에 해당한다.

이 방법을 이미 알고 있는 사람이라면, '기억 엔지니어링은 기억의 치유와 다른가? 만일 그렇다면 어떻게 다르지?'라고 생각할지 모른다.

간단히 설명하자면 기억 엔지니어링도 다른 기술들처럼 에너지 의학 원리 활용에 바탕을 둔다. 두려움에 기초한 기억의 부정적인 주파수를 겨냥하는데, 주로 긍정적인 기억을 상상함으로써 부정적인 기억을 상쇄하는 방법을 쓴다. 다만 이 방법을 훨씬 효과적으로 만드는 아주 중요한 차이점이 몇 가지 있다.

차이점이 무엇인지를 설명하려면, 내가 다른 사람들의 치유를 돕는 탐구를 시작하게 된 계기를 조금 더 설명해야 한다.

모든 것은 결혼생활 초기에 시작됐다. 당시 아내 호프는 6년째 우울증을 앓고 있었다. 약물치료도 해보고 다른 대안적인 치료방법들도 시도했지만 아무것도 듣지 않았다. 아내는 여전히 생지옥 같은 삶을 살았다.

그 무렵 내게는 1장에서 설명했던 사실, 즉 솔로몬 왕이 약 3,000여 년 전에 '마음'이라고 지칭했던 것은 심리학에서 무의식적인 마음이라고 부르는 대상에 우뇌와 의식처럼 연관된 몇 가지가 더해진 것이라는 사실에 대한 믿음이 생겼다. 그렇게 아주 간단한 건 아니지만, 두 개념에는 서로 겹치는 부분이 많았다. 마음에 대해 이야기한 성경과 다른 영적 문헌들이 마음을 삶에서 가장 중요한 것이라고 묘사한 사실이 대단히 놀라웠다. 마음은 우리의 모든 문제와 해결책이 있는 곳이었다.

그러면서 아내의 진정한 문제와 해결책을 아내의 마음에서 찾을 수 있을 것이라는 믿음을 갖게 됐고, 탐구의 초점은 마음의 문제를 이해하는 것으로 바뀌었다. 마음의 문제란 무엇일까? 기억 속에 존재하는 거짓, 즉 진실이 아닌 기억들이다. 우리가 기억으로 알고 있는 것은 이미지이며, 이미지는 마음의 언어다.

앞에서 기억의 퇴화로 인해 우리가 가진 대부분의 기억에는 오류가 너무 많으며, 이 때문에 학자들은 기억이 사실이라기보다는 환상에 더 가깝다고 말한다고 설명했다.[12] 또한 우리가 이 세상에 태어난 목적이 있기 때문에, 모든 기억을 사랑에 기반한 기억 또는 두려움에 기반한 기억으로 분류하고 부정성 10에서 긍정성 10까지의 등급으로 평가할 수 있으며, 각자의 삶의 경험은 자신의 모든 기억을 합한 것의 종합적인 등급에 좌우된다는 설명도 했다.

대부분의 사람들은 전체적인 기억의 비율이 긍정성보다는 부정성에 치우치며, 그 주된 이유는 기억에 가득한 오류다. 모든 오류(혹은 '거짓'이라고도 칭할 수 있다)는 스트레스를 불러일으킨다. 거짓말에 대한 반응으로 스트레스가 솟구치는 현상은 거짓말 탐지기의 기본 전제이기도 하다. 인간은 그렇게 기능하도록 만들어졌다.

이는 기억에 오류가 있을 때마다 기억의 종합적인 등급이 부정적인 방향으로 그만큼 더 밀려갈 것이라는 의미다. 부정성은 우리의 생각이나 감정, 사용하는 말에서 비롯되기도 한다. 가령 "날씨 때문에 죽겠네" 같은 말이나 조상에게 물려받은 부정적인 기억, 3장에서 다뤘던 것 같은 기억의 퇴화를 조장하는 모든 다른 쟁점들로 부정성 비율이 높아질 수 있다.

그토록 많은 사람들이 부정성 5 정도의 종합적인 기억 등급에 머무르고, 그날 하루를 간신히 버티는 것이 자기가 할 수 있는 최선이라고 느끼며 매일 아침 잠자리에서 일어나는 것도 바로 이 때문이다.

최고의 삶을 살고 자신이 가진 모든 문제를 진정으로 치유하고 싶다면, 기억의 무의식적인 부정성을 긍정성으로 바꾸거나 최소한 등급

내 중립 지역(즉 부정성 0, 긍정성 0 등급인 곳)에 이르게 해야 한다. 반드시 그렇게 해야 한다. 다른 방법은 없다. 그것이 바로 문제를 원천에서부터 치유한다는 의미다.

호프가 우울증을 앓을 때 나는 찾을 수 있는 모든 책을 읽었고, 인터넷이 생긴 뒤로는 인터넷에 있는 모든 자료를 뒤졌다. 기억을 치유하는 온갖 방법을 찾아서 시도했지만, 아무것도 효과가 없었다.

몇 년 뒤 앞에서 인용했던 장기이식을 받은 사람들에 관한 소식과 세포기억에 대한 사우스웨스턴대학교의 연구가 나오면서, 기억이 우리 뇌에만 위치한 것은 아니라는 사실을 확인할 수 있었다. 만일 부정적으로 생각하고, 느끼고, 몸이 병나게 만들고, 원하지 않는 방식으로 삶을 살게 만드는 기억이 우리에게 있다면, 이를 바꿀 방법은 없을까?

나는 갖가지 방법을 시험해봤다. 그런 목적으로 내가 개발한 방법 중 가장 효과가 좋았던 것은 역최면술reverse hypnosis이라고 이름 붙인 프로그램이었다. 이 프로그램에서는 자기 인생의 매해를 돌아보도록 유도하는 이미지를 사용하는데, 내 경우에는 효과가 대단히 컸다. 문제는 누군가가 옆에서 이끌어주어야 제일 효과가 좋고, 시간이 오래 걸리며, 원하는 결과가 늘 나오는 건 아니라는 점이었다.

심리학 박사 과정에 있을 때, 나와 친구들 몇 명은 기억을 치유하거나 바꾼다는 발상에 매료되어서 다양한 방법과 기술을 시도했다. 아주 황당한 방법도 있었는데, 문제가 되는 어떤 것의 반대가 되는 사실을 그 사람 옆에 서서 말 그대로 고함을 지르듯 외침으로써, 긍정적인 트라우마로 부정적인 트라우마를 상쇄하는 방법도 있었다. 예상하겠지만 이 방법으로 기대했던 효과를 얻을 수는 없었다. 그 이후에도 수백 가지 방법을 시도하고 시험해봤는데, 다른 것보다 조금 나은 방법도 있었지만 결과는 여전히 실망스러웠다.

뭔가를 놓치고 있는 게 분명했다. 나중에 알고보니 내가 놓쳤던 것은 세 가지 요소였다. 각각의 요소들은 앞에서 논의했지만, 여기서는 기억을 장기적으로 치유하는 데 이 세 가지가 왜 그토록 중요한지를 설명하려고 한다.

치유할 때는 마음이 파트너라고 생각하고 이야기한다

마음은 활성화된 모든 이미지가 실제이며 지금 일어나는 일인 것처럼 반응하고, 어떤 사건의 부정적인 기억이 촉발되면 원래 그 사건이 일어났을 때와 똑같은 스트레스가 급증한다고 앞에서 설명했다.

거짓말도 스트레스가 치솟게 만들기 때문에, 사실이 아님을 알면서 부정적인 기억을 다시 기억하려고 애쓰면 스트레스가 높아지면서 아드레날린이 오히려 더 많이 분비된다. 그렇게 되면 부정적인 기억이 예전보다 더 강력해진다.

긍정 확언이 장기적으로는 대개 효과가 없는 이유도 여기에 있다. 가령 "지금 100만 달러가 나에게 오고 있다"라고 말하면, 마음은 우리가 거짓말을 하고 있다는 걸 안다. 그러면 이 말을 할 때마다 스트레스가 매번 치솟아서, 없애려고 했던 부정적인 효과를 더 키운다. 다시 말해서 만일 내가 부정적인 기억을 상쇄하려고 긍정적인 기억을 상상하는

데 그 기억이 사실이 아니라면, 상태를 개선하기는커녕 악화시킬지 모를 터였다! 나는 거짓말을 다른 거짓말로 덮으려고 시도해보기도 했다. 그건 어떻게 보면 "불에 기름 붓기"라는 속담과 마찬가지인 행동이었다.

이런 점을 고려해 나온 첫 번째 중대한 발견은, **마음과 친밀한 관계를 맺고 치유 과정에서 마음을 파트너로 삼아야 한다**는 것이다. 무의식은 의지력보다 100만 배는 더 강력하다는 사실을 기억하자. 따라서 무의식과 의식이 힘을 모아 조화롭게 작용하지 않으면 언제나 실패하게 된다. 마음과 자주 대화를 나누자. 우리가 해야 할 일은 마음과 손잡고, 사랑 안에서 마음에 진실을 말하는 것이다. 예컨대 마음에 이렇게 말을 붙일 수 있다. "최선의 행동을 할 수 있도록 저를 도와주어서 정말 고맙습니다. 제가 이렇게 다루기 힘들게 굴었던 것을 사과할게요. 우리 이제부터는 협력해서 일할 수 있을까요? 함께 힘을 모아서 제 부정적이고 오류가 가득한 프로그램을, 긍정적이고 건강한 프로그램으로 바꿀 수 있을까요?"

다음 장에서 다룰 기억 엔지니어링의 6단계 중 첫 4단계는 마음에 이렇게 설명할(즉 마음과 손을 잡고, 당신이 만드는 이런 긍정적인 이미지가 사실이 아님을 안다고 설명할) 기회가 된다. 그런 긍정적 이미지를 만드는 건 그저 부정적 이미지와 오류를 무효화해서 전체적인 기억을 긍정적으로 프로그램하기 위한 과정일 뿐이다. 6단계 중 마지막 2단계는 완벽하고 진실되며 새로운 기억을 창조하는 단계다. 새로운 기억은 남은 인생 동안 문제의 새로운 기본설정이 될 것이다.

모든 부정적인 기억을 인식하고 바꾸어야 하는 건 아니다. 그저 부정적인 에너지를 충분히 상쇄할 만큼의 긍정적인 에너지를 마음에 품어서, 전반적으로나 그 특정한 문제와 관련한 기억이 중립적 또는 긍정적 비율이 높게 만들기만 하면 된다. 에너지 의학은 부정적인 주파수에 긍정적인 주파수를 쏘아 맞히면, 부정적인 주파수가 상쇄되거나 새로운 긍정적인 주파수로 바뀌면서 효과를 낸다.

우리가 거짓말을 하고 있지 않으며 오로지 더 나아지게 만들려고 노력한다는 것을 마음이 알 때, 마음은 기억을 바꾸는 과정에 완전히 참여하고, 우리에게 불리하게 일하기보다는 우리를 위해 일한다.

마음의 안전장치를 해제한다

1부에서 이 세상에 태어난 이후 첫 6~12년 동안 마음의 가장 중요한 임무는 목숨을 보전하는 것이며, 우리 안에는 두려움에 기초한 기억과 막연하게라도 비슷한 경험을 할 때마다 공포대응팀을 내보내는 안전장치가 있다고 설명했다. 삶의 목적을 알게 되어 내면의 법칙을 선택하고 그 법칙에 따른 삶을 살기 위해 변화에 전념하기 전에는, 성인이 되어서도 육체적인 생존이 여전히 최우선적인 고려사항이다. 그렇게 될 때까지 마음은 특정한 안전장치를 켜둔다. 상점 근처에 마땅히 주차할 자리가 없으면 **'주차할 자리를 빨리 찾지 못하면 나는 죽게 될 거야'**라는 생각이 들기 시작한다. 그러면 마음은 경보 신호를 울리고 공포대응팀을 보낼 수밖에 없다. 순식간에, 제법 괜찮았던 하루가 **'대체 내게 무슨 일이 생긴 거지?'**라는 생각이 드는 날로 바뀐다.

인체의 체계는 꽤 훌륭하게 만들어졌다. 그래서 마음은 안전 예방

책 차원에서 무슨 일이 있어도 자신을 보호하는 가장 중요한 임무를 위반하지 않는다. 단 한 가지 경우만 빼고 말이다.

내면의 법칙에 따라 살기로 선택하면 마음의 안전장치를 해제할 수 있다. 상황이나 최종결과가 어떻든 상관없이 지금 이 순간 최대한 사랑을 품고 실천하며 사는 것이다. 나는 이것이 삶의 의미이자 목적이라고 본다. 내면의 법칙이 작용할 수 있게 충분히 노력을 쏟아붓기만 하면 기대했던 효과가 나타날 것이다. 다만 진심을 다하고, 전념해야 한다. 당신은 자신의 마음을 속일 수 없다.

그것이 두 번째 중대한 발견이었다. **문제를 근원부터 진정으로 치유하려면, 내면의 법칙을 선택해서 마음의 안전장치를 해제해야 한다.** 그렇지 않으면 기억의 치유 효과가 오랫동안 유지되지 않는다.

우리가 거짓말을 하면 무의식이 알아챈다는 사실을 기억하자. 무의식은 우리가 왜 하는지도 모르면서 어떤 일을 하는 이유가 무엇인지를 안다. 그리고 우리가 전적으로 헌신하지 않고서 무언가를 하고 있다는 것도 안다. 내면의 법칙을 따르겠다고 1,000번 반복해서 말하더라도 진심을 다해 헌신하지 않으면 마음이 그 사실을 알아차린다. 또 앞서 말했듯 기억의 의미가 퇴화하면서 거짓인 두려움의 기억이 만들어지는데, 우리가 처한 상황이 그런 두려운 기억을 불러일으킬 때마다 마음은 공포대응팀을 계속해서 보낼 것이다.

하지만 남은 평생 무슨 일이 있어도 사랑을 택하겠다고 진심으로 결심하는 순간, 마음은 즉시 이렇게 말할 것이다. "주목! 지금 막 달성했다! 안전장치를 제거하라. 이제는 날아오르자."

어째서 그럴까? 마음의 임무는 **삶에서 진정으로 중요한 것이 무엇인지를 이해하고 그것을 선택하는 순간까지 우리가 생존하도록 지키는 것이**다. 아직 그렇게 선택하지 않았다면, 마음이 계속해서 당신을 보호할 것이다. 어쩌면 내일 선택할 수도 있다. 어쨌든 그런 선택을 내릴 때까지는 살아남아야 한다.

죽음보다 더 중요한 것은 단 한 가지, 사랑뿐이다.

1부에서 설명했듯이 만일 이런 일이 일어나면, 그때 마음은 두려움의 기억을 더는 우선시하지 않고 긍정적인 사랑의 기억을 우선시한다. 그렇게 되면 보통 두려움의 기억이 이제 더는 두렵게 느껴지지 않는다. 엄청난 사랑이 새롭게 밀어닥치면서 기억이 바뀌기 때문이다.

두려움은 사랑의 부재로 정의할 수 있다. 순수하고 진정한 사랑이 있는 곳에는 두려움이 존재하지 못한다. 순수하고 진정한 사랑은 사회적 수용이나 '자신의 이득'을 위해 사랑을 '가짜로 연기'하는 것과는 상반된다.

심리적 적응을 활성화한다

1장에서 심리적 적응에 대해 알아보았다. 심리적 적응은 어머어마하게 기분 좋은 일을 이루었든 아니면 끔찍한 재앙을 겪었든, 그 어떤 상황에서든 심리 상태를 긍정적인 방향으로 조정할 수 있게 해주는 메커니즘이다. 심리적 적응은 복권에 당첨되거나 하반신불수가 된 사람들이 엄청난 변화를 겪었음에도, 그 일이 있은 뒤 약 6개월이 지나면 행복과 만족을 느끼는 정도가 예전과 똑같은 수준으로 돌아가는 이유를 설명해준다.

심리적인 적응은 주로 전전두피질과 관련이 있다. 심리적인 적응 능력은 모든 사람에게 기본적으로 갖춰져 있지만, 문제가 하나 있다. 부정성 대 긍정성의 비율이 너무 부정적인 쪽에 치우치면(추정상 부정성 5 또는 그 이상일 때), 1부에서 언급했듯이 심리적 적응이 시작되지 않는다. 시작하려고 시도하지만, 두려움에 기반한 기억에서 나오는 극도의 부정성을 극복하지 못한다. 아내가 6개월이 아니라 12년 동안이나 우울증을 앓은 것도 이 때문이다. 내가 2~3년 동안 위산역류 때문에 고생했던 것도 마찬가지다. 어떤 시점이 되면 부정적인 장애물을 극복하기가 너무 힘들어지고, 추가로 도움을 받지 않고서는 심리적 적응이 일어나는 자연적인 과정이 시작되지 않는다.

만약 어떻게든 해서 비율을 부정성 7에서 부정성 3으로 낮출 수 있다면 심리적 적응이 시작되고 그로부터 6개월 뒤에는 완전히 다른 사람이 된 듯한 기분이 들 것이다. '**난 이제 괜찮아. 정말 괜찮아. 이제 인생을 살자!**' 부정성 등급이 7일 때는 아무리 많이 시도하더라도 최고의 삶에는 절대 도달하지 못할지도 모른다.

물론, 기억의 퇴화가 없다면 우리 대부분은 애초에 부정성 7까지는 가지 않을 터이다. 여러 어려움을 겪고 비극적인 경험을 할 수도 있지만 결국에는 늘 심리적 적응이 시작되어 다시 괜찮아진다. 그러나 수천 년이 흐르면서 이제는 거의 모든 것이 공포대응팀을 출동시키는 원인이 되었고, 많은 이들의 기억은 부정성이 크게 높아진 상태에서 끊임없이 오작동하고 있다. 조상과 가족의 역사에서 생사의 문제로 해석되는 엄청나게 많은 기억을 상쇄하기에 충분한 효과를 내는 건 아무것도 없다. 아마 힐링 코드도, 근원부터 문제를 치유한다고 알려진 다른 모든 방법도 마찬가지일 것이다. 그런 방법을 쓰면 조금은 나아질지 모르지만 최대의 잠재력에는 결코 도달하지 못한다.

이 사실을 계기로 세 번째 중대한 발견이 나왔다. **우리에게 날마다 사랑을 선택할 수 있는 선택권이 있는 것은 사실이지만, 마음의 환경이 너무 부정적이면 사랑을 선택하는 것이 거의 불가능하다.** 사람들은 너무나 큰 두려움에 사로잡혀 있다. 내담자들을 만나면서 알게 된 바다. 그들에게는 내면의 법칙을 선택할 수 있을 만큼 충분하게 마음의 환경을 긍정적으로 만들어줘야 했다.

기억 엔지니어링 기법은 내가 과거에 놓치고 있었던 이 세 가지 쟁점을 직접적으로 다룬다. 전 세계 사람들에게 개인적 혹은 집단적으로 시험해본 결과, 이 방법은 전반적인 마음의 등급이 더 긍정적으로 바뀌어서 심리적 적응이 시작되도록 돕는다. 그런 다음 적절한 도구를 사용해서 그 기억은 물론이고 관련된 다른 모든 기억을 치유해 문제의 새로운 기본설정을 만든다.

아직 내면의 법칙에 전적으로 헌신하지 못하더라도 기억 엔지니어링 작업을 할 수 있다. 마음의 등급이 더 긍정적으로 바뀌면서 내면의 법칙을 선택하고, 완전한 치유를 이룰 수 있게 될 것이다.

마음의 제어판: 이미지메이커

이 작업에 적합한 도구는 무엇일까? 잘 알듯이 이미지는 뼈, 혈액, 조직으로 만들어진 것이 아니라 에너지 패턴으로 이루어졌다. 이 말은 이미지를 고치려면 에너지 도구가 필요하다는 뜻이다. 기억 엔지니어링이라고 하면 SF 시리즈 〈스타트랙〉에 나올 법한 용어로 느껴질지 모르지만, 사실은 그저 기억의 이미지를 창조하고, 치유하고, 편집하고, 수정하는 에너지 기반 도구일 뿐이다. 기억 엔지니어링은 그런 작업에 적합한 도구다.

이 과정에는 수술도, 약도, 심지어 의사도 필요하지 않다. 기억을 바꿀 기술이 우리 안에 이미 갖춰져 있기 때문이다. 그 기술이란 바로 상상력, 또는 내가 '이미지메이커'라고 부르는 것이다.

의학계에서 기억이 정확히 어디에 저장되는지를 여전히 발견하지 못한 것은 매우 흥미로운 일이다. 과학자들이 뇌의 모든 부분을 따로 떼어내어 실험해봤지만, 어떻게 해도 기억은 여전히 존재했다. 그런가 하면 사망 판정을 받았다가 다시 살아난 사람들은 '죽었을' 때의 경험을 살았을 때의 기억보다 훨씬 명확하고 세세하게 기억하고는 한다.

우리는 기억을 이미지메이커의 스크린 위에서 본다. 과학으로는 그 스크린을 어디에서도 찾을 수 없다. 나는 이런 기이한 결과가 나타나는 이유가, 무의식적인 기억과 우리가 보는 스크린이 실제로는 내면의 영적 영역에 더 가깝기 때문이라고 믿는다. 그런데 다시 말하지만 우리에게는 그것을 측정할 도구가 없다. 남의 주장에 비판하기를 좋아하는 사람들은 실증적 증거가 없을 경우 흔히 비판을 제기하는데, 어째서 그들은 기억과 이미지메이커가 존재하지 않는다고 주장하지 않는 걸까? 존재가 너무 명백해서, 존재하지 않는다고 말하는 것이 우스꽝스러워 보이기 때문이다.

이미지메이커는 다음과 같은 신체의 메커니즘과 연결되어 있다.

우뇌right brain다. 우뇌의 언어는 이미지이며, 우뇌의 세계관은 선형적이기보다는 공간적이다. 우뇌는 '즉각적인' 사고의 원천이다.

뇌간brainstem이다. 뇌간은 '느낌의 뇌'로, 무의식적인 기억과 조상에게 물려받은 기억, 그와 관련된 삶의 정보에 초속 46만 킬로미터의 속도로 접근한다.

해마hippocampus이다. 해마의 기능 중에는 기억을 편집, 저장, 회상하는 것도 포함된다.

편도체amygdala다. 편도체에는 느낌과 감정, 그에 대한 지혜가 자리한다.

그리고 **망상체**reticular formation다. 망상체는 위에서 나열한 모든 요소의 입력을 바탕으로 하는 행동을 활성화한다.

핵심은 이미지메이커가 이미지, 지혜, 현명한 판단, 즉각적인 문제 해결, 최고의 성과, 적절한 행동, 막대한 힘을 만들어낸다는 사실이다. 반면 말은 그저 실용적인 목적에 맞게 다른 말과 연결될 뿐이다.

이미지메이커는 술책이 아니며, 그런 척 흉내 내는 것도 아니다. 이미지메이커는 인생을 제어하는 제어판이며 기억에 직접 접근한다. 기억 엔지니어링은 우리가 각자의 마음을 통제하는 조종석에 앉아서 이미지(그리고 이에 뒤따르는 모든 인생 문제)를 근원부터 치유할 수 있게 해준다. 당신은 아마도 생각, 느낌, 행동의 근원인 이미지를 지속적으로 관찰하고 통제할 수 있다는 사실을 전혀 몰랐을 것이다. 그것이 가능하다는 사실을 알리기 위해 내가 지금 여기 있다. 사실 자신의 타고난 재능을 최대한 발휘하기를 원한다면 반드시 그렇게 해야 한다.

우리 각자의 선택에 달린 문제다. 이미지메이커를 사용해서 사실이 아닌 환상을 만들고 자신의 실제 삶이 자동 조종되도록, 즉 평생 쾌락을 좇고 고통을 피하도록 내버려둘 것인가? 아니면 통제권을 쥐고 통제력을 이용해서 자신과 주변의 모든 사람들에게 긍정적인 새로운 현실을 창조할 것인가?

걱정할 필요는 없다. 기억 엔지니어링 기법을 터득하기 위해 반드시 '시각적'인 성향이 있어야 하는 건 아니다. 나 같은 경우에도 미술적인 소질이 전혀 없는 사람이다. 가족들이나 친구들과 함께 모여서 놀이를 할 때 내가 가장 두려워하는 놀이는 '그림 보고 단어 맞히기'다. 내가 그림을 그릴 차례가 되면 어느 팀 가릴 것 없이 모두들 배꼽을 잡고 웃는다(아내 호프가 미술가라는 사실은 전혀 도움이 안 된다). "대체 저게 뭐지?"라며, 모든 사람이 속으로 생각하는 말을 누군가가 대표로 내뱉으면 게임 자체가 중단되기도 한다. 내가 무엇을 그렸는지 말하면 다들 못 믿겠다는 표정을 한다. "장난하는 거지! 그렇게밖에 못 그려?" 보통 내 그림이 그날 모임에서 가장 큰 웃음거리가 되고, 사람들은 나중에 만났을 때도 두고두고 그 이야기를 꺼낸다.

여기서 말하는 시각적 능력이란 미술 도구를 이용해서 손으로 그리거나 만드는 종류와는 거리가 멀다. 사실 우리 모두는 시각적인 능력이 뛰어난 사람이다. 그저 그런 듯이 살지 않을 뿐이다. 세계관, 계획, 희망, 꿈, 두려움은 지금의 세계가 어떠하며 앞으로 어떻게 되기를 원하는지 우리가 마음속에 간직하고 있는 시각적인 요소들을 중심으로 구성된다. 마찰이 생기면 우리는 돈이나 건강 혹은 다른 누군가가 우리가 바라는 대로 행동하지 않는 것을 문제 삼고, 상황을 달리 해결해보려고 이리저리 시도한다. 다시 말해 실제로는 내면에 뿌리내린 문제의 해결책을 외면적인 측면에서 찾는 것이다.

문제는 내면의 사진을 기준으로 자신의 삶을 어떻게 **인식하는지**에 있다. 이미지메이커는 이런 내면의 사진을 우리 각자가 보고 바꾸는 방식이다.

이 사진들은 어떻게 작용할까? 사진이라고 하면 사람들은 보통 종이에 인쇄된, 정지화면이며, 영구적이고, 생명력이 없는 형태의 사진을 떠올린다. 하지만 기억의 이미지는 인쇄된 사진보다는 영화에 더 가깝고 살아 있다. 이런 이미지는 널리 퍼지고 증식한다. 그 말은 부정적인 기억을 그냥 무시하거나 어딘가에 가둬둘 수 없으며, 사랑의 대체물이나 도피 기제, 중독으로 회유할 수도 없다는 뜻이다. '그저 그날 하루를 버티는 것'은 장기적으로 효과가 없을 뿐 아니라 상황을 악화시킨다. 잠시 동안은 관심을 다른 데로 돌릴 수 있을지 모르지만 부정적인 기억이 무의식에 여전히 자리하면서, 그 주위의 기억으로 계속해서 확산하고 전파된다. 결국에는 무의식적으로 공포 반응을 반복해서 촉발하고 (이때 우리 자신은 왜 그런지 알지 못한다), 삶은 온갖 측면에서 기이하게 오작동한다.

구체적인 예를 살펴보자. 예전에 누군가에게 이성적으로 호감을 가졌는데, 그 사람이 당신에게 아주 비열하게 굴었던 경험이 있다고 가정하자. 이 기억은 당신의 이미지메이커에서 어떻게 작용할까?

이 기억은 두 가지 요소와 그에 따른 중대한 결과로 구성된다. 첫 번째 요소는 사건 자체, 즉 상대방이 당신에게 했던 말이다. 두 번째 요소는 사건의 **맥락**으로, 이 또한 기억의 일부다. 카펫 위에 서 있었다면 카펫이 기억에 남는다. 그 사람이 초록색 셔츠를 입었거나 특정한 향수 냄새가 났다면, 사건의 일부인 다른 모든 것과 함께 초록색 셔츠와 향수 냄새가 기억에 남는다.

이 기억과 어떤 식으로든 관련이 있는 당신 삶의 다른 모든 기억도 맥락의 일부로 남는다. 가령 당신 부모님이 그 사람과 엮이지 않는 게 좋다고 경고했을 수도 있다. 혹은 어릴 때 아버지가 당신에게 고함을 지르면서 초록색 셔츠를 입고 있었거나, 아니면 어릴 때 아주 엄했던 고모가 같은 향수를 뿌렸을 수도 있다. 모든 것이 기억과 관련된 맥락의 일부다.

이 기억 때문에 당신이 연애 자체를 회피하게 되었고, 어느 날 내게 상담을 하러 왔다고 가정하자. 그러면 나는 이렇게 물을 것이다. "그 사람이 실제로 어떤 말과 행동을 했지요?" 그러면 당신은 잠시 생각하고서 이렇게 말할 것이다. "글쎄요. '지금은 네가 이성적으로 별로 끌리지 않아'라고 말했어요."

잠깐, 그 사람이 **정말로** 비열하게 굴었던 걸까? 내가 만일 그 사람을 찾아가서 물어보면, 그가 "아, 아주 괜찮은 사람이었어요. 그런데 그때 마침 제가 사귀던 사람과 너무 안 좋게 헤어진 직후여서, 다른 누군가와 새로운 관계를 시작할 수 있는 상태가 아니었거든요"라고 말할지도 모른다.

어떤 기억에 대해서 우리가 느끼는 큰 괴로움은 사실 사건이 아니라 맥락 때문인 경우가 많다. 맥락은 부모님에게 일어난 일일 수도 있고 심지어 위로 10대를 거슬러 올라간 조상에게 일어났던 사건일 수도 있다! 맥락은 마음이 그 사건을 대단히 충격적인 일로 해석하게 만들고, 부정성은 바이러스처럼 퍼져나간다. 완전히 다른 맥락에 있는 사람 입장에서는 사건이 전혀 그런 식으로 해석되지 않을 것이다.

바로 이것이 중요한 결과다. 해석 말이다. 우리의 모든 믿음은 쟁점과 관련된 모든 기억의 해석이다. 이런 해석은 '만일…이면…이다$_{if…then}$'라는 진술처럼, '□이기 때문에, □이다'로 표현된다. 또 우리가 어떤 한 가지에 대해서 상충되는 믿음을 동시에 가지고 있을 수도 있다. 이때 일반적으로 상충되는 믿음 중 더 강한 것에 따라 행동한다. 그런데 부정적인 기억이 일반적으로 더 우선시되므로, 그 부정적인 기억이 가장 강력한 기억이 되는 경우가 많다는 사실을 기억하자.

중요한 문제는 이 기억이 **당신에게** 정신적 충격을 주는지 여부다. 사건과 맥락은 모두 실재하므로, 기억을 진정으로 바꾸려면 둘 다 치유해야 한다.

맥락은 놔두고 사건만 치유하면(기억치유요법이 일반적으로 행하는 것처럼) 보통 부정적인 영향이 다시 나타난다. 사건을 치유하지 않고 맥락만 치유해도 역시 마찬가지다.

기억 엔지니어링은 사건과 맥락을 모두 치유한다. 우리는 구체적인 기억을 바꾸고, 그 기억과 연결되어 있거나 주변에 있는 맥락상의 모든 기억도 바꿔야 한다.

복잡하게 들릴지 모르지만, 이미지메이커는 이 작업을 하루에 1,000번은 한다. 문제는 우리가 그 작업이 자동 조종 상태로 진행되도록 내버려둔다는 점이다. 이미지메이커가 평생 기본설정으로 작동되도록 내버려두는 것은 휴대폰을 구입한 뒤 휴대폰 설정을 전혀 하지 않는 것과 같다. 그러면 6개월쯤 지나 이런 생각이 들 것이다. '왜 문자 메시지가 안 보내지지? 이메일을 왜 확인할 수가 없지?' 그래서 10대 청소년인 아들에게 가서 묻는다. "내 전화기는 왜 네 것처럼 작동하지 않는 거니?"

아들이 묻는다. "휴대폰 설정은 하셨어요?"

"음, 아니."

"아빠, 지금 대기 중인 업데이트가 150개나 되네요. 업데이트 안 하셨어요?"

"안 했어. 해야 되는지 몰랐네."

우리는 생각, 느낌, 믿음, 행동, 건강, 행복을 통제하는 제어판을 주머니에 넣고 다니지만, 그저 계속 들고 다니면서 충전만 하는 데 그친다. 필요한 대로 사용하기 위한 설정은 전혀 하지 않는다. 생각을 바꾸고, 기분을 바꾸고, 믿음을 바꾸고, 몸의 생리를 바꾸는 데에는 그 제어판을 사용하지 않는다. 제어판으로 그렇게 할 수 있다는 사실조차 모른다.

마치 내가 아들에게 "아, 네 말은 이 버튼을 누르면 이메일을 받을 수 있다는 거지? 전화로 사람들하고 통화할 수 있다고? 와, 그런 기능이 있는 줄 몰랐네!"라고 말하는 것과 같다.

아들은 나를 완전 멍청이처럼 바라볼지 모른다. "이렇게 발전된 기술이 적용된 기기를 늘 가지고 다니면서 어떻게 사용을 안 할 수가 있어요?"

나는 당신이 멍청이라고는 생각하지 않지만, 지금쯤이면 우리 자신이 얼마나 발전된 기술을 지니고 있는지에 조금은 눈을 떴으리라 희망한다. 우리가 이미지를 만들고 편집하는 장비는 그 어떤 컴퓨터나 휴대폰보다도 훨씬 더 발전된 기술이다. 부정적인 오작동이 계속해서 기본 설정이 되도록 내버려두지 말고, 그 기술을 제어하고 설정해서 원래 설계에 맞는 모든 긍정적인 기능을 하게 해야 한다.

기억 엔지니어링은 우리가 각자의 제어판을 넘겨받는 한 가지 방법이다. 다음 장에서 어떻게 그렇게 할 수 있는지를 배우게 될 것이다. 그 전에 간단한 연습을 잠깐 해보고 넘어가자.

이미지메이커를 사용하는 연습

이미지메이커를 사용하는 연습법은 무수히 많다. 사실상 어떤 방법이든 원하는 대로 상상할 수 있다!

예를 들어 이렇게 한번 해보자. 눈을 감고 사탕 1개를 먹는 상상을 해본다. 사탕이 녹으면서 입안에 오렌지즙이 가득해진다고 상상한다. 그 이미지를 몇 차례 반복해 떠올리면서 보고, 느끼고, 냄새 맡고, 맛보고, 듣고, 경험한 것에 주목한다. 당신은 방금 이미지메이커와 이미지편집기를 사용해서 새로운 경험을 만들고, 그것을 바꾸었다.

다음의 예도 한번 따라 해보자. 여기까지 읽으면서, 요즘 당신에게 문제를 불러일으키는 기억을 하나라도 떠올릴 수 있었는가? 이를 하나의 대상으로 상상하고, 스크린에 비친 그 대상을 본다고 머릿속에 그리며, 어떤 식으로든 마음대로 그리되, 당신의 마음 밖에 분명히 실재하는 것으로 상상하자. 예컨대 걱정 때문에 힘들다면 그것을 시각적으로 어떻게 나타내겠는가? 당신의 걱정을 반영하는 영상이나 심상을 만든다면 어떤 식의 영상이나 심상이 되겠는가?

세상에 이 기억에 대해서 알고, 이 기억이 당신에게 어떤 영향을 끼치는지를 아는 사람은 오로지 당신밖에 없을 수도 있다. 미간을 찌푸린 채로 이를 악물고 걱정하는 표정이 완연한 자기 얼굴이 심상에 떠오를 수도 있다. 어떤 것이 됐든 떠오르는 이미지를 머릿속에 그린다.

그렇다면 이제 걱정을 평화로 바꾸려면 심상에 어떤 일이 일어나야 할까? 걱정하는 모습이 아니라 평화로운 모습이 될 수 있게 심상을 바꾸자. 지금 바로 해보자. 어떤 부분을 수정했는가? 그 변화가 기분을 어떻게 바꾸었는가?

이 기법의 기초가 되는 기본원리는 이처럼 간단하다! 상상에서뿐만이 아니라 실제로도 평화로운 기분이 느껴질 때까지, 여러 다른 각도로 계속해서 심상을 바꾸어 머릿속에 그린다.

　마음은 모든 기억을 현재시제로 취급하기 때문에, 어릴 때 일어났던 나쁜 경험은 20년 전에만 일어난 것이 아니라 우리 마음에서 지금도 벌어지고 있다. 다행히도 우리는 시간을 거슬러 20년 전으로 돌아가 그 상황에서 기억을 수정할 수 있다. 이게 가능한 건, 20년 전의 그 일이 지금도 일어나고 있기 때문이다. 앞으로 뭔가를 생각하며 공상에 잠길 때 이 사실을 기억하고, 공상 속 장면을 의도적으로 긍정적이게 그려보자.

　요컨대 기억은 살아 있으며 강력하다. 기억은 유기적이며 실제적이다. 기억들이 그냥 사라져주기를 바랄 수는 없다. 숨거나 회피할 수도 없다. 단지 하루하루 겨우 생존하거나 그저 그런 삶을 사는 것이 아니라 최고의 삶을 살고 싶다면, 기억의 이미지를 이해하고 거짓을 말하는 기억을 고쳐야 한다. 내면의 심상을 바꿀 수 있는 유일한 방법은 수술이나 약이 아니라 그와 다른 심상이다.

　이어지는 두 장에 걸쳐서 기억 엔지니어링 기법으로 어떻게 그렇게 할 수 있는지를 배우게 될 것이다.

CHAPTER 09
기억 엔지니어링 기법: 시간을 거슬러서 현재와 미래를 바꾼다

기억 엔지니어링 기법은 에너지 의학의 일종으로, 긍정적이며 진실한 이미지를 만들어서 부정적인 이미지를 상쇄하고, 그 기억과 관련된 생각, 느낌, 믿음, 생리, 행동에 영구적인 변화를 만듦으로써 사건과 기억 속 맥락을 치유한다. 그러면 일상적인 사건을 대하는 의식적인 해석에 쉽게 변화를 줄 수 있다.

기억 엔지니어링은 기억이나 상상을 바탕으로 하는 대부분의 치유법이 사용하는 방법 외에도 세 가지 중대한 발견을 포함한다.

하나, 마음에 진실을 이야기하고, 마음을 치유를 돕는 파트너로서 치유 과정에 전적으로 참여시킨다.

둘, 마음의 전반적인 환경을 치유해서 심리적 적응이 시작될 수 있게 한다.

셋, 내면의 법칙을 선택함으로써 마음의 안전장치를 해제한다.

기억 엔지니어링 기법의 목표는 전체적으로 부정적인 마음의 등급을 한 번에 한 가지 문제씩, 중립적이거나 긍정적으로 바꾸는 것이다.

가장 긍정적인 삶을 만들 수 있게 기억을 바꿀 준비가 되었는가? 자, 그러면 본격적으로 시작해보자.

기억 엔지니어링 기법 워크시트

우선 웹사이트 'mymemorycode.com'에 가서 메인화면 하단의 'The Memory Code diagnostic tracking sheet'를 다운로드, 워크시트를 출력한다. 이 워크시트는 두 부분으로 구성된다. 앞에는 '빈칸 채우기 차트'가 있고 뒷장의 '내 이야기 My story'는 자신의 경험을 자유롭게 적을 수 있는 곳이다. 두 가지 중 하나를 사용해도 좋고, 둘 다 사용해도 좋다.

혹시라도 마음에 내키지 않으면 워크시트를 꼭 사용할 필요는 없다. 아내는 이 기법을 사용할 때마다 둘 중 하나를 꼭 사용하고, 워크시트를 정확히 잘 사용했는지를 중요하게 생각한다. 나는 둘 다 전혀 사용하지 않는다. 그러니 자신에게 가장 잘 맞는 방식대로 하면 된다. 다만 사용할지 여부를 결정할 수 있도록 최소한 한 번은 써보았으면 좋겠다. 이 문제가 삶의 여러 분야에 어떤 영향을 끼쳤는지 제대로 알아보려고 맨 처음에는 워크시트를 사용했지만, 이후에는 다시 작성할 필요가 없었다고 말하는 사람들도 있다.

워크시트를 사용할 때는 진척 상황을 확인할 수 있게끔 날짜를 기입한다. 혹시 배우자와 함께 기법을 실천하는 중이어서 서로의 워크시트가 섞이지 않게 하려면 이름을 적어도 좋다. 치유하려는 문제가 무엇인지 적어넣는다. 마지막으로 진척 과정을 추적할 수 있도록 워크시트의 차례를 적는다. 이를테면 문제에 대한 첫 번째 워크시트인지 열 번째 워크시트인지를 적는 것이다.

윗부분을 모두 기입했으면 원 안을 채워넣을 차례다.

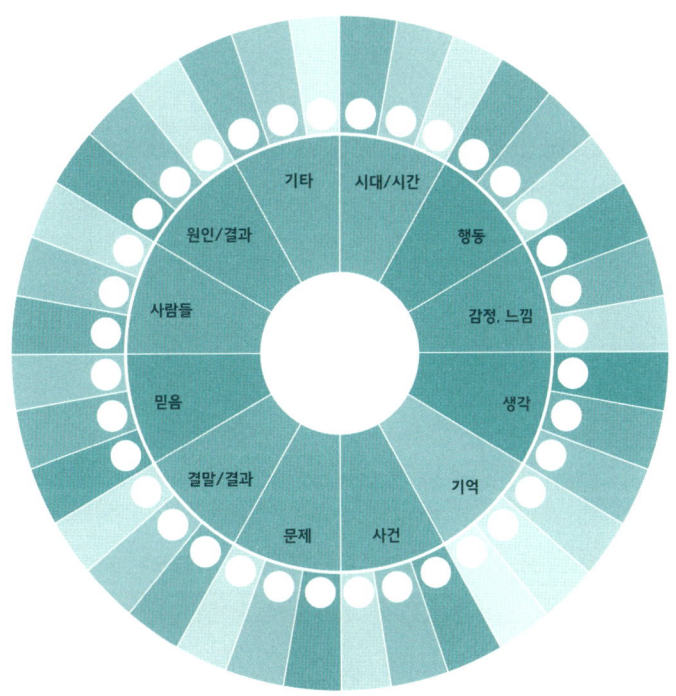

문제

우리의 목표는 기억 엔지니어링으로 전반적인 마음의 등급을 부정성에서 긍정성으로 차츰 이동시키는 새로운 기억을 만들고, 그런 다음 기본설정을 두려움과 거짓의 기억에서 사랑과 진실의 기억으로 바꾸는 것이다. 한 번에 한 가지 문제Issue씩 작업한다. 여기서 나는 살면서 가장 큰 괴로움을 느꼈던 위산역류를 예로 들어 설명할 것이다. 결혼생활이나 직업 같은 다른 문제들도 있을 수 있다. 다른 문제들은 별도의 워크시트에서 작업할 수 있다. 가장 괴로운 문제부터 시작하는 것이 제일 좋다.

나는 '위산역류'를 원의 한가운데 적었다.

문제와 관련된 경험

이 원은 여러 조각으로 나뉘어 있다. 각 조각에는 기억(사건과 맥락)과 그 기억의 결과로 나타난 증상들(생각, 감정, 느낌, 믿음, 행동)이 기재되어 있다. 원의 빈칸에 이와 관련된 경험을 적어넣고, 각 경험에 0~10 사이의 점수를 매긴다. 0은 전혀 괴롭지 않다는 뜻이고 10은 인생에서 압도적으로 부정적인 영향을 미치는 문제라는 뜻이다. 이렇게 점수를 매겨두면 그 문제에 대한 전반적인 등급을 확인하고 시간의 흐름에 따른 발전을 관찰할 수 있다.

예를 들면 위산역류 때문에 내가 어떤 기분과 느낌을 경험했을까? 나는 식도암으로 발전하지 않을지 걱정했다. 그래서 '감정 및 느낌'의 항목에 '암에 대한 두려움'이라 적고, 점수를 9점으로 매겼다. 그리고

'분노'라고도 적어넣었다. 그 증상으로 일상생활에 어려움을 겪었기 때문에, 6점을 적었다.

이 문제는 어떤 사람들과 관련이 있을까? 나는 '아내'라고 적었다. 아내와 나 모두에게 영향을 주었기 때문이다. 점수는 7점 정도를 적었다.

이 문제는 어떤 행동과 관련이 있을까? 위산역류는 먹고 마시는 데 영향을 주었다. 그래서 '식사'라고 쓰고, 5점을 적었다. 또 약을 복용하고 있어서 '약'이라고 쓰고, 3점을 적었다.

이 문제에 관한 내 생각은 내가 느끼는 감정과 아주 비슷했다. 나는 '암에 걸리지 않을까?'라고 쓰고, 7점을 적어넣었다.

원의 빈칸을 모두 메울 필요는 없다. 문제와 관련해서 자신에게 중요한 항목만 적으면 된다. 또 문제의 등급을 매기려고 반드시 숫자를 사용해야 하는 건 아니다. 숫자로 표현하기 어려우면, 그에 관해 괴로움을 느끼는지 아닌지만 적어도 된다.

프로그래밍 기억 1. 과거의 일반적인 기억

지금부터 기억 엔지니어링 기법으로 새롭고 아주 강력한 긍정적인 기억을 만들 것이다. 강력하고 긍정적인 일이 전혀 일어나지 않았더라도 말이다. 어떻게 그렇게 할 수 있을까? 더 중요한 질문은, 무의식적으로 거부하거나 거짓으로 분류해서 문제를 악화시키지 않고 어떻게 그렇게 할 수 있겠느냐는 점이다.

기억 엔지니어링이 제대로 작동하려면 마음과 협력해서 작업해야 한다. 본래 인간의 의식과 무의식은 조화를 이루어 기능하도록 설계됐다. 어떻게 해야 마음과 조화를 이루어 협력해나갈 수 있을까? 다른 모든 관계와 마찬가지로 접근하면 된다. 다정하고 애정 어린 태도로, 신뢰 관계가 생길 때까지 소통하는 것이다. 우선 마음, 무의식, 잠재의식, 양심, 상위 자아 중에 각자 원하는 이름을 대상으로 말을 걸어본다. 이 이름들이 각기 다른 의미로 느껴진다면 대상에 모두 넣는다. 아울러 신이나 높은 차원의 힘에 놀라운 영향력으로 직접 개입해달라고 청할 것을 강력히 권한다.

마음이 궁극적으로 원하는 바는 우리가 삶의 목적을 깨닫고 내면의 법칙을 받아들여 그 법칙에 따라 사는 것이다. 그것이 우리가 존재하는 목적이다. 우리 각자의 마음은 우리가 그런 경지에 다다르기를 바란다. 우리가 마음과 일치되어 조화롭게 행동하며 그러려고 노력한다는 것을 마음이 알 때, 마음은 기꺼이 우리를 도우려 한다.

내 전반적인 마음 등급이 부정성 7이고, 어떻게든 나아지게 해보려고 애쓰면서 마음에 이렇게 말을 걸어봤다고 가정하자. "마음이여, 전 사랑에 완전히 헌신할 겁니다"라고 내가 말하면, 마음은 "아니, 이 사람 말은 진심이 아니야. 그는 진실을 말하고 있지 않아. 우리는 협조하지 않을 거야"라고 말한다. 그러나 내가 똑같이 부정성 7이지만 "마음이여, 전 아직 사랑에 전적으로 헌신할 수가 없습니다. 그러고 싶고, 지금부터 그렇게 하려고 노력할 생각이지만 아직은 그런 경지에 이르지 못했습니다"라고 말한다면, 마음은 이렇게 반응할 것이다. "주목! 뭔가 바꿰고 있다. 그가 진실을 이야기하고 있어. 좋아, 그를 도와주자."

진실이 어떤 것인지는 상관이 없다. 어쩌면 진실이 이런 것일 수도 있다. "마음이여, 사랑에 전적으로 헌신할 수 있게 된다는 걸 상상할 수가 없습니다. 저는 평생 그렇게 되기는 힘들 것 같아요. 하지만 그렇게 되고 싶습니다. 그런 방향으로 갈 수 있게 저를 도와주시겠어요?" 그러면 마음이 어떻게 반응할까? 아마도 이렇게 말할 것이다. "주목! 그가 진실을 이야기하고 있다. 그는 목표를 달성하지 못할 것 같다고 생각한다. 그가 달성할 수 있게 도와주자."

조금씩 감이 잡히는가? 자신의 상태에 대해서 정직할 수만 있다면, 부정적인 감정을 얼마나 느끼는지는 문제가 되지 않는다. 자신이 지금 있는 곳과 가려고 하는 곳 사이의 거리를 인정하고, 애정 어린 마음으로 말을 걸면서 도움을 청하면, 변화가 정말로 나타난다.

이것이 이토록 중요한 이유는, 앞으로 우리가 의도적으로 기억을 만들게 될 텐데 그렇게 만들 기억은 사실이 아니기 때문이다. 글을 잘못 읽은 게 아니다. 우리가 기억을 만들어내고 사실이라고 상상하면, 그것이 거짓말로 확인되어서 효과가 없을 것이라는 의미다. 마음이 받아들이지 않을 것이다. "아니, 그건 거짓말이야. 스트레스를 높여라. 경보 신호 작동! 거짓말은 허용할 수 없어!"

우리가 시도하려는 방법은 이런 점에서 다르다. **우리는 그에 관한 진실을 이야기한다.** 이 기억을 마음에 사실이라고 제시하지는 않을 것이다. 오히려 이 기억을 절대 사실로 분류하지 말고, 긍정적으로 프로그래밍하는 용도로만(즉 조상에게 물려받아서 이미 존재하는 잘못된 부정적인 프로그래밍을 상쇄하는 데 도움을 주는 것으로만) 받아들여달라고 마음에 요청할 것이다.

우리에게는 있는지조차 인식하지 못하는 수백만 가지 기억이 있다. 최근 연구에 따르면 우리가 가진 거의 모든 기억에 오류나 거짓말이 있다. 그것이 우리가 겪는 엄청나게 많은 문제를 야기한다. 여기서 만들 기억은 거짓이 아니다. 그것이 사실이라고 말하지 않기 때문이다. 거짓은 '속이려는 시도'로 정의된다. 지금 시도하는 방법은 그 반대다. 우리는 이것이 실제 일어난 진실은 아니라는 것을 인정하며, 이를 사실로 제시하지는 않는다. 우리는 마음에 이 이미지들을 한 가지 목적으로만, 즉 전체적으로 부정적인 기억 등급을 긍정적인 방향으로 조금씩 이동하기 위한 긍정적인 에너지로만 사용해달라고 부탁한다. 우리가 만들 각각의 기억은 기본적으로 바이러스 차단용 컴퓨터 백신 프로그램과 비슷하다. 백신 프로그램은 컴퓨터의 본래 기능을 바꾸는 것과는 전혀 관련이 없다. 컴퓨터 백신의 목적은 **오직** 컴퓨터가 설계된 대로 제대로 기능하게끔, 오작동을 일으키는 요인을 차단하는 것뿐이다.

마음과 협력하면서 새로 만든 기억을 이렇게 제시하면, 마음이 경보 신호를 울리지는 않을 것이다. 마음은 그 기억을 사실로 분류하지 않고, 그저 에너지를 조금 더 긍정적인 방향으로 바꿀 것이다.

기억 엔지니어링 기법에서는 사실이 아닌 새로운 기억 네 가지를 프로그래밍 용도로만 사용하기 위해 만들고, 덧붙여 사실인 기억 두 가지를 만든다. 두 가지 진실한 기억이 그 문제에서 새로운 기본설정 기억으로 영원히 굳어지게 만들어달라고 요청할 것이다. 우리는 지금 겪고 있는 부정적인 경험을 돌아보면서, 현재의 기본설정 기억에는 거짓이 가득하다는 사실을 인식한다. 나는 처음 몇 년 동안은 이 기법을 사실인 새로운 기억 두 가지만으로 구성했다. 그런데 그 방법이 몇몇 사람들에게는 효과가 있었지만, 대부분의 사람들은 마음의 환경이 너무 부정적이어서 두 가지 기억만으로는 기대했던 효과가 나타나지 않았다. 심리적 적응이 시작될 수 있게 그들을 가로막는 문턱을 없애려면, 더 많은 힘과 긍정적인 에너지가 필요했다. 나는 부정적인 상황 대신 긍정적인 상황이 생겼다고 가정해보라고 사람들에게 말하기도 했다. 그러나 이 방법은 상황을 악화시켰다. 억지 가정은 거짓말로 해석되기 때문이다.

그래서 첫 번째 네 가지 프로그래밍 기억이 필요한 것이다. 네 가지 기억은 마음과 진실하게 서로 신뢰하는 관계를 맺고, 전반적인 마음의 등급을 심리적 적응이 시작되는 문턱까지 끌어올려서, 진정한 치유를 이룰 수 있게 해준다.

앞에서 예로 든 위산역류 문제를 이용해 자세히 설명해보겠다. 나는 이 문제의 등급으로 부정성 9를 매겼다. 그리고 감정, 느낌, 생각, 그 외에 이와 관련이 있다고 생각하는 모든 요소를 확인했다. 나는 우선 신에게 기도하면서 실제 문제(즉 위산역류)가 기적적으로 치유되고, 근본적인 기억이 최선의 방향으로 만들어지고, 다듬어지고, 바뀔 수 있게 해달라고 빌 것이다.

그러면 이제 마음과 이야기할 준비가 됐다. 나는 편안한 자세를 취하고 두 눈을 감은 채 복식호흡으로 서서히 깊이 숨쉴 것이다. 그리고 다음과 같은 식으로 마음에 말을 걸어볼 것이다.

"마음이여, 저를 이렇게 많이 사랑해주고 아껴주어서 고맙습니다. 제가 스스로를 지켜내기 힘들 정도로 약해져 있을 때 절 보호해주셔서 감사합니다. 제게 무엇이 최선인지를 늘 염두에 두어주셔서 고맙습니다. 그동안 힘든 짐을 너무 많이 지워서 미안합니다.

당신과 손을 잡을 수 있게 해주시겠어요? 우리가 화합해서 힘을 합쳐 나갈 수 있을까요?

저는 전적으로 내면의 법칙을 받아들이고 따르면서, 사랑의 삶을 살고 싶습니다. 지금 제가 지킬 수 없는 걸 이야기하면 진실이 아닌 이야기를 하게 된다는 걸 압니다. 시간이 오래 걸리겠지만, 전 그 방향으로 걸음마하듯 한발 한발 나아가고 싶어요. 제가 그렇게 할 수 있을 만큼 강하지 못하다는 걸 잘 압니다. 지금껏 여러 번 노력했지만 계속 실패했으니까요. 저를 좀 도와주시겠어요? 제 에너지가 부정성에서 긍정성으로 이동할 수 있게 도와주실 수 있을까요? 마음에 있는, 제가 알거나 알지 못하는 수천 가지 거짓을 상쇄할 수 있게 해주세요. 당신은 그걸 전부 알고 있을 겁니다.

위산역류와 그와 관련된 모든 것에 대한 에너지를 바꿀 수 있도록 저를 도와주시겠어요? 부디 제 모든 내면의 치유 메커니즘을 활성화시키고, 내면의 지적인 치유자의 힘으로 위산역류와 관련된 육체적, 영적, 정신적 문제가 치유되게 해주세요. 그리고 신에게도 기도드립니다. 당신의 놀라운 힘으로 이 문제와 관련한 모든 것을 치유해주세요. 위산역류 때문에 암이 생길지 모른다는 두려움, 이 문제가 아내, 직업, 기쁨과 평화에 끼치는 영향, 증세에 대처하면서 생기는 분노, 이런 것들이 긍정적으로 바뀔 수 있도록 부디 저를 도와주세요.

저는 프로그래밍을 위해서만 사용할 새로운 기억을 만들려고 합니다. 그 기억을 진실로 분류하지는 말아주세요. 제가 만들 새로운 기억이 사실이 아니라는 건 당신도, 저도 잘 알고 있으니까요. 부디 새로운 기억이 엄청나게 강력해져서, 이 문제에 대한 거짓말과 부정적인 에너지를 상쇄할 수 있게 해주세요. 새로운 기억을 부정적인 프로그래밍을 없앨 긍정적인 프로그래밍으로 받아들이되, 절대 진실로 분류하지는 말아주세요. 그리고 부디 스트레스가 치솟는 일이 없게 해주세요. 저는 이 문제에 대해서 솔직하고 진정하게 이야기하고 있고, 새로 만든 기억은 프로그래밍을 위해서만 사용할 것이니까요."

이 말에는 마법과 같은 힘이 있다. 위의 표현은 내 마음에 저절로 떠오른 것과 사람들을 상담했던 경험에서 나온 것이다. 이와 같은 의도를 담아서 각자 마음속에 떠오르는 것을 말하면 된다.

이제는 몸의 긴장을 풀고 상상할 차례다. 이 과정은 '새로운 기억을 만든다'라고도 표현할 수 있다. 나는 위산역류와 관련해서 일어났던 일이 정말로 일어난 일이 아니며 실제로는 부정적인 상황이 아니라 긍정적인 상황이 펼쳐지고 있다는 새로운 긍정적인 기억을 만들 것이다.

마음속에 떠오르는 것이 무엇이 됐든 그것을 채택하면 된다. 내 경우에는 애초에 위산역류가 생기지 않는 것을 상상할 것이다. 암 발병 위험에 대한 두려움도 없고, 먹을 때 불편함도 없고, 분노도, 불안도, 아내와의 관계에서 문제도 없다. 위산역류 증상이 전혀 나타나지 않았다. 대신에 나는 모든 시간 동안 그 순간에 집중해서 살고, 내가 좋아하는 일을 하고, 즐겁게 지내고, 가족과 단란한 시간을 보내고, 편안하게 쉬며 지낸다.

나는 맛보고, 만지고, 냄새 맡으며, 정말로 그것을 느낄 때까지 기억에 몰입할 것이다. 시각화할 수 없더라도 문제없다. 대신 그 기억을 구체적으로 묘사하는 말을 하면 된다. 더 많이 느낄수록 기억이 더 강력해지고, 문제와 전반적인 마음의 에너지에 긍정적인 움직임이 더 많아진다.

나는 지금 기억을 상상하는 작업을 하면서 실제로 기쁨과 행복을 느낀다. '하하! 위산역류 증상이 없어. 그 증상은 전혀 생기지 않았어.' 그게 바로 내가 기다리던 바였다. 그러고 나서 마음에 이렇게 말할 것이다. "**마음이여, 고맙습니다. 저를 도와주어서. 그 기억이 점점 더 강해져서, 이 문제와 관련한 모든 것의 부정적인 에너지를 없애고 남은 평생 이와 비슷한 문제의 부정적인 에너지를 차단하게 해주세요.**"

프로그래밍 기억 2. 과거의 기적적인 기억

이제 두 번째 새로운 기억을 만들 차례다. 이 기억은 역시 과거의 일이지만 단순히 긍정적이기만 한 것이 아니라 기적적이고 잘 믿어지지 않는, 문제와 관련해서 일생에 한 번 있을까 말까 한 사건이 될 것이다.

우선 나는 마음에 이렇게 말할 것이다. "**마음이여, 이 기억은 사실이 아니니, 사실로 분류하지는 말아주세요. 이 기억을 프로그래밍 용도로**

만 받아들이고 분류해주세요. 그리고 이 기억을 어마어마하게 강력하게 만들어서, 남은 평생 제 마음에 있는 거짓과 부정적인 에너지를 상쇄하게 해주세요."

두 번째 기억에서는 내게 위산역류가 아예 발생하지 않았을 뿐 아니라 정기검진을 받으러 병원에 갔을 때 주치의가 이렇게 말한다. "알렉스 씨, 당신은 제가 평생 봐왔던 그 나이 또래 사람들 중에 가장 건강한 사람이에요. 신체지표, 혈액검사 결과, CT검사 결과를 포함한 모든 것에서요! 이런 결과는 처음인걸요!" 주치의가 간호사를 불러서 이렇게 말한다. "이것 좀 봐요!" 그리고 다른 의사에게 가서 이렇게 말한다. "내 환자 검사 결과가 나왔는데 자네가 보면 아마 못 믿을 거야. 28세인데, 이것 봐. 생물학적 나이와 건강지표가 12세야. 이분은 100세를 훨씬 넘겨서까지 사시겠는걸."

나는 사건이 느껴질 때까지 계속 상상한다. 이때 느껴지는 기분은 이런 것이다. '우와! 이건 복권 당첨이나 마찬가지야! 앞으로 건강에 대해서는 걱정할 일이 전혀 없겠어!'

프로그래밍 기억 3. 현재의 기적적인 기억

세 번째 기억으로는 과거의 기적적인 사건이 실제로 일어났다면 현재 자신의 삶은 어떠할지에 관한 기억을 만들어볼 것이다.

나 같은 경우는 마음에 이런 식으로 말하면서 시작할 것이다. "마음이여, 새로운 기억을 만드는 데 도움을 주셔서 감사합니다. 이번에 만들 기억은 현재시제예요. 이것을 프로그래밍 용도로만 받아들여주시고, 진실로 분류하지는 말아주세요. 이 기억은 사실이 아니고, 그렇다는 걸 저도 알고 있으니까요. 시간이 갈수록 기억이 점점 더 강해지게 만들어서, 문제와 관련된 잘못된 부분과 마음 전반의 부정적인 기억들을 상쇄해주세요."

이 기억을 만들기 위해 내가 상상하는 것은, 과거에 일어났던 기적적인 일이 벌어졌던 때를 기억하면서 지금 현재 바로 여기에 있는 나 자신의 모습이다. 기적적인 일이 일어났던 것을 떠올리면 지금 기분이 어떠한가? 느낌이 느껴질 때까지 상상한다. 내 경우는 기쁨과 안도감이 든다. '우와! 그건 정말 멋진 일이었어. 앞으로는 건강에 대해서 염려할 필요가 없겠지. 이것 참 환상적인걸!' 이젠 내가 좋아하는 레스토랑에서 매운 바비큐립을 먹을 수 있다. 약을 챙겨 왔는지 신경 쓸 필요도, 친구들 앞에서 약을 먹으며 창피함을 느낄 필요도 없다. 게다가 먹고 싶은 건 뭐든지 먹을 수 있다. 이러다가 식도암에 걸릴 수도 있겠다는 걱정을 하루에 쉰 번은 했는데, 그런 걱정거리도 이제는 사라졌다. 사랑, 기쁨, 평화 속에서 즐겁게 일하고 매 순간을 즐긴다.

"마음이여, 그 문제에 도움을 주셔서 감사합니다."

하반신 마비 환자들에게 가상현실 치료가 걷는 법을 머릿속에 그려볼 계기가 되었듯이, 이 과정을 통해 각자의 인생에서 겪는 문제를 긍정적으로 새롭게 그리게 된다.

프로그래밍 기억 4. 미래의 기적적인 기억

마지막 프로그래밍 기억으로, 과거와 현재의 기적적인 기억이 실현된다면 미래는 어떤 모습일지를 상상해볼 것이다. 지금으로부터 1년 뒤일 수도 있고 20년 뒤 혹은 삶을 마감하는 시점일 수도 있다. 그중 하나를 골라도 되고, 미래의 여러 시기를 기준으로 하는 기억을 여러 개 만들어도 된다.

이번에도 마음에 이렇게 말을 거는 것으로 시작한다. "**마음이여, 이 기억을 프로그래밍 목적으로만 받아들여주세요. 이건 진실이 아니니, 진실로 분류하지는 말아주세요. 저도 그렇다는 걸 알고 있습니다. 저는 이 기억을 사실로 제시하는 것은 아닙니다. 부디 이 기억을 확대해서, 시간이 흐를수록 기억이 점점 더 강해지게 해주세요.**"

내 경우에는 죽음을 앞둔 시점을 그리면서, 건강하고 튼튼한 몸으로 살아왔던 멋진 나날을 기억할 것이다. 나는 말로 표현하기 힘들 정도로 깊은 안도감과 기쁨을 느낀다. '**내가 아는 사람들은 모두 어딘가 아파서 고생을 했지만, 나는 정말로 건강에 전혀 문제가 없이 여생을 보냈어. 세상에, 얼마나 축복받은 삶이었는지!**'

그 말이 실제처럼 느껴질 때까지 계속 머릿속에 그린다. 더 깊이, 더 많이 느낄수록 좋다!

"**마음이여, 그 문제에 도움을 주셔서 감사합니다.**"

기본설정 기억 1. 새로운 기본설정

그다음 기억은 첫 번째 기본설정 기억이 될 것이다. 문제의 사건이 안 일어난 건 아니지만, 이에 대한 부정적이고 잘못된 해석이 긍정적이고 진실한 해석으로 바뀐다.

나는 마음에 이렇게 말하면서 시작한다. "**마음이여, 이번 기억을 만드는 데 도움을 주세요. 이 기억을 아주 멋지고 완벽하게 만들어주시고, 남은 평생 동안 이 기억을 문제에 관한 진실로 받아들여주세요. 인생을 살면서 이 기억과 관련이 있을지 모르는 일이 생길 때마다 부디 이 기억을 문제에 관한 강력하고 영원한 기본설정 기억으로 활성화시켜주세요. 또 제가 만든 네 가지 기억을 활성화해서 무의식적인 모든 부정적인 기억을 상쇄해주세요. 그래서 이 기억이 남은 평생 문제에서 기본설정 기억으로 자유롭게 기능하도록 해주세요. 제가 문제와 관련된 진실에만 집중해서 의식적으로 이를 뒷받침할 수 있게 해주세요.**"

내가 만들 첫 번째 기본설정 기억은 실제 벌어진 일이다. 그래서 내 기억에 여전히 위산역류 증상이 있다. 이 기억이 원래의 부정적인 기본설정 기억과 다른 점은 그 안에 거짓이 들어 있지 않다는 사실이다.

문제는 사건 자체가 아니라 사건에 대한 우리의 해석에 있다고 했던 말을 기억하자. 나는 위산역류에 관한 거짓을 믿고 있었다. 식도암이 발병할 우려가 있는 상태는 결코 아니었다. 하지만 그럴 수 있다는 생각을 품게 됐고, 그 생각은 나를 옭아맸다. 내슈빌에 있는 밴더빌트 병원에 정기검진을 받으러 가던 때가 기억난다. 집을 나서기 전에 아내를 꺼안으면서 "아주 많이 사랑해"라고 말했는데, 마치 돌아오지 못할 길을 나서면서 작별의 인사를 하는 기분이었다. 내게 아주 큰 의미가 있는 영성에 관한 훌륭한 책을 아내에게 건네며 이렇게 말했다. "여보, 혹시라도 나한테 무슨 일이 생기면(아내를 크게 겁주고 싶지는 않았다) 해리가 컸을 때 이 책을 꼭 읽을 수 있게 해줘." 나는 내가 죽을 것이라고 진심으로 믿었다! 그건 절대 사실이 아니었지만, 내게는 사실이 됐다. 1시간 뒤에 진료를 받을 때 의사는 내 목을 살펴보고서 "아, 아뇨. 심각한 문제가 될 만한 건 전혀 없어요"라고 말했다. 하지만 의사가 말해주기 전까지 나는 정말로 그렇게 믿었다.

새롭고 진실한 기본설정 기억은 실제로 일어난 일이지만 부정적이고 잘못된 해석은 없는 기억이다. 나는 실제로 위산역류 증세가 있지만, 치유의 과정을 밟고 있다. 현재나 미래에 심각하게 걱정할 필요는 없는 문제다. 그저 나를 더 나은 사람으로 만들기 위해 배워야 하는 인생의 교훈이 있을 뿐이다.

기억의 거짓을 찾아내는 다른 방법도 있다. 혹시 이 기억에 관한 '~때문에/그러므로'의 믿음이 있지는 않은가? '위산역류가 있기 때문에, 암에 걸려서 죽게 될 거야.' '이달 예산이 빠듯해. 그러므로 집을 잃고 가족들을 부양할 수 없게 될 거야.' '강간을 당했기 때문에, 나는 한낱 고깃덩어리에 불과하고 더러워. 아무도 나를 거들떠보지 않을 거야. 난 절대 안전하지 못해.' 당신에게는 이와 비슷한 어떤 믿음이 있는가?

문제는 '~때문에'가 아니다. 이와 관련된 부분은 사실이다. 나는 위산역류 증세가 있다. 예산이 빠듯할지 모른다. 사람들이 강간을 당하기도 한다. 하지만 거짓은 늘 '그러므로'에 있다.

따라서 새로운 기본설정 기억은 우리가 아는 실제 사실을 기본으로 그 문제와 관련해서 일어날 수 있는 가장 긍정적인 생각과 느낌이 더해진 것이다. 가령 나는 '위산역류 증세가 있어서, 암에 걸려 죽게 될 거야'라고 해석하는 대신에 '위산역류 증세가 있어. 하지만 그것이 남은 평생에 뭔가 부정적인 영향을 줄 것이라는 의미는 결코 아니야. 나는 아주 훌륭한 삶을 살 수 있어. 위산역류 증세가 사라질 수도 있어. 나는 그와 관련 없이 행복하고 건강하게 성공적인 삶을 살 수 있어'라고 해석할 것이다. 이런 생각은 진실이기도 하다.

그런 일이 일어날 것이라고 말하는 건 아니다. 그건 오직 신만 알 수 있다. 나는 그저 내가 아는 한, 그런 일이 생길 수도 있다고 말하는 것이다. 그것이 내 희망이자 기도이자 바람이다. 현재 위산역류가 있더라도 나는 여전히 성공적으로 행복하고 건강하게 지낼 수 있다. 다시 말해서 '그러므로' 뒤에, 가능성과 희망이 스민 가장 긍정적인 가능성을 덧붙이면 된다.

나는 그 기억에 새롭고 진실한 해석을 만들었다. 그것이 실제로 느껴질 때까지 말이다. 더 많이 느낄수록 좋다. '그래, 위산역류 증세가 있어. 하지만 나는 여전히 행복하고, 건강하고, 성공적인 삶을 살 수 있고, 증세도 사라질 수 있어.'

그런 기억을 만든 뒤에 마음에 이렇게 말한다. "**마음이여, 그 문제에 도움을 주셔서 감사합니다. 이 기억이 아주 강력해지고, 남은 평생 문제에 대한 기본설정 기억이 되도록 해주세요. 이 기억은 프로그래밍을 위한**

용도가 아니라, 진실로 분류되는 기억입니다."

기본설정 기억 2. 궁극적인 기본설정

드디어 여섯 번째 기억인 두 번째 기본설정 기억을 만들 차례가 됐다. 여기서는 마음에 문제와 관련해 가능성 있는 최선의 기본설정 기억을 만들 전적인 권한을 준다. 마음은 우리에 대해 아는 모든 것과 잠재의식과 무의식에 있는 것을 바탕으로 작업하는데, 그 안에는 조상에게 물려받아서 우리가 알지 못하고 접근할 수 없는 기억과, 문제와 관련이 있지만 우리가 관련성을 인식하지 못하는 기억이 포함된다.

"마음이여, 이제 여섯 번째 기억을 만들 때가 됐어요. 도와주셔서 정말 감사드립니다. 제가 제대로 잘해내고 있는 것이기를 바랍니다. 그리고 제가 하는 행동이 당신에게도 아무런 문제가 없었으면 좋겠어요. 혹시라도 뭔가 문제가 있다면 어떻게 수정해야 할지 알려주세요. 저는 당신이 제 의식적인 마음보다 수백만 배는 더 강력하다는 것을 압니다. 당신은 저에 대한 모든 것을 알고 있습니다. 심지어 제가 모르는 부분까지도요.

이 여섯 번째 기억에서 제가 당신이나 영혼, 신에 대한 통제를 완전히 내려놓고, 위산역류와 문제에 관한 완벽한 기본설정 기억을 만들 수 있게 해주세요. 제가 봐야 할 게 있으면 보여주세요. 제가 보지 말아야 할 게 있으면 안 봐도 좋습니다. 저는 당신을 믿습니다. 부디 문제에 관한 모든 부정성을 영원히 상쇄할 가장 완벽하고 강력한 기억을 만들어주세요. 제가 사랑의 삶에 전적으로 헌신하기 위한 단계를 밟아나가도록 도와주세요. 여섯 번째 기억을 문제에 관한 남은 평생의 궁극적인 기본설정 기억으로 분류해주세요. 바뀔 필요가 있을 때마다 상황에 맞게 바꿔주세요."

긴장을 풀고 상상을 통제하려는 욕구를 내려놓는다. 뭔가가 보인다면 좋은 일이다. 그렇지 않더라도 전혀 문제가 없다. 뭔가가 느껴질 때까지 계속 집중한다. 더 많이 느낄수록 좋다.

마음이 치유 과정을 주도하도록 허용하면, 조상들에게 일어났던 일인데 당신이 지금 겪는 문제와 관련이 있을지 모른다고 믿는 무언가가 기억나기 시작할지도 모른다. 만일 그렇다면 그 기억을 놓고 기억 엔지니어링 기법을 적용해서 문제에 한층 깊이 파고들 수 있다.

하지만 내 경험상, 조상에게 물려받은 기억이 영화처럼 눈앞에 펼쳐지는 일은 드물다(비록 그런 일이 실제로 일어난 적이 있지만). 그보다는 원래 사건이 발생시킨 것과 같은 감정에 이르게 만드는 이미지나 은유를 찾게 되는 경우가 더 흔하다.

마음은 은유를 사용하는 것을 좋아한다. 예를 들어 마음이 당신의 기본설정 기억을 만들도록 허용하고 기다리고 있는데, 아주 지저분하고 질척한 진흙 웅덩이를 보게 됐다고 하자. 아니면 그런 진흙탕을 봤을 때 느껴질 기분이 든다고 하자.

그럴 때 이렇게 생각해서는 안 된다. '이런 멍청할 데가! 대체 왜 진흙탕 생각을 하고 있는 거지? 이건 내가 만들어낸 거야. 효과가 없네.'

그보다는 마음에 감사하다고 말하고 이렇게 부탁하자. '진흙탕이 무엇을 의미하든, 이 기억을 가장 깊은 수준에서 치유해주세요.'

위대한 영적 지도자들은 복잡한 개념보다는 우화를 즐겨 이용한다. 마음도 마찬가지다. 조상 중 한 사람이 다섯 살 때 엄마를 어떻게 여의었는지, 혹은 직업적으로 길이 완전히 막혀버린 기분을 느꼈는지, 아니면 아버지가 감옥에 가면서 얼마나 부끄러운 기분을 느꼈는지에 관한 영상이 눈앞에 나타나는 것이 아니라 폐허, 빈집, 큰 바위, 진흙 웅덩이를 보게 될지 모른다.

심리치료사가 가족 중 가까운 사람을 막 잃은 네 살짜리 아이와 상담할 때 아이에게 죽음의 개념을 설명하지는 않을 것이다. 이해하지 못할 테니 말이다. 대신에 아이가 어떤 기분을 느낄지에 관한 은유를 사용하거나, 아이에게 그림을 그려보라고 할 것이다.

우리가 네 살이고, 마음이 우리를 도우려 한다고 가정하자. 그 문제를 치유하는 데 딱 맞는 은유를 줄 수도 있다. 원래 사건이 무엇인지를 알 필요는 없으며, 은유가 무슨 의미인지조차 알 필요가 없다. 그저 마음이 무의식적인 수준에서 해야 할 필요가 있는 작업을 할 수 있도록 허용하기만 하면 된다.

여섯 가지 기억을 모두 만든 뒤에는 그 문제 때문에 얼마나 괴로운지를 0에서 10 사이의 등급으로 점수 낸다. 숫자로 평가하는 것이 잘 맞지 않으면 그저 괴로운지 아닌지만 적어두면 된다.

위산역류 문제가 부정성 9에서 5로 이동했다고 하자. 잘된 일이지만, 아직은 갈 길이 멀다는 걸 나는 안다. 그래도 괜찮다. 문제가 더는 괴로움을 불러일으키지 않을 때까지 이 과정을 필요한 만큼 여러 차례 반복해서 실시하면 된다. 몇 번째 실시하는 것인지 적는 칸이 워크시트에 따로 있는 건 그런 이유에서다. 가령 전반적인 문제가 중립적인 상태로 바뀌려면 위산역류 문제에 관한 기억을 서른 가지 만들어야 할지도 모른다. 하지만 모든 단계가 중요하며 천천히 차이를 느끼게 될 것이다. 그저 마음에 매번 똑같은 방식으로 이야기하고, 실제로 느껴질 때까지 상상하면 된다.

과정을 반복할 때는 예전에 생각하지 못했던 긍정적인 관점을 새로 발견하지 않는 한 진실인 기본설정 기억을 바꿀 필요는 없다.

뭔가 부정적인 일이 일어난다면 바꾸어야 할 수도 있지만, 그럴 때는 이렇게 해보면 된다. 내가 6개월 뒤에 이비인후과 의사를 다시 찾아가서 재검진을 받았는데 "안타깝지만 식도암입니다"라는 말을 듣게 됐다고 가정하자. 내 상황의 진실을 바꾸는 새로운 정보를 얻게 된 것이다. 그렇더라도 프로그래밍 기억에 '저는 식도암으로 죽을 겁니다'라는 사실을 넣는 대신, 그저 '식도암'이라는 정보의 '그러므로' 뒤에 여전히 긍정적인 표현을 넣을 수 있다. 예컨대 "저는 식도암에 걸렸습니다. 하지만 이 병도 깨끗이 치유될 수 있습니다. 제가 아는 한 저는 여전히 아주 좋고, 성공적이고, 멋지고, 건강한 삶을 살 수 있습니다"라고 진술한다. 긍정적인 메시지를 넣는 것은 치유 과정에서 지극히 중요하다. 그것은 마음의 긍정성과 부정성 기억의 비율과 관련된 사안이기 때문이다. 비율이 너무 부정적이면 심리적 적응이 일어나지 않기 때문에 몸과 마음이 본연의 긍정적 기본설정으로 돌아오지 못하며, 결과적으로 필요한 치유가 이루어지지 않을 것이다.

마음이 만드는 궁극적인 기본설정 기억은 마음이 언제든 바꿀 수 있다. 프로그래밍 용도로만 쓸 새로운 기억을 만들 때마다 이렇게 말하는 것이 좋다. "마음이여, 새롭게 식도암이 발견된 상황에 맞게 궁극적인 기본설정 기억을 수정할 필요가 있다면 부디 그렇게 해주십시오."

기억 엔지니어링 기법 사용하기

이제는 직접 시도해본다. 기억 엔지니어링 기법을 실시하는 동영상 자료는 웹사이트 mymemorycode.com을 참고하도록 한다.

① 워크시트를 준비한다. 원하지 않으면 사용하지 않아도 괜찮다. 한 가지 문제를 골라서 0에서 10 사이의 점수를 매긴다. 작업할 문제는 물질적인 문제나 비물질적인 문제 모두 가능하다. 가령 다른 사람과의 관계 문제를 다룰 수도 있다. 신경이 가장 많이 쓰이는 문제를 고르면 좋다.
② 편안한 자세를 잡고, 복식호흡으로 깊은 숨을 쉰다. 눈을 감는 것이 집중에 도움이 된다면 눈을 감는다. 그 문제와 치유에 대한 기도를 말한다. "**신이시여, 당신의 기적적인 힘으로 [문제의 이름]과 관련한 모든 것을 치유해주세요. 부디 저의 면역 체계, 지적인 치유 체계, 기억 엔지니어링 기법의 능력과 영향력이 100퍼센트 작용할 수 있게 해주세요.**"
③ 마음에 전달한다. 집에서 수행한다면 입으로 소리를 내서 말하

면 좋다. 불편하면 그렇게 하지 않아도 된다. 다음과 같은 말을 할 수 있다. "마음이여, 저를 돌봐주시고, 제게 무엇이 최선인지를 늘 염두에 두어주셔서 감사합니다. 두려움에 바탕을 둔 생각과 행동을 너무 많이 해서 죄송합니다. 저는 할 수 있다면 더 많은 사랑 속에서 살고 싶습니다. 제가 그렇게 살아갈 수 있게 도와주세요. 제게 해가 되는 것이 아니라 도움이 될 새로운 기억들을 만들 수 있게 도와주세요. 그리고 이 첫 번째 기억을 프로그래밍을 위한 용도로만 받아들여주세요. 이 기억은 사실이 아니며, 저는 이것을 사실로 제시하는 것이 아닙니다. 이 기억을 제 부정적인 마음 등급을 긍정적으로 바꾸는 데에만 사용해주세요."

그런 다음, 과거를 새롭게 상상한 기억을 만들어서 실제 있었던 부정적인 경험을 긍정적인 경험으로 대체한다. 그것을 상상한다. 맛보고, 만져보고, 냄새 맡으면서 상상에 푹 잠긴다. 긍정적인 생각, 느낌, 감정으로 변하는 것이 느껴질 때까지 계속한다. 어쩌면 삶에서 그 상상이 정말로 일어나는 것 같은 느낌이 신체적으로 들 수도 있다.

④ "마음이여, 이 다음 기억도 프로그래밍 용도로만 받아들여주세요. 이 기억은 사실이 아닙니다. 저는 이것을 사실로 제시하는 것이 아닙니다. 부정적인 에너지를 긍정적으로 바꾸기 위한 용도로만 사용해주세요." 그런 부정적인 문제는 실제로 일어나지 않았으며 실제로 일어난 것은 아주 기적적이고 멋지고 엄청나게 훌륭한, 평생 한 번 있을까 말까 한 긍정적인 일이라고 상상하자. 실제로

느낄 수 있을 때까지 계속 상상하고, 다음으로 넘어가자.

⑤ "마음이여, 이 다음 기억도 프로그래밍 용도로만 받아들여주세요. 이 기억은 사실이 아닙니다. 저는 이것을 사실로 제시하는 것이 아닙니다. 부정적인 에너지를 긍정적으로 바꾸기 위한 용도로만 사용해주세요." 지금 현재 있는 바로 그 자리에 있으면서 그 기적적인 멋진 현실을 기억하고 있다고 상상하자. 일어난 일을 떠올리는 지금 이 순간, 어떤 기분이 드는가? 느껴질 때까지 상상하고, 다음으로 넘어가자.

⑥ "마음이여, 이 다음 기억도 프로그래밍 용도로만 받아들여주세요. 이 기억을 사실로 분류하지 말아주세요. 이것은 사실이 아닙니다. 저는 이것이 사실이라고 생각하지 않습니다. 이 기억을 부정적인 에너지를 긍정적으로 바꾸는 데에만 사용해주세요." 미래의 어느 시점, 가령 1년 후나 10년 후 혹은 삶을 마감하는 시점에 있다고 상상하자. 그 나이에 이 문제와 관련된 기적적이고 멋진 현실을 기억한다. 이것이 실제로 일어난 일이라면 삶의 그 시점에서 어떤 기분을 느끼겠는가? 변화를 느낄 때까지 상상하자.

⑦ "마음이여, 이 다음 기억은 문제에 관한 진실로 받아들이고 분류해주세요. 남은 평생 이것을 문제에 관한 기본설정 기억으로 만들어주세요. 인생에서 언제든 이 문제와 관련된 어떤 일이 일어나면, 처음에 만든 네 가지 기억을 활성화해서 부정적인 프로그래밍을 상쇄해주세요. 그리고 이 기억을 문제에 관한 진실로 활성화해주세요." 이 문제에 관한 현재의 진실을 상상하되 '그러므로' 뒤에 붙

는 부정적인 표현 없이, 인생에서 생길 수 있는 모든 긍정적인 일을 불어넣는다. 이번에도 역시 그런 느낌이 느껴질 때까지 지속하고, 그다음으로 넘어간다.

⑧ "마음이여, 부디 통제를 내려놓을 수 있게 해주세요. 이 문제에 관한 완벽하고 가장 강력한 기본설정 기억을 만들 수 있게 해주세요. 그리고 제가 그것을 보게 되는지, 그에 대해 알게 되는지 여부와 상관없이 그것이 이 문제에서 궁극적인 기본설정 기억이 되게 해주세요. 감사합니다."

⑨ 0~10 사이의 점수로 문제를 다시 평가한다. 변화가 있었는지 알아본다. 눈을 뜬다.

이 순서로 진행하고, 각 단계마다 느낌이 느껴질 때까지 지속한다. 어떤 기억은 1분이 지나고 나서 느껴지지만, 어떤 기억은 5분이 걸릴 수도 있다. 그런 건 문제가 안 된다. 말한 것을 느낄 때까지 시간이 얼마나 걸리든 상관없다.

이 기법에 단계가 아주 많은 것처럼 보일지도 모른다. 하지만 나는 모든 단계를 약 2분이면 끝낼 수 있다. 연습을 많이 할수록 마음과 신뢰 관계가 깊이 쌓여서 치유가 그만큼 빨라진다. 내 경우에도 처음에는 마음이 뒤로 저만치 물러나서 "대체 뭘 하는 거야?"라고 말하는 듯했지만, 시간이 지나면서 조금씩 이해하고 협력했다. 그래서 처음에는 오랜 시간이 걸렸던 것이 이제는 단 몇 분밖에 걸리지 않는다. 내 고객들도 마찬가지였다. 이 책을 읽는 독자들도 그럴 것이라고 믿는다.

오토스트리밍 기억 엔지니어링 기법

기억 엔지니어링 기법을 한동안 연습하고 나면, 이 기법의 단계를 모두 똑같이 따를 필요가 없다는 생각이 들지도 모른다. 만일 그렇다면 오토스트리밍autostreaming 기억 엔지니어링 기법이라고 불리는 의식의 흐름stream-of-consciousness 방식을 사용하면 좋을 수도 있다. 이 방식은 과정을 통제하는 대신에 지휘한다. 그러려면 통제를 내려놓고 흐름에 맡길 수 있을 만큼 마음을 신뢰해야 한다. 기억 엔지니어링 기법을 꽤 오랫동안 실행해 내적인 통제를 내려놓을 수 있는 사람들 중에서도 시각화 능력이 아주 뛰어난 경우에만 의식의 흐름 방식을 추천한다. 우리는 무의식 수준에서 시각적이지만, 모든 사람이 의식적인 마음을 통해서 그런 이미지에 쉽게 접근할 수 있는 건 아니다.

나는 대단히 시각적으로 타고난 편이라, 의식의 흐름 방식이 개인적으로 잘 맞는다. 이 방식은 마음에 여섯 가지 기억을 모두 만들어달라고 부탁하면서 내맡기고, 무슨 일이 벌어지는지 보기 위해서 사용한다. 이때 우리는 마음에 정확히 언제 무엇을 해야 하는지 말하는 것이 아니라 지휘한다. 예컨대 나는 정신, 마음, 영혼, 신이 어떤 방식으로든 원하는 대로 여섯 가지 기억을 만들고 수정하도록 허용한다. 그렇다고 가만히 손을 놓고 있는 것은 아니다. 잘 지켜보면서 모든 기억이 제대로 만들어졌는지 확인한다.

예를 들어 내가 마음에 여섯 가지 기억을 모두 만들어달라고 부탁한 뒤, 과거의 긍정적인 기억과 첫 번째 기본설정 기억을 꽤 빠른 시간

내에 보게 될 수도 있다. 그런데 그 뒤에 과정이 중단될 수도 있다. 그러면 나는 마음에 말할 것이다. "**과거의 기적적인 기억이 아직 안 보이네요. 그 기억을 보여주시겠어요?**" 과정이 계속되는 동안 기다리고 지켜보면서, 혹시 빠진 기억이 있으면 그것을 보게 해달라고 요청할 것이다. 여섯 가지가 모두 만들어질 때까지 말이다. 다만 기적적인 기본설정 기억은 예외가 될 수도 있다. 그런 기억을 늘 직접 볼 수 있는 건 아니기 때문이다.

나는 이제 매일 오토스트리밍 방식을 주로 사용한다. 이때 다음과 같은 절차를 따른다.

① 문제를 찾아서 확인하고 불편한 정도를 점수 매긴다(위에서 설명한 과정과 마찬가지로).
② 편안한 자세를 잡고 앞에서 언급한 것과 같은 치유 기도를 한다. 신이나 높은 차원의 힘에 기적적인 힘을 발휘해서 문제를 완벽히 치유하고, 면역 체계, 지적인 치유 체계, 기억 엔지니어링 기법의 능력과 힘이 100퍼센트 작용할 수 있게 해달라고 기도한다.
③ 마음에 여섯 가지 기억을 모두 직접 원하는 방식으로 만들어달라고 요청한다. "마음이여, [문제의 이름]과 관련해서 과거의 긍정적인 기억, 과거의 기적적인 기억, 현재의 기적적인 기억, 미래의 기적적인 기억을 만들어주세요. 이 기억들을 진실로 받아들이지 말고, 긍정적인 프로그래밍 용도로만 사용해주세요. 아울러 새로운 기본설정 기억을, 부정적인 '~ 때문에/그러므로'의 믿음이 포함되

지 않은 상태로 만들어주시고, 새로운 기적적인 기본설정 기억도 만들어주세요. 앞으로 인생을 살면서 이와 비슷한 상황에 직면할 때마다 두 가지 기본설정 기억들을 문제에 대한 진실로 다뤄주세요."

④ 그런 다음 뒤로 한발 물러나서 지켜본다. 과정이 중간에 멈추면 마음에 빠진 기억을 보여달라고 요청한다. 여섯 가지 기억이 모두 만들어질 때까지 계속 지켜보면서 필요할 때마다 요청한다. 기적적인 기본설정 기억을 요청했지만 그것이 보이지 않으면, 기억이 만들어졌다는 것을 믿고 더는 신경 쓰지 않는다.

⑤ 여섯 가지 기억이 모두 만들어졌으면, 앞에서 설명했던 것처럼 문제를 다시 평가해본다. 문제 때문에 여전히 괴로우면 곧바로 같은 과정을 한 번 더 반복하거나 나중에 다시 시도하면서, 괴로운 마음이 들지 않을 때까지 실행한다.

만일 이 방식을 시도했지만 잘 안됐더라도 걱정할 필요는 없다. 그저 앞에서 설명한 방식을 따르면 된다.

자주 묻는 질문

Q. 기억 엔지니어링 기법을 얼마나 자주 사용해야 하나요? 얼마나 길게 해야 하나요?

어떤 것이 됐든 각자 가장 심각하게 느끼는 문제가 있으면 그에 대해서 날마다 이 기법을 즉시 시작하는 것이 좋다.

완벽주의적인 성향이 있는 사람이라면, 최대한 **간단히** 접근할 것을 적극 권한다. 내가 예로 들었던 위산역류 사례처럼 말이다. 워크시트를 사용하고 싶더라도 워크시트 없이 그냥 부딪쳐보는 것이 더 도움이 될지 모른다. 마음을 신뢰하자.

한편 어떨 때는 변화가 즉각적으로 나타나지만 어떨 때는 변화의 과정이 필요하다. 새로운 여섯 가지 기억을 만들고, 기법 실행을 완료했을 때 문제에 대한 부정성 점수가 3점으로 낮아질 수도 있다. 아주 잘된 일이지만, 다음 날 다시 그 문제로 돌아가서 새로 만든 기억들이 여전히 강력하고 온전한지 확인하는 편이 좋다. 만일 그렇지 않다면 기억 엔지니어링을 재실시해서 새로운 기억들이 다시 제대로 힘을 발휘하게 해야 한다.

기억을 만드는 것 자체도 하나의 과정이 될 수 있다. 어떤 사람들은 기억을 만들 때 매번 5초도 안 돼서 뚝딱 해치운다. 그런 사람들은 시각화 능력이 굉장히 탁월해, 머릿속에서 이미지를 쉽게 떠올리거나 상상력이 뛰어나다. 사실 인간은 모두 상상력이 뛰어나다. 다만 사람들 중에는 너무 부정적인 이미지만 계속해서 만들어서 그날 하루를 버텨내기가 몹시 힘들기 때문에, 마음이 상상력을 차단해버린 경우가 있다. 이처럼 때로는 마음이 우리를 보호하기 위해 시각화 능력을 없애기도 한다. 하지만 일반적으로 시각화 능력은 우리가 차츰 치유되면서 다시 돌아온다.

애초에 이런 심상을 만드는 것 자체가 힘든 사람이 30명 중 1명 비율로 있다. 지극히 드물기는 해도 그런 경우가 정말로 있다. 만일 당신이 그렇다면 애태울 필요는 없다. 그저 여러 차례 반복하고, 3~4일 동안 날마다 기억을 확인하면서 기억이 여전히 강력하고 온전한지 확인한다. 약해졌다면 그 기억들을 다시 시각화한다.

어떤 문제에 대해서 꽤 오랜 시간 동안 작업했음에도 여전히 부정적인 생각, 믿음, 느낌, 행동이 느껴진다면, 관련된 다른 기억들에 대해서도 작업이 필요할지 모른다. 우리에게는 무한대에 가까울 정도로 많은 기억이 있다. 예를 들어 직업에 대한 걱정이 있을 때, 지금껏 작업했던 두 가지 기억이 아니라 15만 개나 되는 개별적인 기억에서 왔을지도 모른다. 다른 기억들은 사적인 경험, 부모, 친구, 지인이나 학교에서 배운 내용에서 왔을 수도 있다. 그런 기억을 떠올리거나 삶에서 무언가 일이 벌어질 때마다, 마음은 이 일들이 그 기억과 연관됐다고 결정하고 재활성화한다. 게다가 재활성화될 때마다 그 기억은 새로운 부정적인 기억을 만들거나 이미 있는 기억을 바꾸기도 한다. 이와 같이 확산되면서 기억은 녹화된 동영상보다는 환상에 더 가까워진다.

어떤 한 가지 기억을 재설계해서 그와 관련된 기억 1만 개가 치유되어 이후 8시간이나 하루 종일, 혹은 그보다 조금 더 오랜 시간 동안 한결 나은 기분을 느낄 수도 있다. 하지만 그러고 나서도 다시 직업에 대한 걱정이 들기도 한다. 이 기법의 치유 효과가 없어서 걱정이 재발한 것은 아니다. 걱정하는 마음이 다시 생긴 이유는 아직 치유되지 않은 기억이 15만 개나 있기 때문이다.

다행히도 15만 개의 기억을 각각 작업해야 하는 건 아니다. 그 기억들은 모두 같은 파일폴더에 들어 있기 때문이다. 기억은 우리가 내린 해석과 연결되어 있다고 했던 것을 기억하자. 15만 개의 기억은 모두 연결되어 있다. 어떤 특정한 해석에 대한 기억 한 가지를 재설계하면, 가령 어릴 때 숙제를 정해진 시간 안에 못 끝냈을 때 '숙제를 제시간에 못 마치면, 형편없는 사람이 되는 거야'라고 해석했던 것을 재설계했다면, 그것이 이와 관련된 모든 기억을 재설계할 수도 있다. 그러므로 가능하면 아주 어릴 때 경험했던 가장 고통스러운 기억부터 작업하는 편이 좋다. 그러면 한 번에 많은 기억이 치유될 가능성이 크다.

내가 보기에 사람들의 최소한 50퍼센트는 이 과정을 한 번 거치면 모든 비신체적인 증상이 사라질 것이다. 시간이 지나면 신체 증상에도 효과가 나타난다.

요컨대 인내심을 가지고 기다리자. 이 과정이 남들보다 오래 걸리는 사람들도 있으며, 그래도 괜찮다.

Q. 늘 불안감이 들지만, 어떤 것이 문제인지를 찾을 수가 없어요. 그래도 기억 엔지니어링 기법을 사용할 수 있을까요?

전반적으로 불안감을 느끼지만 특정한 기억이나 문제를 꼽을 수 없다면, 워크시트를 준비해서 자신의 현재 생각, 느낌, 믿음을 토대로 차트를 작성해보면 좋다. 뒷면에는 그에 관한 이야기를 적는다. 불안감이 들기 시작한 지가 얼마나 됐는가? 얼마나 심한가? 때에 따라 더 심해지기도 하는가? 만일 그렇다면 어떤 때에 더 심해지는가? 아침에 더 심한가, 밤에 더 심한가? 그렇게 작성한 워크시트 내용을 바탕으로, 마음속 심상에 대해서부터 작업하기 시작하자. 문제에 기억 엔지니어링 기법을 적용해보자. 그다음에는 필요하다면 현재 경험하고 있는 것과 같은 부정적인 느낌이 가장 크게 들었던 아주 어릴 때의 기억이나 제일 고통스러운 기억을 찾아본다. 그런데 대개는 그럴 필요가 없이 넘어간다. 증상에 준해서 알려지지 않은 문제를 처리하면, 무의식에서 올바른 기억과 연결된 올바른 심상이 만들어지고, 마찬가지 방식으로 효과가 나타나기 때문이다.

Q. 제게 보이는 이미지가 마음에서 왔다는 것을 확신할 수가 없어요. 만일 제가 그런 이미지를 만들어낸 것이라면 어쩌지요?

의식적으로 이렇게 말해보자. "앞으로 몇 분 동안의 내 의도는, 최대한 통제하려는 의지를 내려놓고 마음이 보여주는 이미지를 받기 위해 기다리는 것이다." 더 나아가 이렇게 말할 수도 있다. **"마음이여, 저는 상황을 제 의지대로 통제하려는 성향을 잘 내려놓지 못하는 편입니다. 그러려고 노력해볼 텐데, 잘될지 안될지는 모르겠습니다. 당신에게는 저보다 100만 배는 더 강력한 힘이 있습니다. 제가 통제를 내려놓지 못하면 저를 무시하고 당신이 원하시는 이미지를 만들어주세요. 제가 의식적으로 만들어낸 것이라고 생각할지 모르지만 그런 건 개의치 말아주세요."**

Q. 기억 엔지니어링 기법 외에 생각, 느낌, 믿음 그리고 기억에서 비롯된 다른 문제들을 바꾸는 데 도움이 되는 방법이 또 있을까요?

부정적인 경험을 하는 이유가 자신이 처한 상황 때문은 아니라고 계속해서 상기하는 것도 도움이 된다. 돈을 더 벌거나, 보다 좋은 직업을 찾거나, 건강을 회복하려고 애쓰는 것이 마음 등급이 긍정성 방향으로 이동하는 데 반드시 도움이 되지는 않는다. 처한 상황이 부정적인 경험을 초래하는 것은 아니기 때문이다. 문제는 외면이 아니라 내면적인 것에 있다. 즉 관심의 초점이 내면에 있어야 한다는 뜻이다.

이외에 그동안 아주 큰 효과가 있었던 간단한 방법도 있다. 부정적인 생각이나 느낌이 들 때마다 그 생각이나 느낌을 허용하지 말고, 기도로 바꾸는 방법이다. 다시 말해서 부정적인 생각이나 느낌이 드는 것을 알아차리면 이렇게 기도한다. "**이 부정적인 생각과 느낌을 긍정적인 생각과 느낌으로 바꿔주세요.**" 하루에 100번이라도 상관없다. 머릿속에 부정적인 생각이 들 때 그것을 생각하는 대신 기도를 하면, 아주 놀랍게도 에너지가 부정적인 상태에서 긍정적인 상태로 바뀐다!

연습을 처음 시작하면 온종일 시도 때도 없이 이 방법을 써야 해서 3주 정도는 미칠 것 같은 기분이 들지 모른다. 하지만 계속해나가면 마음에 변화가 생기는 시점이 온다. 마음이 이렇게 말하는 것처럼 느껴질 것이다. "**알았어, 이해했어. 모든 부정적인 생각과 감정이 들기만 하면 기도로 바꿀 거란 말이지. 그럼 더 이상은 이런 생각과 감정을 보내지 않을게.**" 그러면 갑자기 부정적인 생각과 감정이 모두 사라진다. 지금껏 정말 많은 사람들이 이 간단한 방법을 실행하고서 다음과 같이 말하는 것을 들어왔다. "믿을 수가 없어요. 평생 부정적인 생각과 느낌을 가득 짊어지고 살았어요. 그런데 갑자기 그런 생각과 느낌이 더는 안 들어요." 이는 기억을 치유하면서, 쏟아져 들어오는 생각과 느낌을 바꾸는 데 도움이 되는 아주 효과적인 방법이다.

    기억 엔지니어링 기법과 오토스트리밍 기법으로 원하는 결과를 얻을 수 없었다면, 두 가지 선택지가 있다. 두 기법에 에너지 의학을 촉진하는 도구를 사용해서 기억 엔지니어링의 효과를 최대 2배로 높이거나, 힐링 코드Ⅱ를 덧붙여서 활용하는 것이다. 힐링 코드Ⅱ는 같은 문제에 다른 각도로 다가가서, 양쪽의 효과를 모두 높인다. 그 방법들은 모두 다음 장에서 배우게 될 것이다.

CHAPTER 10
힐링 코드 II: 문을 여는 에너지 도구

기억 엔지니어링 기법은 일종의 에너지 의학 자체이지만 그 외의 에너지 의학 도구를 추가로 사용해서 효과를 높일 수 있다.

어떤 사람들은 이미지메이커를 통해서 보통 사람들보다 원천기억에 훨씬 쉽게 접근한다. 기억으로 들어가는 문 앞에 섰는데 문이 잠겨 있는 상황인 것 같은 기분이 든다면, 이 장에서 잠긴 문을 여는 데 도움이 되는 다른 도구를 사용하는 법을 배울 수 있다. 일단 그 안으로만 들어가면 기억에 훨씬 더 쉽게 접근하고 재설계할 수 있을 것이다.

힐링 코드 II는 내면의 기억을 바꾸는 속도를 높이는 데 도움을 주는 부가적인 에너지 도구로, 이 도구를 사용하면 생각, 감정, 느낌, 믿음, 행동, 생리가 더 빨리 바뀔 수 있다.

힐링 코드는 내가 2001년에 발견한 방법인데, 나는 이 방법으로 사람들에게 많이 알려지게 됐다. 이 장에서 소개할 도구를 사용하기 위해 힐링 코드가 무엇인지를 반드시 알아야 하는 건 아니다. 그렇지만 혹시 궁금하게 생각하는 독자가 있을지 몰라서 간단히 설명하면, 힐링 코드는 주로 건강 문제의 근원을 치료하려는 목적으로, 손을 이용해 몸의 주요 센터에 에너지를 보내는 일종의 에너지 의학이다.

이 분야 전문가들에게 들은 바로는 힐링 코드가 에너지 심리요법 분야에서 세계 2위를 차지한다고 한다. 우리 회사는 미국 50개 주와 전 세계 172개 국가에 고객을 두고 있다. 이런 종류의 심리요법을 제공하는 회사로는 세계에서 가장 규모가 크다고 알고 있는데, 이렇게 널리 알려진 계기는 사실상 모두 입소문 덕분이었다. 요법이 널리 알려지면서 그동안 오프라닷컴Oprah.com, 미국 공영방송PBS을 포함해 미국 대부분의 지상파 방송, 케이블 뉴스 채널과 인터뷰했다.

고객들 중에서 독일, 스위스, 오스트리아에 거주하는 사람들은 지성과 논리성, 정확성을 대단히 중요하게 생각하는 편이었는데, 세계의 다른 어느 곳에서보다 그런 국가들에서 특히 힐링 코드가 더 널리 확산되고 있다. 어째서일까? 힐링 코드는 의식적인 마음을 건너뛸 수 있게 해주기 때문이다. 지적인 능력이 뛰어나거나 상황을 통제하려는 경향이 있는 사람들에게는 이런 유형의 에너지 도구가 특히 효과적인 방법일 수 있다. 내 아내의 경우가 그랬다. 아내는 대단히 지적인 사람이어서, 의식적인 마음이 우울증을 치유하려는 노력에 계속해서 불리하게 작용했다. 힐링 코드는 아내가 효과를 본 유일한 방법이었다. 자신이 지적이거나 상황을 마음대로 통제하려는 성향이라고 하더라도 걱정할 필요는 없다. 어떤 경우에든 효과가 있을 테니 말이다.

힐링 코드Ⅱ는 첫 번째 힐링 코드와 비슷하지만 쓰이는 목적은 완전히 다르다. 기억 엔지니어링 기법이 이미지메이커를 이용해서 비물질적으로 기억을 치유하는 반면, 힐링 코드Ⅱ는 무의식적인 기억, 잠재의식적인 기억, 의식적인 기억을 동시에 상호 보완적인 방식을 통해 물질적으로 치유하도록 돕는다. 내가 테스트한 바에 따르면 힐링 코드Ⅱ는 원래의 힐링 코드보다 50퍼센트 더 강력하고 간단하다.

힐링 코드Ⅱ 손의 위치

힐링 코드Ⅱ 체계는 3대 치유센터에 집중한다.

- **뇌간:** 두개골 밑부분의 중심, 즉 두개골이 목의 연부조직soft tissue과 만나는 지점이다. 이 자세는 뇌간을 자극해서 잠재의식적인 마음과 무의식적인 마음에 작용한다.
- **전전두피질:** 양 눈썹의 중심(미간)에서 약 2.5센티미터 위쪽의 이마에 위치한다. 이 자세는 전전두피질 및 전전두피질과 연결된 모든 것을 자극해서 특히 의식적인 마음에 작용한다.
- **배꼽:** 배꼽 바로 밑이다. 이 자세는 위장관계gastrointestinal system를 자극한다. 굉장히 중요한 마이크로바이옴(인체에 사는 세균, 바이러스 등 각종 미생물을 총칭하여 말하는 것으로 미생물군유전체라

고도 불림-옮긴이)을 포함해 면역 체계 대부분이 위치하는 부위이다.

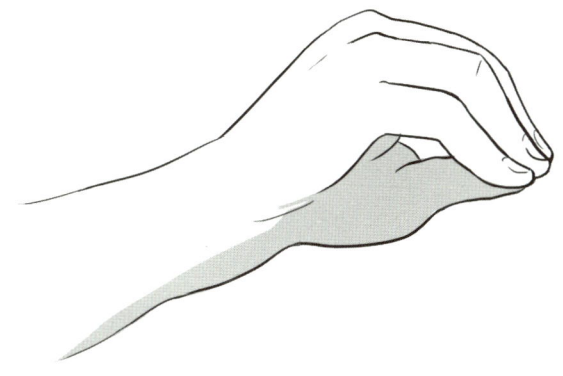

힐링 코드II 손의 모양

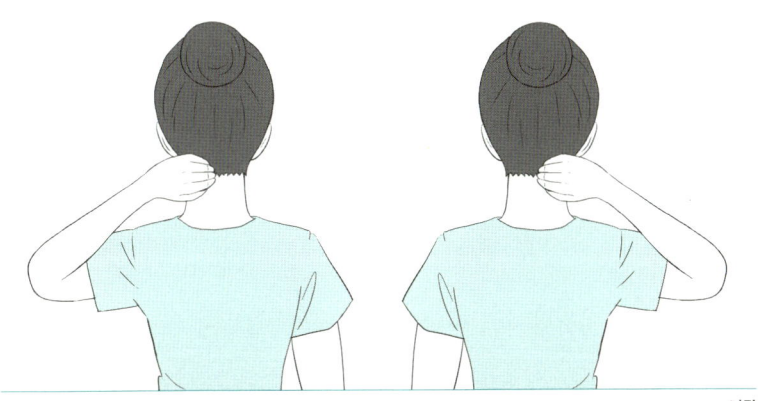

뇌간

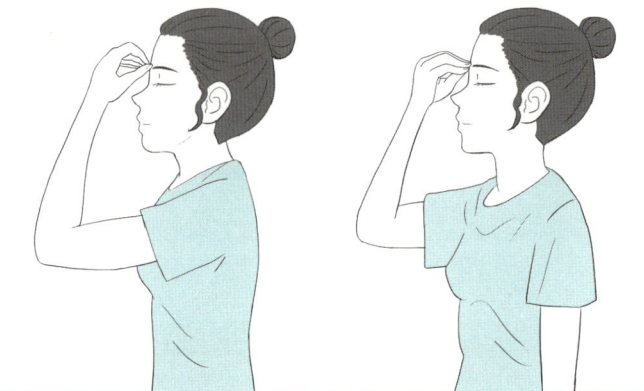

전전두피질

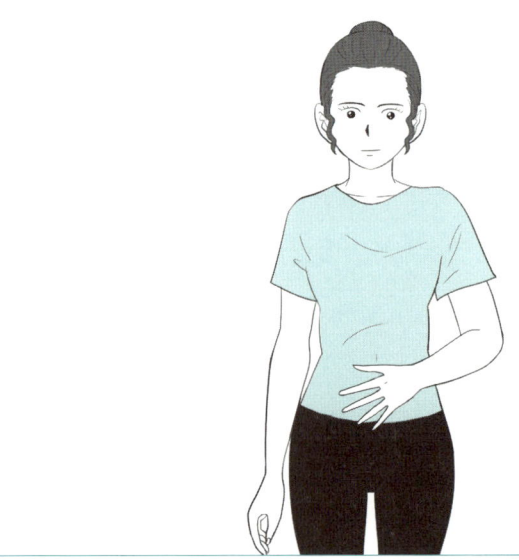

배꼽

    이 치유센터들을 활성화하려면, 손을 뇌간이나 이마(전전두피질), 배꼽 밑에 올려놓으면 된다. 손을 올려놓은 상태로 가슴이 아닌 배로, 즉 복식호흡으로 천천히 깊게 호흡하면 좋다(흉식호흡은 스트레스를 유발하는 호흡이다). 몸의 긴장을 풀고, 마음과 몸에서 의식을 완전히 내려놓거나 행복하거나 사랑스런 기억을 떠올린다. 기분이 좋아지면 문제에 집중하고서 문제가 어떻게 변하는지 지켜보자. 일반적으로 자신에게 옳은 느낌이 드는 방법이 이 자세에 가장 잘 맞는다.

한 자세로 얼마나 오랫동안 있어야 하는지, 혹은 어떤 결과를 기대할 수 있는지를 많이들 묻는다. 힐링 코드 II는 증상이 아니라 문제의 근원에 작용하므로, 직후에는 아무런 변화가 느껴지지 않을지도 모른다. 지금껏 이 방법을 사용했던 사람들은 다양한 물질적, 비물질적 효과를 경험했다. 어떤 사람은 희열을 느끼고, 어떤 사람은 평온함을 느끼고, 어떤 사람은 무언가 변했다고 느끼지만 정확히 무엇이 바뀌었는지는 찾지 못한다. 희망을 느끼는 사람도 있고, 부정적인 생각과 감정이 줄어드는 걸 느끼기도 하고, 육체적인 고통이나 긴장이 해소되는 것을 느끼기도 한다. 드물게는(전체의 10퍼센트 정도) 기분이 좋아지기에 앞서 나빠지는 경우도 있다. 이런 현상은 명현 반응 또는 헤륵스하이머 반응(Herxheimer's reaction, 균에 감염되었을 때 항균제를 사용했는데도 기존의 피부 발진이 오히려 악화되면서 발열, 오한, 두통 따위가 나타나는 증상-옮긴이)으로 알려져 있다. 어떤 경험이든 각자에게 맞는 반응이 나타나지만, 다른 사람과는 다를 수 있다. 따라서 각 단계마다 적당한 시간을 제안하기는 했지만 언제든 자신의 상황에 맞춰서 제안된 시간보다 더 짧게 혹은 더 길게 조절해도 된다.

기본 라이프코드

힐링 코드Ⅱ 자체는 인생의 다섯 가지 측면을 다루는 가장 중요한 다섯 가지 라이프코드Life Codes로 구성된다. 다음과 같은 순서로 진행하면, 어떤 문제를 선택하든지 모든 각도에서 해결해나갈 수 있다.

① 기본 라이프코드 1은 부정적인 생각, 감정, 믿음을 다룬다. 우리는 그런 부정적인 생각, 감정, 믿음을 어둠에서 빛으로, 두려움에서 사랑으로, 거짓에서 진실로, 건강 문제에서 건강한 상태로 바꾸고자 한다.
② 기본 라이프코드 2는 병, 질환, 기능장애를 다룬다. 단 증상이 아니라 원천을 치유한다.
③ 기본 라이프코드 3은 두려움에서 나온 조치와 행동, 고통에서 나온 조치와 행동, 중독, 습관을 사랑에서 나온 긍정적인 조치와 행동으로 바꾸는 데 목표를 둔다.
④ 기본 라이프코드 4는 비신체적(정신적, 감정적, 영적) 고통을 다룬다.
⑤ 기본 라이프코드 5는 모든 종류의 신체적 고통을 다룬다.

5대 라이프코드를 사용하려면, 현재 자신을 가장 괴롭히는 문제가 무엇인지 우선 생각해본다. 예를 들면 직장 동료에게 자꾸 노여움이 들어서 힘들 수도 있다. 문제를 생각했으면 다섯 가지 라이프코드를 순서

대로 실행하면서, 이와 관련해서 알거나 알지 못하는 모든 문제들을 해결한다.

기본 라이프코드 1. 부정적인 생각, 감정, 믿음

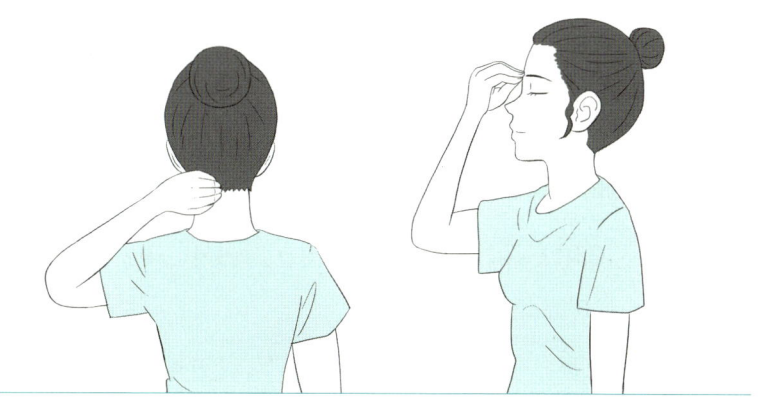

기본 라이프코드 1 양손의 위치

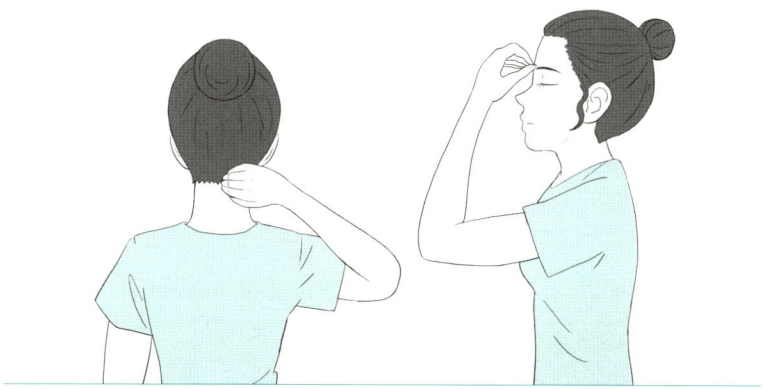

기본 라이프코드 1 양손의 위치 변경

- 선택한 기본적인 문제와 관련된 부정적인 생각, 감정, 믿음이 무엇인지 알아본다. 예를 들어 분노의 문제라면 부정적인 감정은 '**누군가를 해치고 싶은 기분이 든다**'가 될 수도 있다.
- 그 강도를 0~10 사이의 점수로 평가한다.
- 이와 같은 부정적인 생각과 감정을 느꼈던 어린 시절의 기억을 찾아본다. 예를 들어 '**다섯 살 때 걸핏하면 짜증을 부리며 성질을 냈다**'가 될 수도 있다.
- 그 기억의 강도를 0~10 사이의 점수로 평가한다.
- 부정적인 생각, 감정, 믿음(예를 들어 누군가를 해치고 싶은 기분, 짜증을 부리며 성질을 내는 것, 분노의 문제)과 관련된 알거나 알지 못하는 신체적인 문제와 부정적인 기억을 알아차리게 해달라고 기도하거나 부탁한다.
- 기본 라이프코드 1을 시행한다. **왼손은 뇌간 위에, 오른손은 전전두피질에 위에 둔다.** 손을 그 위치에 놓은 상태로 복식호흡으로 천천히 깊게 호흡한다.
- 15~60초 뒤에 손을 바꾼다. **왼손은 전전두피질에, 오른손은 뇌간에 둔다.**
- 이 방법을 실시하는 동안에 편안하게 떠올릴 수 있는 것을 무엇이든 생각해본다. 문제 자체나 치유에 관해 생각해도 되고, 신성한 빛이 거짓을 진실로 바꿔주는 상상을 해도 된다. 아니면 그저 긴장을 풀고 편안하게 있어도 좋다.
- 손은 가볍게, 약하게 올려 둔다. 세게 누를 필요는 없다.

· 손을 15~60초마다 바꿔가면서, 원하는 시간만큼 실시한다.

기본 라이프코드 2. 병, 질환, 기능장애

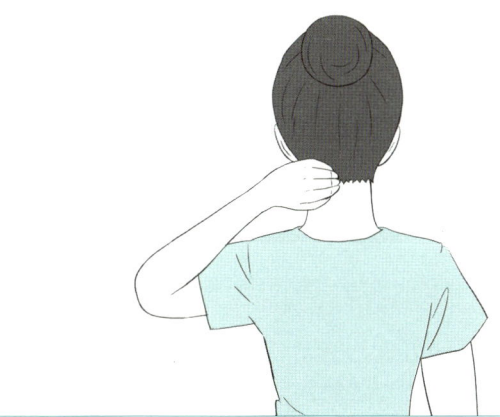

기본 라이프코드 2 손의 위치

앞과 동일한 문제(예: 분노)에 대해서, 그 문제와 관련이 있다고 느껴지는 병, 질환, 기능장애에 무엇이 있는지 알아본다. 예를 들어 '**궤양이 분노 문제와 관련이 있는 것 같다.**'

· 병, 질환, 기능장애와 관련된 부정적인 생각, 감정, 믿음이 무엇인지 알아본다. 예를 들어 '궤양으로 **육체적인 고통**을 겪고 있고, 우리 집안 대대로 궤양을 앓아온 **병력**이 있어서 **무력감**이 든다.'
· 이와 같은 부정적인 생각과 감정을 느꼈던 어린 시절의 기억을 찾

아본다. 예를 들어 '학교에서 공부가 뒤처졌는데 도저히 따라잡을 수 없는 기분이 들었을 때도 무력감이 느껴졌다.'
- 병, 질환, 기능장애(예: 궤양, 무력감, 분노의 문제)와 관련된 알거나 알지 못하는 신체적인 문제와 부정적인 기억을 알아차리게 해달라고 기도하거나 부탁한다.
- 기본 라이프코드 2를 시행한다. **왼손을 뇌간 위에 둔다(오른손은 허벅지 위에 편히 올려 둔다)**. 손을 그 위치에 놓은 상태로 복식호흡으로 천천히 깊게 호흡한다.
- 이 방법을 실시하는 동안에 편안하게 떠올릴 수 있는 것을 무엇이든 생각해본다. 문제 자체나 치유에 관해 생각해도 되고, 신성한 빛이 거짓을 진실로 바꿔주는 상상을 해도 된다. 아니면 그저 긴장을 풀고 편안하게 있어도 좋다.
- 한 자세를 계속 유지한다.
- 약 1분 동안 실시한다.

기본 라이프코드 3. 부정적인 조치나 행동

앞과 동일한 문제(예: 분노)에 대해서, 그 문제와 관련이 있다고 느껴지는 부정적인 조치나 행동에 무엇이 있는지 알아본다. 예를 들어 '**나는 분노를 잊으려고 과음을 한다.**'

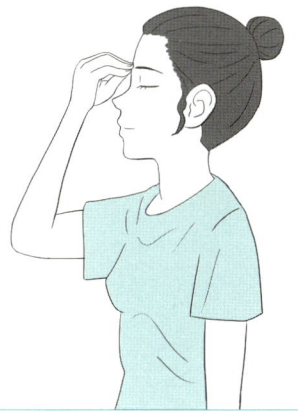

기본 라이프코드 3 손의 위치

- 부정적인 조치나 행동과 관련된 부정적인 생각, 감정, 믿음이 무엇인지 알아본다. 예를 들어 '술을 너무 마시는 것에 대해 수치심과 죄책감이 든다.'
- 이와 같은 부정적인 생각과 감정을 느꼈던 어린 시절의 기억을 찾아본다. 예를 들어 '가게에서 사탕을 훔치다가 들켰을 때 수치심과 죄책감이 들었다.'
- 부정적인 조치나 행동(예: 과음, 수치심과 죄책감, 분노의 문제)과 관련된 알거나 알지 못하는 신체적인 문제와 부정적인 기억을 알아차리게 해달라고 기도하거나 부탁한다.
- 기본 라이프코드 3을 시행한다. **오른손을 전전두피질 위에 둔다 (왼손은 허벅지 위에 편히 올려 둔다)**. 손을 그 위치에 놓은 상태로 복식호흡으로 천천히 깊게 호흡한다.
- 이 방법을 실시하는 동안에 편안하게 떠올릴 수 있는 것을 무엇

이든 생각해본다. 문제 자체나 치유에 관해 생각해도 되고, 신성한 빛이 거짓을 진실로 바꿔주는 상상을 해도 된다. 아니면 그저 긴장을 풀고 편안하게 있어도 좋다.

· 한 자세를 계속 유지한다.
· 약 1분 동안 실시한다.

기본 라이프코드 4. 비신체적 고통
(정신적, 감정적, 영적 고통)

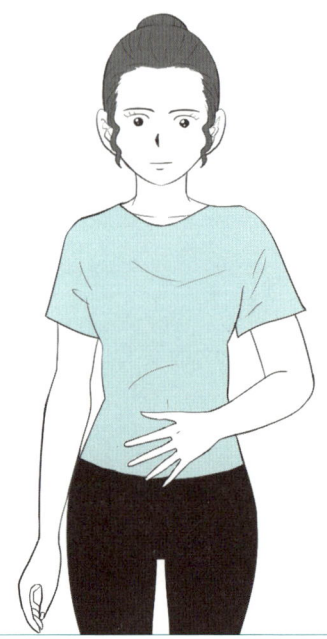

기본 라이프코드 4 손의 위치

앞과 동일한 문제(예: 분노)에 대해서, 그 문제와 관련이 있다고 느껴지는 비신체적인 고통에 무엇이 있는지 알아본다. 예를 들어 '**후회가 된다.**'

- 비신체적인 고통과 관련된 부정적인 생각, 감정, 믿음이 무엇인지 알아본다. 예를 들어 '**내가 부족한 사람처럼 느껴진다.**'
- 이와 같은 부정적인 생각과 감정을 느꼈던 어린 시절의 기억을 찾아본다. 예를 들어 '**남자친구/여자친구가 헤어지자고 했을 때, 내가 부족한 사람처럼 느껴졌다.**'
- 비신체적인 고통(예: 후회, 부족한 기분, 분노의 문제)과 관련된 알거나 알지 못하는 신체적인 문제와 부정적인 기억을 알아차리게 해달라고 기도하거나 부탁한다.
- 기본 라이프코드 4를 시행한다. **왼손을 배꼽 밑에 둔다(오른손은 허벅지 위에 편히 올려 둔다)**. 참고로, 옷 위에 올려놓아도 효과가 나타나므로 손을 반드시 맨살 위에 올려 둘 필요는 없다. 손을 그 위치에 놓은 상태로 복식호흡으로 천천히 깊게 호흡한다.
- 이 방법을 실시하는 동안에 편안하게 떠올릴 수 있는 것을 무엇이든 생각해본다. 문제 자체나 치유에 관해 생각해도 되고, 신성한 빛이 거짓을 진실로 바꿔주는 상상을 해도 된다. 아니면 그저 긴장을 풀고 편안하게 있어도 좋다.
- 한 자세를 계속 유지한다.
- 약 1분 동안 실시한다.

기본 라이프코드 5. 신체적 고통

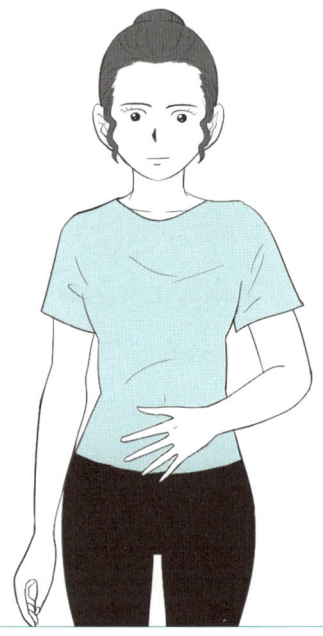

기본 라이프코드 5 손의 위치

앞과 동일한 문제(예: 분노)에 대해서, 그 문제와 관련이 있다고 느껴지는 신체적인 고통에 무엇이 있는지 알아본다. 예를 들어 '**숙취로 속이 쓰리고 머리가 아프다.**'

· 신체적인 고통과 관련된 부정적인 생각, 감정, 믿음이 무엇인지 알아본다. 예를 들어 '**숙취 때문에 오늘 하루를 버텨낼 능력이 없을 것 같은 기분이 든다.**'

- 이와 같은 부정적인 생각과 감정을 느꼈던 어린 시절의 기억을 찾아본다. 예를 들어 '**엄마가 아팠을 때 도와드리지 못해서 무능한 기분이 들었다.**'
- 신체적인 고통(예: 숙취, 무능한 기분, 분노의 문제)과 관련된 알거나 알지 못하는 신체적인 문제와 부정적인 기억을 알아차리게 해달라고 기도하거나 부탁한다.
- 기본 라이프코드 5를 시행한다. **왼손을 통증 부위에 둔다(오른손은 허벅지 위에 편히 올려 둔다)**. 손을 그 위치에 놓은 상태로 복식호흡으로 천천히 깊게 호흡한다.
- 통증 부위에 손을 놓을 수 없을 때는 라이프코드 4의 자세, 즉 왼손을 배꼽에 댄 상태로 고통이 있는 곳에 집중하고 긍정적인 생각을 한다.
- 통증 부위에 손을 놓고 있었다면, 왼손을 다시 배꼽 위치에 가져다놓고 한동안 그 자세를 유지한다.
- 왼손을 배꼽 위치와 통증 부위에(통증 부위에 손을 놓을 수 있는 경우) 번갈아가면서 놓으며 계속 실시한다. 통증이 사라지거나 어느 정도 나아질 때까지 그렇게 계속할 수 있으면 좋다.
- 약 1분 동안 유지하고, 만일 라이프코드 4와 5의 자세를 번갈아서 진행할 때는 더 오랫동안 실시한다.

힐링 코드Ⅱ를 기억 엔지니어링 기법과 함께 사용하기

기억 엔지니어링 기법의 효과를 극대화하고 싶다면, 여섯 가지 기억을 만드는 동안 힐링 코드Ⅱ의 자세를 취하면 된다. 30초 동안 왼손

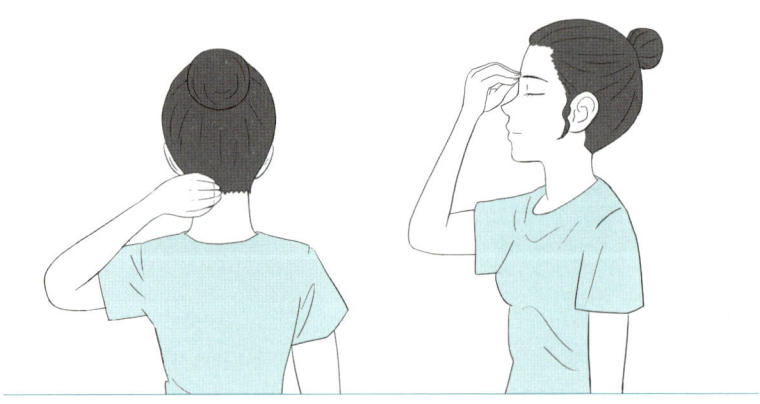

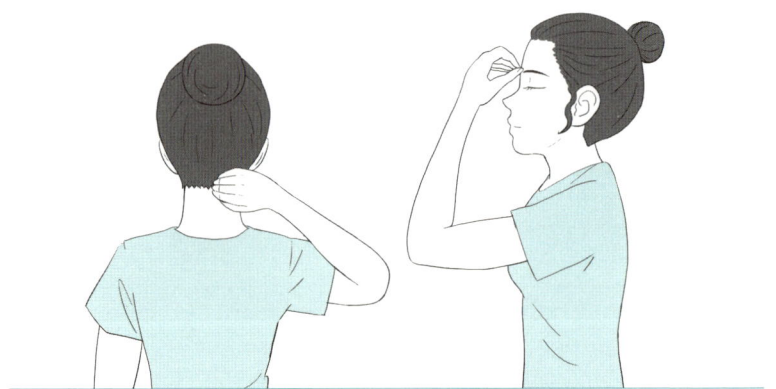

힐링 코드Ⅱ와 기억 엔지니어링 함께 하기

을 뇌간 위치에, 오른손을 전전두피질 위치에 두고서 기억을 하나씩 만들 때마다 손의 위치를 서로 바꿔준다. 이 에너지 의학 촉진제를 활용하면 기억 엔지니어링 기법이 마음-몸-영혼의 치유기법으로 바뀐다. 촉진 자세를 잡는 데 몸이 참여하고, 기억을 만드는 데 의식적인 마음이 참여하고, 용서, 사랑과 두려움, 거부, 자부심, 정체성 같은 무의식적인 기억의 영적인 문제를 해결하는 데 영혼이 참여하게 된다. 마음, 몸, 영혼의 세 영역을 모두 다루면 장기적으로 완전히 치유될 가장 좋은 기회가 생긴다.

이 촉진 자세를 기억 엔지니어링의 기본 방식에 적용해도 되고 오토스트리밍 방식에 적용해도 된다. 시간을 재는 것에는 마음 쓰지 말고, 그저 앞 장에서 배웠던 기억 엔지니어링 기법을 하는 동안 편안한 느낌이 유지되도록 촉진 자세를 교대로 바꿔주기만 하면 된다.

기억 엔지니어링 기법의 기본 방식에 힐링 코드 II를 접목할 때의 단계별 과정은 다음과 같다.

① 문제를 확인한다: 무엇 때문에 괴로운가?
② 문제와 관련된 가장 부정적인 감정은 어떤 것인가? 감정을 0~10 사이의 점수로 평가한다.
③ 감정을 유발하는 기억이나 심상 없이는 부정적인 감정이 생기지 않는다는 사실을 이해한다. 이 과정은 그런 감정과 문제의 근원을 치유한다.
④ 부정적인 감정에 대해 생각할 때 어떤 기억이나 심상이 떠오르

는가? 도움이 된다면 워크시트를 작성해서 생각, 감정, 믿음, 상황, 관계 등을 포함한 기억의 모든 부분을 평가하고 고려한다. 만일 당신이 시각화가 잘 안되는 소수의 사람에 속한다면, 느낌을 자세히 말한 다음 그 느낌에서 그려지는 심상으로 작업한다. 이때는 워크시트를 작성하지 않아도 된다.

힐링 코드Ⅱ를 접목한 여섯 가지 새로운 기억을 만드는 법은 다음과 같다. 네 가지 기억은 프로그래밍을 위해 만들고, 두 가지는 정확성을 위해 만든다. 각 기억을 만들기 전에, 신에게 기적적인 힘으로 함께 해달라고 기도하고(신에게 기도하는 것이 불편하지 않은 경우에만) 마음에 치유의 파트너가 되어달라고 이야기하는 것으로 시작한다.

⑤ 프로그래밍 기억 1: 확인한 기억의 심상이나 기억을 위해서, 그 사건의 긍정적인 결과를 상상한다. 이런 부정적인 기억은 전혀 발생하지 않았으며, 대신 행복하고 안전한 느낌이 들게 하는 일이 일어났다고 가정한다. 구체적으로 상상하고, 마치 그 일이 지금 일어나는 것 같은 긍정적인 느낌과 생각이 들 때까지 기억에 잠긴다.
⑥ 과거의 새로운 긍정적인 심상을 계속 그리면서, 그 심상이 더 강해지게 해달라고 기도하거나 부탁하고 힐링 코드Ⅱ를 실시한다. 왼손은 뇌간에 오른손은 전전두피질에 놓고 약 30초가 지난 뒤에 손의 위치를 서로 바꾼다. 편안하게 손의 위치를 다시 바꿔주

면서 새로 만든 기억이 실제처럼 느껴질 때까지 계속 심상을 그린다.

⑦ 프로그래밍 기억 2: 과거의 긍정적인 기억을 기적적으로 훌륭한 기억으로 만든다. 그 기억 안에는 가능한 한 많은 구체적인 사항을 넣는다.

⑧ 새로 만든 과거의 기적적인 기억에 계속 집중한 채로 힐링 코드 Ⅱ를 실시한다. 심상이 더 강력해지게 해달라고 기도하거나 부탁한다. 긍정적인 느낌이 실제로 들 때까지 지속한다.

⑨ 프로그래밍 기억 3: 앞서 만든 과거의 기적적인 기억을 바탕으로 현재의 새로운 긍정적인 기억을 만든다. 과거의 기적적인 기억이 실제로 일어났다면 현재 어떤 상황이 펼쳐졌을까? 지금 실제 느낄 수 있을 정도로 심상을 최대한 구체적으로 그린다.

⑩ 새로 만든 현재의 기적적인 기억에 계속 집중한 채로 힐링 코드 Ⅱ를 실시한다. 심상이 더 강력해지게 해달라고 기도하거나 부탁한다. 긍정적인 느낌이 실제로 들 때까지 지속한다.

⑪ 프로그래밍 기억 4: 앞서 만든 현재의 기적적인 기억을 바탕으로 미래의 새로운 기억을 만든다. 과거와 현재의 기적적인 기억이 실제로 일어났다면 가장 긍정적인 미래는 어떤 모습일까?

⑫ 새로 만든 미래의 기적적인 기억에 계속 집중한 채로 힐링 코드 Ⅱ를 실시한다. 심상이 더 강력해지게 해달라고 기도하거나 부탁한다. 긍정적인 느낌이 실제로 들 때까지 지속한다.

⑬ 기본설정 기억 1: 일어났던 일은 그대로 두고, 그저 일어난 일에

대한 해석만 부정적인 것에서 긍정적인 것으로 바꾼 과거의 새로운 긍정적인 기억을 만든다.

⑭ 새로 만든 과거의 긍정적인 기억에 계속 집중한 채로 힐링 코드 Ⅱ를 실시한다. 심상이 더 강력해지게 해달라고 기도하거나 부탁한다. 긍정적인 느낌이 실제로 들 때까지 지속한다.

⑮ 기본설정 기억 2: 통제를 내려놓고 마음에 이 문제를 위한 가장 완벽하고 강력한 기억을 만들어달라고 부탁한다. 그 기억을 당신이 볼 수 있든 아니든, 알게 되든 아니든, 문제의 궁극적인 기본설정 기억이 될 수 있게 해달라고 부탁한다.

⑯ 궁극적인 기본설정 기억을 볼 수 있으면 힐링 코드Ⅱ를 실시하고, 심상이 더 강력해지게 해달라고 기도하거나 부탁한다. 긍정적인 느낌이 실제로 들 때까지 지속한다. 궁극적인 기본설정 기억을 볼 수 없었더라도 문제없다.

⑰ 여섯 가지 기억이 모두 완성되면, 전체적인 문제를 0~10 사이의 점수로 다시 평가한다. 문제 때문에 여전히 괴롭다면 곧바로 이 과정을 다시 반복해도 좋고, 나중에 해도 괜찮다. 문제가 더 이상 괴롭게 느껴지지 않을 때까지 반복한다.

CHAPTER 11 기억 엔지니어링 사례

지금까지 보고 확인한 바에 따르면 기억 엔지니어링 기법은 건강, 재산, 관계, 불안, 학대, 중독을 비롯해 거의 모든 문제에 효과가 있었다. 관련 사례를 몇 가지만 소개하려고 한다.

암에 걸린 에릭의 이야기

에릭은 간암 환자였다. 간암 진단을 사형선고로 생각하는 사람들이 많다. 사실 1988년에 어머니가 간암으로 세상을 뜨셨기 때문에, 나도 개인적으로 간암이라는 병이 항상 뇌리에 남아 있다. 에릭은 이 사람 저 사람에게서 조언을 듣고 통상적인 병원치료를 받는 길을 걷지 않기로 했다. 그런 치료로 목숨을 구하기는 어차피 힘들다고 보았기 때문이다. 그는 1년 남짓한 마지막 시간 동안 가족들을 위해 기분 좋게 지내고 싶었다.

나와 상담을 시작한 이후로 그에게 벌어진 일은 엄청나게 놀라웠다. 처음 상담을 할 때는 인식하지 못했지만, 그가 아주 어릴 때 분노의 기억이 있었다는 것을 발견했다. 아마 태어난 지 얼마 안 된 때였을 것이다. 분노는 거부당한 느낌에서 오는 듯했다. 하지만 그 이유를 종잡을 수가 없었다. "물론 몇 가지 일이 일어나기는 했어요." 그가 말했다. "그렇지만 트라우마와는 거리가 한참 먼 종류의 일이에요." 에릭의 성장에 관한 이야기를 들으면서, 그의 형제가 6남매라는 사실을 알게 됐다. 그는 자랄 때 가족들에게 홀대받는 기분을 느꼈다. 아버지가 자기를 별로 사랑하지 않는다고 믿었다. 아버지는 다른 형제자매들에게 쏟는 시간만큼 에릭에게는 시간을 쏟지 않았고, 그가 무엇을 하든 눈에 차지 않아 했다.

그는 마침내 어린 시절에 분노했던 기억을 자세히 기억해냈다. 아직 기저귀를 떼지 못했을 정도로 어렸을 시절에 자신감을 완전히 짓밟힌 적이 있었는데, 아버지와 연관된 일이었다. 이 일이 있은 뒤로 그에게는 아버지의 사랑과 존경을 얻기 위해 뭐든지 하려 하는 습성이 생겼다. 여덟 살쯤 됐을 때, 그는 자신이 할 수 있는 최선의 일은 의사가 되는 것이라고 결심했다.

에릭은 정말로 의사가 됐다. 그리고 20대 후반에 캘리포니아에서 대규모로 병원을 개업해 성공적으로 자리 잡았다. 그는 '이제 집에 가면 아버지가 드디어 나를 대단하게 여겨주시겠지'라고 생각했다.

하지만 가족을 보러 집에 갔을 때, 아버지와의 관계에서 변한 것은 없었다. 아버지는 여전히 에릭을 좋아하지 않는 듯했다. 의사가 되려고 그토록 노력했건만, 아무런 변화가 없었던 것이다. 그는 절망했다.

그럼에도 에릭은 계속 노력했다. 온갖 업적을 쌓고 많은 상을 수상했으며, 부모님이 원한 값비싼 물건을 사드렸고, 신문기사에 나기도 했다. 그러나 아무것도 소용이 없었다. 그렇게 10년여쯤 지나서 그는 포기해버렸다. 그리고 고통을 이겨보려고 마약, 술, 포르노에 중독되어 완전히 비참한 상태가 됐다.

그러다가 그가 40대일 때 아버지가 돌아가셨다. 그는 아버지의 죽음을 강한 분노와 처절한 절망이 뒤섞인 중대한 트라우마로 경험했다. 이제는 아버지에게 인정받을 방법이 없으니, 자신의 인생서약을 지키지 못하게 됐다.

이로부터 약 1년 뒤 간암이 발병했다.

치유 작업을 해나가며 암에 대해서는 전혀 다루지 않았다. 그저 기억만 치유했을 뿐이다. 가장 최근의 기억인 아버지의 죽음에서 시작해 그가 기저귀를 차던 시절의 기억까지 다뤘다. 우리는 괴로운 기억이 하나도 남지 않을 때까지 부정적인 기억을 하나씩 작업해나갔다. 그리고 암이 그에게 어떤 의미가 있는지에 대한 해석 작업도 했다.

에릭은 기분이 한결 나아졌다. 두려움이 사라지고 죽음을 편안히 받아들이게 됐다. 상태가 꾸준히 개선되더니, 놀랍게도 1년 반이 지나고 나서 몸에 있던 암이 깨끗이 사라졌다는 진단을 받았다. 그는 암 치료를 전혀 받지 않았다. 그저 마음의 특별한 능력을 이용해 몸의 치유력을 활성화했다.

그와 나는 모두 이렇게 될 수 있었던 것이 기억 엔지니어링 덕분이라고 믿는다. 그런데 진짜 놀라운 일은 나중에, 에릭이 분노의 또 다른 원인을 발견하게 되면서 밝혀졌다. 알고 보니 에릭에게는 쌍둥이 형제가 있었다. 그는 분노와 거부의 기억이 어디서 오는지를 밝히기 위해 어머니에게 이것저것 물었다. 그러다가 어머니가 마침내, 쌍둥이가 나올 것을 예상하지 못했는데 두 아이를 다 키우기는 경제적으로 너무 힘들겠다고 생각해서 에릭만 키우고 에릭의 쌍둥이 형제는 입양을 보냈다는 사실을 고백했다.

쌍둥이가 서로 연결되어 있다는 것은 널리 알려진 사실이다. 자신들이 쌍둥이라는 것을 의식적으로는 모르더라도 내면의 어딘가에서는 알고 있다. 그래서 아버지에 대한 분노와 거부에 덧붙여, 쌍둥이 형제와 떨어지게 된 데서 오는 거부의 느낌도 분노를 일으킨 원인이 됐던 것이다. 이 모두가 무의식의 영역에서 일어난 일이었지만, 결국에는 의식적인 영역으로 스며들었다.

이 문제를 모두 치유하자 스트레스가 사라지며 면역 체계가 훨씬 더 강력해졌다. 그러면서 치유가 불가능하다고 알려진 간암이 치유되었다. 아무런 처치를 받지 않았는데도 말이다. 내 어머니의 경우와 마찬가지로 그가 기억을 치유하지 않고 통상적인 병원치료만 받았다면, 치유되지 않았을 가능성이 매우 컸을 것이다.

간암을 진단받으며 시작된 이 시기는 그의 인생에서 가장 놀랍고 멋진 경험으로 바뀌었다. 암에서 완치되었을 뿐 아니라 오랜 세월 동안 떨어져 지냈던 형제와도 재회하게 됐으니 말이다.

직장생활로 고민하던 제시카의 이야기

제시카의 주된 문제는 성공, 실패, 경제적인 상황과 관련이 있었다. 30대인 그녀는 자신이 여자여서 직업적으로 불이익을 받는다고 생각했다. 그녀는 여러 회사와 직업을 전전했다. 다녔던 모든 회사에서 심한 차별을 받는 기분이었다. 정확히 어떤 부분에서 그렇게 느꼈는지는 구체적으로 설명하지 못했지만 말이다.

그녀는 이렇게 말했다. "제가 성별 때문에 억압받고 있다는 걸 알아요. 직장에 있는 다른 사람들보다 제가 훨씬 뛰어난 것만 봐도 그렇죠!" 그녀는 나와 기억 엔지니어링을 시작했다. 나는 이 과정을 이끌 때 일반적으로 고객들이 무엇을 보고 느끼는지를 묻지 않으며, 이 경우에 그녀가 자신의 생각과 느낌을 일일이 알려주지는 않았다. 하지만 나중에는 직업적으로 불이익을 받고 있다고 생각하지 않는다는 말을 내게 했다. 그녀는 이제 더 이상 그 문제 때문에 괴로움을 느끼지 않았다. 그녀는 자신의 현재 느낌을 이렇게 표현했다. "불운을 몇 차례 겪었고, 차별을 당했던 건지도 몰라요. 하지만 그렇더라도 이에 대해서 제가 손쓸 수 있는 일이 없으니, 이제 그런 생각은 내려놓고 최대한 열심히 일할 거예요. 어차피 일어날 일은 일어나게 돼 있으니까요."

사고방식이 완전히 바뀐 것이다. 내가 물었다. "아직도 차별 대우를 받는다고 믿으시나요?"

"네, 그런 것 같아요." 그녀가 답했다. "하지만 그 문제에 대해서 더는 화가 나지 않아요. 제가 통제할 수 있는 일에만 관심을 기울이기로 마음먹었거든요. 저는 제 인생, 결혼생활, 제 아이들을 망치는 길을 걷지는 않을 거예요."

제시카가 이런 새로운 태도를 갖자마자, 즉시 급여가 인상됐다. 그것도 한 번이 아니라 4개월에 걸쳐서 두 번이나 인상됐다. 회사에서 전례가 없는 일이었다.

나중에 제시카는 어머니와 처음으로 차별에 관한 이야기를 나눌 기회가 있었다. 그러다가 이런 이야기를 듣게 됐다. 제시카의 어머니는 젊어서 직장생활을 할 때 직장의 그 누구보다도 높은 실적을, 그것도 여러 해 동안 거뒀다고 한다. 그녀는 매달 최고 실적을 내는 영업사원이었다. 그런데 어떤 이유에서인지 남자들만 승진을 했다. 여러 차례 해명을 요구했지만 회사에서는 변명을 늘어놓기만 할 뿐이었다.

"있잖니," 어머니가 제시카에게 말했다. "그 무렵이 바로 내가 너를 임신했을 때였어."

어머니는 당시에 크게 분노하며 이렇게 생각했다고 한다. '좋아, 이 아이를 낳는 거야. 일을 하면서 비용이 훨씬 많이 들 거고, 아주 편안하게 일할 수 있어야 할 거야. 그렇지만 내가 무엇을 하든지 급여를 최저임금 밑으로는 못 내리겠지!'

"너를 임신하고 있을 때, 내가 여자라는 이유로 급여에서 차별을 받는 것에 대해서 아주 많이 화가 나 있었어." 어머니가 제시카에게 말했다.

어머니는 심지어 사과하면서 이렇게 말했다. "분명히 그 일이 너한테 영향을 미쳤나보다. 나 때문에 이렇게 된 것 같아 미안하구나. 그 일이 있은 직후에 나는 직장을 완전히 그만뒀어. 아버지가 돈을 충분히 잘 벌었고, 어쨌든 나는 전업주부가 되고 싶었으니까. 이후로는 그런 일로 화를 내거나 고민할 일이 전혀 없었지."

우리가 겪는 일의 이유를 반드시 알아야 문제를 치유할 수 있는 건 아니지만, 제시카의 경우에는 이유를 알게 된 것이 아주 큰 도움이 됐다. 사람들은 어떤 문제를 겪을 때 왜 그 일이 자신에게 벌어지는지를 이해하려는 본질적인 욕구를 느끼는 경우가 많다. 이해할 수가 없으면 결국에는 이유를 만들어내는데, 그런 이유는 보통 거짓이기 때문에 강한 스트레스를 일으킨다. 제시카는 이제 자신이 왜 그와 같은 기분을 느꼈는지 이해하게 되면서, 마음이 편해졌다.

당신이 태어나기 전에 가족과 가까웠거나 당신의 어린 시절을 관찰한 사람이 있다면, 그 사람에게서 소중한 정보를 전해 들을 수 있을지 모른다. 제시카나 책에서 사례를 소개한 다른 많은 사람과 마찬가지로, 당신도 인생에서 겪는 문제의 답을 가족사에서 찾을 수 있을지 모른다. 가족이나 조상들에 관한 정보를 직접 전해 들을 수 없더라도, 인구통계 자료나 이민 관련 서류를 비롯한 다른 여러 자료를 조사하면, 자기 스스로에 대해서나 자신의 인생 행로에 대해 더 잘 이해하는 계기가 될 놀라운 원천기억을 발견할 수도 있다.

이런 과정에서 예를 들어 원하지 않는 임신으로 태어났다는 것처럼 단기적으로 스트레스를 주는 사실을 알게 될 수도 있지만, 나는 과거나 현재에 다른 사람들이 어떤 행동을 했든 우리가 사랑으로 대처한다면, 진실은 언제나 우리를 자유롭게 한다는 사실을 알게 됐다.

관계에 어려움을 겪던 엘리자베스 이야기

이른바 '나쁜 남자'로 불리는 거친 남자들과 계속해서 관계를 맺어온 엘리자베스라는 고객이 있었다. 두 차례의 이혼 끝에 그녀가 새로 만난 사람은 누구였을까? 이번에도 또 나쁜 남자였다. 그녀가 내게 물었다. "도대체 저는 왜 자꾸 똑같은 상황을 되풀이해서 만드는 걸까요? 어째서 저를 위해 바뀌겠다고 말하는 남자들에게 항상 끌리게 되는 거지요? 제가 상대방의 말을 믿고 받아들이면 상대는 결국 바뀌지 않고, 그러면서 똑같은 과정이 다시 또 시작되고 말아요!" 결국 그녀가 밝혀낸 사실은 그녀가 메노파(기독교의 일파로, 교회자치와 병역거부 등이 특징이다-옮긴이) 교도로 살았던 생후 10년 동안의 삶과 관련이 있었다.

그녀는 메노파에 대해 특별히 부정적으로 느끼거나 생각하지는 않았지만, 이렇게 배웠던 것을 기억한다. "다른 교파 사람들은 아무렇게나 살기 때문에, 메노파인 너는 조심스럽게 행동해야 해." 그녀는 다른 교파 사람들은 나쁜 사람들이라는 믿음을 갖게 됐다.

그런데 이런 일이 생겼다. 그들은 주말에 굉장히 보수적인 옷차림을 하고서 말과 마차를 타고 시내에 나가곤 했는데, 그럴 때 그녀가 온종일 듣는 말은 "이건 해서는 안 돼. 저것도 해서는 안 돼. 다른 것도 해서는 안 돼"였다. 그러다 시내에 있는 다른 아이들이 아주 즐겁게 지내고, 사탕과 아이스크림을 먹으며, 알록달록한 색깔로 된 예쁜 옷을 입고 있는 것이 눈에 들어왔다.

시내에 갔을 때 마주친 사람들은 친절하고 상냥했다. 전혀 나쁜 사람들 같아 보이지 않았다. 그녀는 이렇게 생각했다. '저 사람들에게 크게 잘못된 건 없는 것 같아. 어쩌면 나도, 우리 가족들이 이야기했던 저런 나쁜 사람이 되는 게 맞을지 몰라.'

그래서 그녀는 '나쁜 남자'로 규정된 사람과 사귀고 싶다는 생각을 하게 됐다. 그들은 실제로 그렇게 나쁘지 않았다. 그저 그녀가 살아왔던 것 같은 아주 보수적인 방식과는 다르게 살고 있었을 뿐이었다.

열 살 때 그녀의 가족은 메노파 마을을 떠나 바깥세상에서 살기 시작했다. 그 무렵에 그녀는 화려하고 현란한 '나쁜' 남자들과 사귀고 싶다는 생각이 들게 프로그램됐다. 그 생각이 상대를 학대하는 남자들과 관계를 맺게 만들면서, 결국 기대와는 어긋난 결과를 낳은 것이다.

기억 엔지니어링으로 이 문제를 작업하자 그런 욕망이 사라졌다. 그녀는 이제 다정하고, 착하고, 예의 바르고, 열정적이고, 정직한 좋은 남자를 원한다. 실제로 그녀는 다음번에 이런 성향이 있는 사람과 새로운 관계를 시작했다.

슬픔에 빠졌던 수전의 이야기

수전은 자신과 가장 가까운 사람들과 감정적인 관계를 맺는 데 어려움을 겪었다. 그녀는 어릴 때부터 주위 사람들과는 물론이고 자기 자신과도 늘 분리된 느낌이 들었다고 한다. 그녀에게는 어릴 때부터 자신은 세상에 혼자이며 모든 것이 자신의 책임이라는 깊은 믿음이 있었다. 그런 믿음은 태어날 때부터 있었던 듯했다.

수전은 부모가 모두 있는 집에서 성장했는데 아버지는 일 때문에 따로 떨어져 지냈으며, 이모가 집에서 함께 지냈다. 수전의 어머니는 수전이 자라는 동안 온 정성과 관심을 쏟아주었으며, 자랄 때 친척들과 친구들이 집에 자주 드나들었다. 그녀는 학대당하거나 큰 상실감을 느낀 기억은 없다. 최소한 그녀가 아는 다른 사람들보다 심한 일은 겪지 않았다. 그럼에도 가족들과 통한다는 느낌이나 친근한 감정을 느낄 수 없었다.

혼자라는 믿음은 나중에 그녀의 삶에도 영향력을 나타냈다. 수전은 쉽게 친구를 사귀었지만 우정이 오래 지속되지 못했다. 무조건적으로 자신을 사랑해주는 남자와 결혼했지만 남편의 그런 사랑을 잘 받아들이지 못했다. 하루 종일 혼자 컴퓨터 앞에 앉아 오랜 시간 작업하는 직업을 선택하다보니, 남편이나 아이들, 집, 사람들과의 관계를 비롯해 그 어느 곳에도 쓸 시간이나 에너지가 거의 남지 않았다. 그녀는 정말로 이 세상에 혼자가 되는 삶을 창조했다.

그렇더라도 이런 식으로 살고 싶지는 않았다. 자신이 가장 소중하게 여기는 모든 것을 소홀히 한 것에 대해 심한 죄책감을 느꼈지만, 어떻게 바꾸어야 할지 알지 못했다.

　나와 수전은 기억 엔지니어링 기법으로 이 세상에 혼자라는 느낌의 문제를 다루었다. 마음이 새로운 기본설정 기억을 만들도록 허용하고 기다리는 여섯 번째 단계에 이르렀을 때, 그녀는 해골이 가득한 컴컴한 지하에 갇힌 이미지를 봤다고 말했다.

　그 이미지가 무언가 문제를 제기하는 것으로 보고, 기억 엔지니어링 기법을 다시 적용해나갔다. 해골로 가득한 지하실의 이미지를 긍정적인 이미지로 바꿔서 상상하고 이에 대해 이야기해달라고 말했을 때, 그녀는 해골들이 세상을 뜬 조상의 모습으로 바뀌더니 그들이 그녀를 알아보고 반갑게 인사했다고 이야기했다.

　나는 그녀의 가족사를 이미 들었기 때문에 조상 중 어린 나이에 비극적으로 세상을 뜬 사람들이 많다는 사실을 알고 있었다. 아버지 쪽에서는 증조할아버지와 할아버지가 모두 20대에 돌아가셨고, 어머니 쪽에서는 지난 3대가 모두 어린 자식을 잃었다. 그렇지만 수전이 그 친척들을 개인적으로 만나지는 않았기 때문에, 이런 역사에 대해 별달리 생각해본 적은 없었다.

　마음이 그런 이미지를 보여주기 전까지는, 분리된 듯한 느낌과 자신이 세상에 홀로 떨어져 있다는 믿음이 여러 세대를 걸쳐 내려온 표현되지 않은 슬픔에서 비롯된 것임을 깨닫지 못했다. 마음이 제시한 이미지를 봤을 때, 그녀는 그것이 자신이 겪는 문제의 근원이라는 사실을 즉시 알았다.

이 기적적인 기억은 놀랍게도 그녀가 그 기억이 부분적으로 사실이라고 믿게 해주었다. 그녀는 가족들이 모두 어떤 식으로든 영적으로 살아 존재한다고 믿었고, 언제든 마음속으로 그들과 연결될 수 있었다. 자신도 이 세상을 뜨면 그들을 다시 보게 될 것으로 믿었다.

그렇게 되면서 혼자라는 기분에서 벗어났다. 세상을 뜬 가족들에 대한 기억은 이제 두려움과 버림받은 느낌의 근원이 아니라 사랑과 지원의 근원이 됐다. 그녀는 가족들과 시간을 더 보낼 수 있도록, 맡은 일의 양을 줄였다. 그리고 이제는 자신의 삶과 주변 사람들과의 유대감을 훨씬 더 깊이 느낄 수 있다.

불안에 시달리던 존의 이야기

존은 전형적인 '남자 중의 남자'였다. 덩치가 크고, 힘이 세고, 유쾌하고, 다정하고, 편하게 어울릴 수 있는 사람이었다.

그는 걱정을 달고 사는 사람이기도 했다. 좋은 직장에 다녔는데, 어느 날부턴가 팔과 팔뚝, 손에 통증이 생기더니 점점 심해져서 일에 지장을 줄 정도였다. 병원에 가서 진찰받아보니 손목터널증후군이라고 했다. 증상은 갈수록 악화돼 급기야는 양팔에 깁스를 하고서 나를 찾아왔다. 의사들은 치유될 수 있도록 팔을 고정시켜두려고 했지만, 나는 의학적 증상 대신 걱정의 문제에 초점을 맞춰서 기억 엔지니어링을 시도했다.

존은 자신이 하는 일이 대단히 전문화된 영역이어서, 지금 직업을 잃으면 다른 일자리를 찾지 못할 것이라고 느꼈다. 그는 운 좋게도 자신이 매우 잘할 수 있는 한 가지 기술을 다루는 유일한 회사에서 일했다. 그러다보니 두려움을 더 크게 느꼈다. 그가 말했다. "아이들이 여기 학교에 다니면서 정말 행복하게 지내고 있어요. 아내도 이 동네에서 자라 여기를 떠나고 싶지 않아 해요. 우리의 모든 삶의 터전이 있는 곳도 이 동네고요. 혹시라도 제가 직업을 잃게 된다면…. 우선 손목터널증후군이 낫지 않으면 다른 직장을 찾지 못할 테고, 만일 나아진다고 하더라도 아주 먼 곳으로 이사하지 않는 한, 지금 받는 것과 비슷한 급여를 절대 받을 수 없을 거예요."

그런 생각이 걱정과 저항을 심각하게 키워서, 극복하기가 더 힘들어졌다.

그러던 어느 날 그가 모든 걸 이해하게 됐다. 내가 명상을 유도하는 동안 그는 눈을 감고 앉아 있었다. 그가 깜짝 놀란 것처럼 눈을 뜨더니 "달라졌어요"라고 말했다. "뭐가요?" 내가 물었다. "갑자기 달라졌어요." 그는 똑같은 말을 되풀이했다. "갑자기 달라졌어요. 이렇게 달라지다니, 믿을 수가 없어요." 내가 물었다. "뭐가 달라졌다는 거지요?" 마침내 그가 말했다. "걱정이 사라졌어요."

당시 존은 몇 주 전부터 나와 함께 기억을 바꾸고 수정하는 과정에 집중하고 있었다. 그는 집에서도 짬짬이 혼자서 이 과정을 실행했다. 시간을 얼마나 투자했는지는 알 수 없지만 어쨌든 일정 시간 동안 기억을 만들고 수정하는 연습을 계속한 끝에 어떤 이유에서인지 원천기억으로 들어가서 그 기억을 바꿀 수 있었다. 걱정이 사라졌기 때문이다. 그리고 얼마 지나지 않아 손목터널증후군이 깨끗이 나았다. 내가 아는 한, 그는 그 이후로 계속해서 행복한 삶을 살고 있다.

존은 손목터널증후군이 문제라고 생각했지만, 문제는 결코 그것이 아니었다. 문제는 그의 기억에 있었다. 그런데 어떤 기억이 그 근원이었는지는 밝히지 못했다(혹시 그가 나중에 알아냈을지 모르지만 최소한 나는 알지 못한다). 우리는 어떤 기억이 문제인지를 모르는 채로, 기본적으로 해당 소프트웨어 패키지를 꺼내서 다른 것으로 바꿔 끼우는 방법으로 기억을 치유할 수 있었다. 약간의 시간과 노력이 들기는 했다. 분명 그 기법을 처음 적용한 몇 주 동안 그는 전혀 진전이 없다고 생각했다. 그러다가 어느 순간에 문제가 갑자기 사라졌다.

참고로 당부하고 싶은 말이 있다. 앞에서 든 예들은 실제 고객의 구체적인 사례로, 각자가 겪는 문제와 관련된 역사와 그 근원의 기억을 찾아내거나 밝혀낸 경우들이다. 그런데 나와 작업했던 고객들 중에는 각자의 가족사나 문제의 근원을 찾지 못한 고객도 그에 못지않게 많았다. 때로는 아무리 열심히 찾아도 답을 찾지 못할 때도 있다. 그렇더라도 아무런 문제는 없다! 그저 밑바탕이 되는 느낌과 생각이 바뀌거나, 신체 증상에 변화가 있거나 증상이 사라질 때까지, 기억 엔지니어링 기법을 '막연한' 또는 '특정 상황과 관련된' 부정적인 느낌과 생각에 적용하는 것에서 시작해보자.

존의 문제와 관련해 한 가지만 덧붙이고 싶다. 많은 사람이 그저 힘든 일을 참고 묵묵히 해내면 의미와 목적이 있는 삶을 살게 된다고 여긴다. 사랑하는 사람들을 위해 그렇게 하고 있다고 생각하기 때문이다. 그러나 그들은 경험의 질이 의미와 목적이 있는 삶의 일부라는 사실을 깨닫지 못한다.

그뿐 아니라 사랑하는 가족과 친구들에게 이렇게 가르치기까지 한다. 삶은 의미와 목적을 경험하기 위해 사는 것이 아니라, 그저 아끼는 사람들을 위해 자신의 의무를 다하고 묵묵히 살아내는 것이라고 말이다. 물론 그런 삶이 연쇄살인범이 되는 것보다 낫다는 데는 동의한다. 그렇더라도 삶을 마감할 때가 되면 아마 자신의 인생을 돌아보며 이렇게 말할 것이다. "음, 최악의 인생은 아니었지만, 그래도 분명 뭔가 빠진 것 같은 기분이 들어."

그게 바로 존이 느꼈던 기분이다. 그는 좋은 직업을 가졌고, 남들에게 선하게 대했다. 인생이 끔찍했던 것도 아니다. 책임 있게 살기 위해 열심히 노력하고 가족을 위해 최선을 다하고 있으니 의미와 목적이 있는 삶을 사는 것이라고 진정으로 믿었다.

그러다가 몸에 이상이 생겼다. 만일 그가 근원을 해결하지 않고 수술 같은 방법으로 대처하면서 과거의 행동 방식을 고수했다면 어땠을까? 자신을 짓누르던 걱정에서 결코 벗어날 수 없었을 것이다.

존이 나와 작업한 뒤에 자신의 삶을 완전히 뜯어고친 것은 아니었다. 그가 일을 그만두고 가족을 버리고 열대지역 휴양지로 가서 서핑보드 숍을 차린 것은 아니다. 하지만 자신의 직업과 역할을 바라보는 관점을 바꿨다. 자신이 단 한 가지에만 전문적인 기술이 있으며 애초에 그렇게까지 큰 의미는 없는 직업이 인생 전체를 규정하는 상황에 대한 두려움을 내려놓을 수 있었다. 그는 예전처럼 일을 잘해낼 수 있지만, 예전만큼 스스로에게 큰 부담을 주지는 않는 쪽으로 관점을 바꿨다. 그저 내면의 기억을 보는 방식을 바꿨을 뿐이었는데, 결과적으로 현재의 상황이 바뀌었다.

지미 네터빌이 냅킨에 그림을 그리며 설명했던 이야기를 기억하자. 세상에는 우리가 모르는 것이 너무 많다. 사람들이 무언가를 지탄했다가 수년이 지난 뒤에 그것을 받아들이고 주류로 삼은 사례가 지금껏 무수히 많았다. 대부분의 사람에게 효과가 있고 아무런 해가 되지 않는다면, 그 방법을 **시도해보자!** 내가 부탁하고 싶은 건 이게 전부다.

나가는 글

기적은 우리 안에 있다

상담할 때 사람들에게 종종 이런 질문을 던진다. "나는 특별한 사람이고, 내게는 비범한 삶이 예정되어 있다고 느꼈던 적은 없나요?" 그러면 10명 중 8명은 그렇다고 답한다. "네. 어릴 때 그랬던 것 같아요." 어린아이들이 슈퍼히어로 흉내를 내는 것에도 아마 그런 이유가 작용하지 않나 싶다.

어째서 마흔다섯 살에는 슈퍼히어로로 흉내를 내지 않는 걸까?(전부라고는 할 수 없을지 몰라도, 대부분의 경우) 나이가 들어 원숙해졌기 때문인 것도 물론 있다. 하지만 그보다 더 큰 이유는 우리 대부분이 희망을 잃었다는 데 있다고 생각한다. 두려움의 길에 너무 익숙해진 나머지, 무력감과 생존모드가 뉴노멀new normal이 되어버린 것이다. 그러나 나는 특별하다는 느낌과 비범한 삶에 대한 믿음이 여전히 우리 안에 있다고도 믿는다! 마블Marvel 코믹스와 DC코믹스의 슈퍼히어로 만화를 원작으로 한 영화들이 최근에 이토록 큰 인기를 얻는 것도 그래서이다. 그 영화들은 우리가 어린 시절부터 품어왔던 '어떤 것이든 가능하다'는 믿음에 활력을 불어넣는다.

누군가가 인생을 바라보는 눈이 180도 바뀌면, 주위 사람들이 흔히 이렇게 말한다. "무슨 일 있었어? 너 마치 다시 어린애가 되어버린 것 같아." 왜 '어린애'라고 표현할까? 그런 특별한 느낌을 일부 되찾았기 때문이다. 그들은 마흔다섯 살인데도, 25년 동안 거부했던 비범해지겠다는 소명감을 다시 느끼고 행동에 나서기 위해 노력한다.

이 세상에 태어날 때 우리의 마음, 몸, 영혼은 생존을 위해 프로그램되어 있다. 하지만 나는 우리가 비범해질 수 있게 만들어주는 숨겨진 암호파일이 우리 안에 존재한다고 믿는다. 옳고 그름의 도덕적 차이를 아는 나이가 되면, 특별히 끊임없이 생존의 위협을 받는 상황이 아닌 한 그 암호화된 파일이 열린다.

여전히 생존의 문제가 중요하지만, 이제는 그에 덧붙여 비범해져야 한다는 소명을 느낀다. 비범한 사람이 되려면, 즉 암호화된 파일이 우리 내면의 프로그램을 돌리게 하려면 대부분의 사람들이 비정상이라고 말하는 행동을 취해야 한다. 다른 사람들은 이를 보면서 기적이라고 말할 것이다. 그 행동이란 바로, **살아남으려는 충동을 내려놓는 것이다.** 우리는 생존을 위한 삶이 아니라 사랑의 삶을 선택해야 한다.

생존은 두려움에 뿌리를 둔다. 세상에 태어났을 때, 우리 뇌는 일생에서 유일하게 델타-세타 뇌파 상태에 있다. 이 상태는 두려움에 초점이 훨씬 많이 맞춰져 있으며, 암호화된 파일이 열릴 때까지 계속된다. 그때까지는 그렇게 지낼 수밖에 없다. 생존하고, 배우고, 성장하는 것 외에 우리가 할 수 있는 일은 없다.

그러나 두 번째 파일이 열리고 델타-세타파 상태에서 벗어나면, 남은 평생 날마다 선택권이 있다. 비범해져야 한다는 소명을 반드시 수용할 필요는 없다. 우리에게는 거부할 자유가 있다. 다만 거부하더라도 평생 가끔은 그 소명을 느낄 것이다. 계속해서 거부하면 말년에 무언가를 놓친 듯한 기분이 들 것이다.

온 마음으로 사랑을 선택하고, 쾌락을 추구하고 고통을 피하려는 욕구를 내려놓을 때(마음은 우리가 진심으로 그랬는지 아닌지를 안다), 암호화된 파일은 우리의 새로운 소프트웨어가 되고 전에는 절대 불가능했던 것을 경험하게 된다. 어떻게 보면 슈퍼히어로처럼 살기 시작한다고 볼 수도 있다.

사랑은 기적의 문을 연다. 그리고 사랑은 은총의 삶으로 우리를 이끈다.

은총의 삶이란 무엇을 의미할까? 은총은 우리 자신에 대한 내면의 사랑 이상이다. 은총은 내적인 사랑과 외적인 사랑을 **합한 것**이다. 단순히 자기 자신만이 아니라 우주의 근원과 신을 포함한 주위의 모든 존재와 올바른 관계를 맺는 것을 의미한다.

사실 은총을 완전히 경험하려면, 신이나 높은 차원과의 관계가 올바르게 유지되어야 한다. 이에 관한 내 믿음을 이야기하기 위해 책을 쓴 것은 아니므로 자세히 설명하지는 않겠지만, 나는 그런 올바른 관계가 초자연적인 힘을 완전히 이용할 수 있게 해준다고 실제로 믿는다.

은총의 체계는 법의 체계와 정확히 반대된다. 법의 체계는 인과의 법칙, 뉴턴의 제3법칙(작용-반작용의 법칙), 끌어당김의 법칙, 카르마, '뿌린 대로 거둔다' 등 여러 이름으로 불린다. 그런데 이것들은 사실 모두 똑같은 법칙이다. 바로 '우리가 무엇을 얻느냐는 우리의 행동에 달려 있다'는 것이다.

이 법칙들은 절대적인 사실이며, 실제적인 결과를 초래하지만 결과는 제한적이다. 그런데 이 법칙들을 비롯한 다른 모든 법칙과는 완전히 다른, 훨씬 더 높은 차원의 체계가 존재한다. 그 체계는 가장 높은 차원의 잠재력을 경험하게 만든다. 은총이 우리를 초자연적인 차원과 연결해주기 때문이다. 은총은 고전적인 물리학 법칙이나 우주를 지배하는 법칙으로 알려진 다른 모든 법칙을 따르지 않는다. 은총은 의무를 소망으로 기적적으로 바꾸어주고, 우리와 나머지 사람들 **모두**에게 장기적으로 최선인 결과를 만든다.

내 경험상 사람들 대부분은 은총이 무엇인지 제대로 이해하지 못한다. 사람들은 은총이 용서받거나 무언가를 대가 없이 얻는 것과 동의어라고 생각하지만, 두 가지 모두 사실이 아니다. 은총은 애초에 용서와는 전혀 관련이 없으며 대가가 없지 않다(문제를 일으킨 당사자가 아니라 문제로 곤경을 입은 사람이 대가를 치른다).

조금 더 자세히 알아보기 위해 몇 가지 사례를 소개하려고 한다.

은총의 이야기

그날은 폴의 열여섯 번째 생일이었다. 폴은 지금껏 맞았던 그 어떤 크리스마스 날보다도 잔뜩 기대하면서 잠에서 깼다. 부모님은 폴이 학교 오전 수업을 몇 시간 빠지고 아침 일찍 운전면허시험을 볼 수 있게 허락해주었다.

아니나 다를까, 폴은 도로교통공단 사무소 영업 시간이 시작되기 전에 도착해서, 문이 열리자마자 면허시험장으로 뛰어들어갔다. 직원들은 물론 전에도 이런 광경을 익히 봐왔지만, 폴이 한껏 들떠 있는 모습을 보며 재밌어했다.

폴은 필요한 서류를 이미 작성해뒀다. 이름에 서명하고 아버지의 서명도 받아서, 출생증명서에 적힌 사실이 모두 사실임을 입증했다. 직원들은 필기시험용 기기가 있는 곳으로 폴을 안내했다.

약 30분 후 폴은 시험을 완료했고 필기시험을 통과했다는 결과를 전해 들었다. 딱 한 문제만 틀렸다는 말을 듣고도 그의 아버지는 놀라지 않았다. 폴이 시험공부를 6주 동안 열심히 했기 때문이다. 아버지는 폴이 면허를 따는 과정에서 어렸을 때 자신과 거의 똑같이 반응하는 것을 보고 흐뭇해했다.

다음은 도로주행시험이었다. 6주가 아니라 6개월 동안이나 연습했지만, 아버지의 자동차인 6년 된 올즈모빌 커틀라스 슈프림Oldsmobile Cutlass Supreme에 올라타는 폴의 이마에는 땀이 송골송골 맺혀 있었다.

폴은 모든 규정을 잘 지켰다. 도로주행시험을 마치고 돌아왔을 때,

고속도로 순찰대 직원은 폴이 아주 훌륭하게 잘해냈다고 말해주었다. 폴은 입이 귀에 걸리게 웃었다. 사무소 안으로 들어와서 약 15분 뒤에 폴은 첫 면허증을 받았다. 부모님은 폴이 운전을 할 수 있게 10년 된 쉐보레 중고차를 내주었다. 폴은 아주 기뻤고 평생 경험하지 못한 자유를 느꼈다.

그로부터 3개월 뒤에 아버지가 엄청난 물건을 집에 가져왔다. 번쩍번쩍한 빨간색 신형 쉐보레 콜벳Corvette 자동차였다.

폴은 눈으로 보고도 믿을 수가 없었다. 차를 보자마자 '이건 내 것은 아니겠구나'라는 생각이 들었지만, 그러면서도 이런 차가 집에 있다는 게 믿어지지 않았다. 부모님은 돈을 절약하려고 그동안 줄곧 중고차를 사서 타셨기 때문이다.

아버지가 차에서 내리자 폴은 아버지에게 달려갔다. 어머니가 집에서 나와 아버지에게 포옹했다. 어머니와 아버지는 폴에게 어떤 상황인지 설명했다. 아버지는 빨간색 쉐보레 자동차를 사는 것이 그가 기억하는 한 평생 품어왔던 소원이었다. 그동안은 차를 살 만한 형편이 안 됐지만, 10년 가까이 돈을 모아서 평생의 꿈을 이루게 된 것이라고 설명해주었다.

폴은 차에 올라타서 새 차 운전석에 앉는 기분을 한껏 느꼈다. 평생의 경험 중 가장 멋지고 신나는 순간이었다. 시간 속에 영원히 멈춰 있을 가족들과의 추억의 순간이었다.

약 3개월 후 폴은 지난 5년 동안 짝사랑했던 여학생에게 용기를 내서 데이트 신청을 했는데, 놀랍게도 그녀가 데이트 신청을 받아들였다.

폴은 기쁨에 넘쳐 아버지에게 새 자동차를 빌려도 되겠느냐고 물어보았다. 아버지가 승낙할 것이라고는 생각하지 않았지만 그래도 시도는 해보고 싶었다. 폴은 이 여자친구가 정말로 자신과 맞는 짝이라고 확신했기 때문에, 좋은 첫인상을 남기기 위해 시도해볼 가치가 있다고 생각했다.

어떻게든 아버지에게서 차를 빌린다면 첫 데이트를 얼마나 멋지게 보낼 수 있을지가 머릿속에 그려졌다. 그래서 아버지에게 가서 불쑥 물었다. "아버지, 드디어 에이프릴하고 데이트를 하기로 했어요." 아버지가 그를 껴안았다. 어머니도 옆에서 그 말을 듣고 다가와서 그를 안아주었다. 부모님은 박수치고 함성을 지르면서 크게 기뻐하고 격려해주었다. 폴이 생각했다. '아버지께 이 힘든 부탁을 해볼 거라면 지금이 바로 기회야.'

"아버지, 에이프릴하고 첫 데이트를 하러 갈 때 혹시 제가 아버지 차를 좀 빌릴 수 있을까요?"

아버지는 어머니를 바라보고, 어머니는 아버지를 바라봤다. 그들은 말없이 눈빛으로 서로 의견을 나눴다. 몇 번 고개를 끄덕이더니, 아버지가 말했다. "좋다, 애야." 폴은 도저히 믿을 수가 없었다. 인생에 길이 남을 최고의 밤이 될 것이 분명했다. 이처럼 기쁘고 흥분되는 순간은 평생 경험한 적이 없었다.

드디어 운명의 날이 왔다. 아버지는 "조심해서 다녀와라"라고만 말했다. 아들의 운전 솜씨가 뛰어나다는 것을 알았기 때문에 군소리할 생각은 없었다. 그저 "조심하고, 좋은 시간 보내라"라고만 말했다. 어머니가 말했다. "살살 밟아. 그 차는 네가 타던 차보다 훨씬 더 잘 나가는 거 알지?" 폴은 "네. 알아요, 엄마. 조심할게요"라고 대답하고 집을 나섰다.

첫 데이트는 머리에 떠오르는 모든 수식어를 가져다 붙일 수 있을 정도로 환상적이고 멋졌다. 같이 저녁을 먹고 영화를 보러 갔을 때, 용기를 내서 에이프릴의 손을 잡았다. 손이 땀으로 흥건해졌지만 폴은 신경 쓰지 않았고, 그녀도 신경 쓰지 않는 것 같았다. 집까지 바래다주고 헤어질 때 볼에 키스를 받기까지 했다. 그녀는 다음에 또 만나고 싶다고 말했다. 이보다 더 좋을 순 없을 정도로 멋진 첫 만남이었다.

집으로 오는 길에 폴은 음악을 들으면서 목청껏 노래를 불렀다. 노래에 재능이 있는 건 아니었지만 그런 건 아무 상관 없었다. 그러다가 커브를 도는데, 브레이크 대신 그만 액셀러레이터를 밟고 말았다. 수십 년이 지난 뒤에도 어떻게 그런 일이 생긴 건지 도무지 알 수가 없었다. 차의 속력이 너무 빨라서 통제할 수가 없었다. 의식하지도 못하는 사이에 커브가 사라지고, 차는 전신주에 들이받혔다.

정신을 차리고 맨 처음 발견한 사실은 하나도 다치지 않았다는 것이었다. 왼팔에서 피가 조금 나기는 했지만, 그것 말고는 전혀 부상을 입지 않은 것 같았다. 문이 열리지 않아 창문으로 기어 나와서 차를 보고는, 망연자실해 엉엉 울음을 터뜨렸다. 차는 수리할 수 없을 정도로 완전히 파손되어버렸다.

경찰이 도착했다. 그들은 폴에게 아주 친절히 응대했다. 폴이 술을 마시거나 마약을 하지 않았음은 명백했다. 견인차를 불러 차를 견인했는데, 아마도 어딘가 폐차장으로 향했던 것 같다. 그들은 폴을 경찰차에 태우고 집까지 데려다줬다. 집에 도착했을 때, 경찰이 이렇게 말했다. "안타깝구나. 하지만 지금부터는 네가 혼자 처리해야 해. 기운 내라, 애야."

폴은 눈물이 나오려는 걸 애써 참았다. 새 차를 몰고 왔을 때의 아버지 얼굴이 눈앞에 생생했다. 이 차를 사려고 10년 동안 돈을 모았다는 아버지 말씀이 귓가에 계속 맴돌았다.

차에서 내려 현관까지 걸어가서 문을 열고 들어섰다. 어머니와 아버지가 말했다. "어땠니?" 부모님은 저녁 내내 폴을 기다리는 동안 이야기 나누고, 킥킥대고, 껄껄 웃으면서 아들이 얼마나 신나 있을지 기대했다. 아버지는 아들이 첫 데이트를 자기 차에서 했다는 사실에 아주 기뻐했다. 하지만 아들의 얼굴을 보고, 뭔가 잘못됐다는 걸 대번에 알 수 있었다.

어머니가 말했다. "어머, 무슨 일 있었니?" 어머니가 황급히 다가왔다. 아버지도 폴에게 다가서면서 "괜찮아? 무슨 일이야?"라고 물었다.

폴이 사실을 전했다. "아버지 차를 망가뜨렸어요. 완전히 못 쓰게 됐어요."

아버지가 물었다. "에이프릴은 괜찮니?"

폴이 대답했다. "네, 집에 데려다주고 오는 길에 그랬어요."

"그럼 너는 괜찮니?"

"네, 여기가 조금 찢어졌는데 꿰맬 필요도 없어요. 아무렇지도 않아요. 그저…" 그러고 나서 경찰차를 타고 오며 연습했던 말을 꺼냈다. "아버지, 차를 못 쓰게 만들어서 정말 죄송해요. 10년 동안 기다려오셨던 걸 알아요. 평생의 꿈이었던 것도요. 정말, 너무 죄송해요. 저를 용서해주실 수 있으세요? 아버지가 자동차 보험에 들어놓으셨기를 기도하면서 왔어요."

아버지가 눈에 눈물이 고인 채로 말했다. "얘야, 보험은 안 들어놨어. 처음에 보험에 들었는데, 엄마랑 상의하다가 보험회사를 바꾸기로 했거든. 바로 어제 보험사에 전화해서 취소하겠다고 통보했어. 그리고 아직 새 보험을 들지 못했고."

그런데 아버지 눈에 맺힌 눈물은 차 때문이 아닌 것 같았다. 그는 폴을 꼭 껴안았다가 양손으로 폴의 두 팔을 잡고 이렇게 말했다. "폴, 차에 대해서는 걱정하지 마라. 그건 그저 기계일 뿐이야. 아주 잠깐이라도 그것에 대해서는 눈곱만큼도 걱정할 필요 없어. 중요한 건 오로지 너야. 사랑한다, 아들아. 네가 무사해서 정말 다행이다. 차에 대한 생각은 두 번 다시 할 필요 없어."

어머니는 별말이 없었다. 그저 약품상자를 가져다가 다친 부분에 약을 발라주었다. 다 같이 앉아서 이야기를 조금 더 나눈 뒤에, 폴은 여전히 슬픔에 잠긴 채로 자기 방으로 갔다. 차는 보험에 들어 있지 않았다. 아버지가 10년을 모아서 마련한 차인데. 폴이 차를 새로 살 방법은 전혀 없었고, 모두 그의 잘못에서 비롯된 일이었다.

다음 날 마당에 있던 폴은 아버지가 새 차 콜벳도 아니고, 6년 된 커틀라스 슈프림도 아닌, 유고Yugo를 타고 집 주차장으로 들어오는 것을 봤다. 그 시절에 사람들은 유고를 흉보며 농담을 주고받곤 했다. 크기도 작고 안전성이 떨어지는 차였다. 예전에 타던 커틀라스에 비하면 등급이 한참 강등된 것이었다.

하지만 아버지는 그 어느 때보다도 활기차 보였다. "폴, 별일 없지? 우리 아들 얼굴 보니 좋구나. 오늘 하루는 어땠어? 학교는?"

폴이 그 이야기를 다시 꺼냈다. "아버지, 차가 그렇게 된 거 정말 죄송해요."

"내가 뭐라고 했니? 두 번 다시 얘기 꺼낼 필요 없어. 내게 차는 안 중요해. 네가 중요하지." 폴은 아버지를 껴안았다. 아버지도 폴을 다시 껴안아주었다. 폴은 뒷마당에 있는 농구 골대로 가고, 아버지는 집 안으로 들어갔다.

폴의 기분은 이후 몇 주가 지나면서 한결 나아졌다. 아버지가 가식으로 이야기했던 것이 아니었음을 알 수 있었다. 아버지는 정말로 그 일에 대해서는 괜찮게 생각하는 듯했고 폴을 전혀 원망하지 않았다. 그게 어떻게 가능했는지는 폴도 잘 몰랐지만 말이다. 자기가 아버지 입장이라면 아들을 원망하고, 아마도 분명 혼을 내거나 어떤 식이 됐든 벌을 주었을 것이다. 자기 아버지가 이처럼 놀라운 부모였다는 것이 믿기지 않았다.

며칠 뒤 흥미로운 일이 있었다. 폴이 마당에 있는데 아버지가 퇴근해서 들어오셨다. 그런데 평소처럼 곧바로 집으로 들어가서 어머니에게 입맞춤하는 것이 아니라, 폴이 있는 쪽으로 다가와서 이렇게 말했다. "아들아, 내가 부탁이 하나 있는데." 폴이 물었다. "뭔데요?" 아버지가 말했다. "응, 내일 중요한 고객이 나를 만나러 멀리서 오는데 내가 공항에 그분을 모시러 가야 하거든. 그런데 차가 너무 꾀죄죄하지 뭐니.

회사에서 몇 달 동안 계획했던 중요한 미팅이라, 내가 오늘 준비해야 할 게 많거든. 네가 잠깐 내 차를 좀 닦아줄 수 있겠니?"

폴은 기쁨에 넘쳤다. 폴은 아버지에게 죄송한 마음을 표현하고 어떻게든 잘못을 뉘우치기 위해 뭔가를 해드릴 수 있기를 바라왔기 때문이다. "당연하지요. 바로 해드릴게요. 이제부터는 언제든 차가 지저분하면 저한테 말씀만 하세요. 아무 때나 기꺼이 세차해드릴게요. 맡겨만 주세요, 아버지. 해드릴 수 있어서 기뻐요."

아버지는 그에게 윙크하면서 빙긋 웃었다. "고맙다, 아들아"라고 말하고 아버지는 집 안으로 들어갔다. 폴은 차고로 가서 양동이와 청소 도구를 가지고 나와 수도에 연결된 호스를 잡아당겼다. 차를 닦으면서, 첫 데이트가 있었던 날 이후 처음으로 자기도 모르게 노래를 흥얼거렸다. 왜인지는 잘 모르겠지만, 세차하면서 그토록 큰 기쁨을 느꼈던 건 처음이었다.

은총은 해야 하는 일have-to을 하고 싶은 일want-to로 바꾼다

방금 소개한 이야기는 실화다. 이 이야기는 은총의 삶을 드러내 보여주는 좋은 예이다. 폴은 법의 체계에 따른 대응을 예상하고 처벌을 받으리라 생각했다. 폴은 이런 반응을 예상했다. "어떻게 처신해야 했는지는 너도 잘 알 거야. 넌 차를 망가뜨려서는 안 된다는 걸 알고 있었어. 차를 완전히 망가뜨렸으니 다음 달 한 달 동안 외출을 못 하거나, 집안일을 더 많이 거들거나, 아르바이트를 해서 차를 새로 사는 데 돈을 보태야 해."

폴이 꾸지람과 벌을 '받아 마땅한데도' 불구하고, 아버지가 아무런 벌도 주지 않고 그와 같이 반응했던 것이 폴에게 어떤 차이를 낳았을 것으로 생각하는가?

세월이 흐른 뒤에, 폴은 그때가 인생의 전환점이었다고 말하곤 했다. 전에는 그의 인생이 볼품없었기 때문이 아니라, 그때 그 사건을 계기로 자신이 어떤 행동을 했든 상관없이 가치 있는 한 인간으로 완전히 사랑받고 소중히 받아들여지는 기분을 느끼고 안심하게 됐기 때문이었다. 그의 행동은 중요한 문제가 아니었다. 그저 폴이 그 자신으로 존재하는 것만이 중요한 문제였다. 그런 큰 실수를 저질렀음에도 말이다. 그리고 깨닫든 깨닫지 못하든 그렇게 받아들여지는 것이 바로 우리 모두가 진정으로 원하는 바다.

이런 상황에 처했다면 대부분의 부모는 우선 그와 에이프릴이 괜찮은지 확인했을 것이다. 하지만 그 후에는 특별히 아이를 심하게 몰아세우지는 않더라도, 자신에게 닥친 엄청난 손실을 생각하며 큰 충격에 빠질 것이다. 폴의 아버지는 차를 사려고 10년 동안 돈을 모았다. 평생 꿈꿔왔던 것이었다. 아마도 그의 일평생에서 그 차를 살 수 있는 유일한 기회였을 것이다. 내가 아는 한, 그가 다시 돈을 모으기 시작했다는 증거는 없었다. 아마도 폴의 아버지는 콜벳이 손쓸 수 없을 정도로 망가진 뒤 차에 대한 꿈을 완전히 포기했을 것이다.

일반적인 반응과 아버지가 실제 보여줬던 반응의 차이는 폴의 인생에서 영원한 전환점이 됐다. 그 사건은 중대한 트라우마로 작용할 수도 있었다. 폴은 크게 야단맞을 수도 있었다. 아버지가 노발대발하고, 어머니가 이렇게 몰아붙였을 수도 있다. "아버지가 이 차를 사려고 돈을 얼마나 오랫동안 저축했는지 아니? 아버지 평생의 꿈이었던 것도 아니? 보험에 들지 않았지만, 네가 안전하게 운전할 것이라고 믿었는데. 얼마나 큰 주의가 필요한지 몰랐던 거니?"

그러나 폴의 부모님은 폴에게만 온 관심을 쏟았다. 폴이 육체적으로만 괜찮은 것이 아니라 정서적으로나 영적으로도 괜찮은지를 살폈다. 부모님은 다른 무엇보다도 그들의 관계를 지키는 것에 최우선을 두고 대응했다.

보통 사람들이었다면 엄청난 노력 없이는 그렇게 하지 못했을 것이다. 엄청난 충격에 망연자실해져 곧바로 큰 스트레스를 느끼고, 그러면서 생각의 초점이 그들 자신과 상실에 맞춰질 것이다. 그러는 것도 충분히 이해할 만하다. 그렇지 않은가? 법의 체계에서 살 때는 주위 상황이 우리에게 어떤 영향을 끼치는지에 대한 생각을 안 할 수가 없다. 본인의 생존이 가장 중요한 문제이기 때문이다. 하지만 은총의 체계에서 살 때는 실망스러운 일에 그렇게까지 온 마음을 사로잡히지 않을 수도 있다. 무슨 기분을 느끼든 다른 사람들이 어떻게 지내고 있는지를 살피면서 그런 기분을 느낄 수 있다. 가장 중요한 것을 우선시하고, 그것이 최대선에 기여한다는 사실을 자랑스럽게 여길 수 있다.

핵심은 폴의 아버지가 결코 화를 내지 않았다는 것이다. 그는 일어난 사건에 대한 소식을 듣고, 가장 중요한 게 무엇인지를 생각했다. 이 경우 폴과 에이프릴이 무사한 것과 폴이 사건을 새로운 감정적 상처로 경험하지 않게 하는 것이 가장 중요했다. 폴이 받은 큰 은총은 그가 삶에서 은총을 선택하게 만드는 강력한 기억이 됐다. 폴은 예전 같으면 누군가가 세차를 해달라고 부탁했다면 툴툴거리고 불평했을 것이라고 말했다. 그런데 나중에 그는 아버지의 자동차를 닦을 수 있다는 데 뛸 듯이 기뻤다! '어쩔 수 없이 해야 하는 일'이 '하고 싶은 반가운 일'로 바뀐 것이다. 그런 변화는 즉각적으로, 그리고 기적적으로 일어났다.

그 사건은 폴이 인생을 살면서 몇 번이고 반복해서 끄집어낼 수 있는 강력한 기억이자 본보기가 됐다. 그는 은총의 체계에서 나온 반응이 관련 당사자들 전부에게 이익이 될 수 있는 모든 상황에 그 본보기를 적용했다. 폴은 그 일이 자신을 완전히 바꿔놓았다고 말하곤 했다. 다시 말해서 은총에 바탕을 둔 폴은 두려움이나 쾌락이나 고통에 바탕을 둔 폴과는 눈에 띄게 달랐다. 남들 눈에만 그렇게 보이는 것이 아니라, 무엇보다도 폴 스스로가 그렇게 느꼈다. 그는 여생 동안, 아버지에게서 받은 은총을 자기 자신과 다른 사람들에게 지속적으로 적용했다. 많은 이들은 폴의 은총이 그들의 삶에 긍정적인 변화를 일으켰다고 말했다. 폴의 사연이 알려진 것은 그의 장례식에서였는데, 이를 계기로 그에게 어떤 비밀이 있었을 것이라고 추측했던 모든 사람들의 궁금증이 풀렸다.

나는 폴의 아버지가 은총의 삶을 이해하고 실천했다고 믿는다. 물론 그가 직접 그런 이름으로 지칭하지는 않았겠지만 말이다. 그리고 다른 많은 이들도 은총의 삶을 살아왔다고 본다. 역사상 많은 사람이 구체적으로 설명은 못 했을지 모르지만 이 삶의 방식을 알아냈다.

예를 들어 나는 우리 할머니가 20세기 초에 쓴 일기장을 읽은 적이 있는데, 그 안에 적힌 내용을 보면 할머니도 이 삶의 방식을 발견했던 것 같다.

할머니와 할아버지는 독일계로, 세계 2차대전 때는 미국에서 살았다. 할머니는 살면서 두 가지 충격적인 사건을 겪었는데 하나는 독일인 혈통이라는 이유로 친구들과 이웃들에게 조롱을 당했던 일이었다. 할아버지가 미국 군인으로 참전해서 훈장을 받았지만, 그런 건 소용이 없었다.

두 번째는 할아버지가 미국 남부에 농장을 일구어 소유하고 있었는데, 대공황 때 은행이 대출금 500달러를 회수해가는 바람에 땀과 노력으로 오랜 세월에 걸쳐 일군 농장을 포기하고 다른 도시의 작은 집으로 이사해야 했던 사건이었다.

할머니를 개인적으로 아는 사람들은 할머니에 대해 다들 똑같은 이야기를 했다. 하늘에서 내려온 천사가 만약 실제로 있다면 그게 바로 우리 할머니라는 것이다. 할머니는 분노를 분노로 갚지 않았을 뿐 아니라 오로지 세상에 사랑만을 드러냈다. 할머니는 파이를 만들어서 아픈 사람들을 찾아다니곤 했다. 심지어 할머니를 안 좋아하는 사람들까지 도왔다.

할머니는 날마다 온종일 일했다. 도움이 필요한 곳에 가장 먼저 달려가는 사람이 바로 할머니였다. 잔학하게 구는 사람들에게 조롱당하고 처참한 상황도 겪었지만 할머니는 거의 영향을 받지 않는 것처럼 보였다. 할머니는 일기에 남들을 도우면서 얼마나 기뻤으며, 자신이 미국과 미국인을 얼마나 사랑하는지 적어두었다.

우리 형들은 할머니 같은 사람을 본 적이 없다고 말한 적도 있다. 할머니는 믿을 수 없을 정도로 친절하고 사랑스러웠고 항상 웃었다. 누군가가 옆에 있으면, 자기 생각은 전혀 안 하고 오로지 옆에 있는 사람들에게 집중하고 마음을 쏟았다. 나는 형제 중 막내여서 할머니 기억이 전혀 없다. 그래서 형들이 할머니에 대한 이야기를 할 때면 질투심이 약간 들기도 한다.

이 책을 읽는 독자들 중에서도 은총의 삶을 사는 이들이 분명 있을 것이다. 내 상담실에도 그런 사람이 몇 명 있었다. 단순히 내 경험에서 나온 추측이지만, 이 사실을 혼자서 발견한 사람들의 비율은 극히 낮다. 이런 삶을 경험하고 아이들, 배우자, 궁극적으로 세상에 그런 좋은 영향을 미칠 잠재력이 우리 모두에게 있는데도 말이다.

경험한 방식은 조금 다르지만, 나도 폴과 비슷한 경험이 있었다. 외면의 법칙에 따라서 살 때 나는 화장실 청소를 가장 싫어했다. 정말 역겨워서 그 무엇보다도 경멸했다. 화장실 청소를 면할 수 있다면 거짓말을 포함해서 무엇이든 하고 싶은 기분이었다.

한때 우리 부부는 빈털터리가 됐었다. 당시 먹고살기 위해서 했던 일 중 하나는 아내와 함께 집 청소를 하러 다니는 일이었다. 나는 화장실 청소를 맡았다. 어떨 때는 정말로 역겨웠다. 그런데 그때는 화장실을 청소하면서 노래를 부르고 콧노래도 흥얼거리고 미소 짓고 껄껄 웃기도 했다. 나는 말 그대로 내가 있는 바로 그곳 말고 이 세상에서 달리 가고 싶은 곳이 없는 기분이 들었다. 왜 그랬을까? 아내가 바로 옆방에 있었기 때문이다. 아내가 잠시 뒤에 나와 마주치면 나를 보고 미소 지어줄 것이었다. 그 미소는 '당신을 온몸으로 사랑해요'라고 말해주었다. 6개월 전에는 아내가 내 근처에는 얼씬도 하지 않으려고 했었지만 말이다.

내가 화장실 청소를 좋아하게 된 것은 아니었다. 그저 사랑에 잠긴 채로 화장실을 청소했던 것뿐이다. 청소하는 일은 내가 무엇보다도 사랑하고 가장 소중히 여기는 아내와 함께 있을 기회를 만들어줬다.

그런 사랑 덕분에, 싫어하던 화장실 청소에 대한 거리낌이 완전히 사라졌다. 이것이 바로 은총의 힘이다. 은총은 가난을 무의미하게 만든다. 은총이 있으면 육체적인 고통도, 지저분하고 끔찍한 화장실 청소도 아무런 문제가 되지 않는다. 은총은 삶에서 마주치는 거의 모든 것을 압도한다.

아내의 경우는 가장 싫어하는 것이 풋볼 경기였다. 아내가 방에 들어왔을 때 내가 풋볼 중계를 보고 있으면 아내는 잔뜩 찌푸린 얼굴로 "난 그게 정말 싫더라. 좀 꺼줄 수 있어?"라고 말하곤 했다. 그렇지만 내가 바뀐 뒤로는(내 변화는 아내에게도 큰 영향을 끼쳤다), "다음 경기가 언제지? 꼭 같이 보자"라고 말했다. 어째서였을까? 갑자기 아내가 풋볼 경기를 좋아하게 된 것은 아니다. 내가 풋볼을 무척 좋아한다는 것을 알았고, 나와 함께 있고 싶어서 아내는 사랑으로 풋볼을 시청한 것이다. 그런 돈독한 관계 때문이었다.

당신도 이제 선택을 내려야 한다. 자신만의 비범한 삶을 살고 싶은가? '해야 하는 일'이 '하고 싶은 일'로 바뀌기를 바라는가? 당신의 최고의 측면이 기본설정이 되기를 바라는가 아니면 계속해서 생존모드로 살아가고 싶은가?

영적인 삶을 우선시할지 자연적인 삶을 우선시할지를 결정해야 한다. 두려움, 즉 법의 체계에 따른 삶은 자연적인 세계, 신체적인 뇌, 투쟁-도피 메커니즘에서 나온다. 반면 사랑, 즉 은총의 체계는 영적인 세계에서 나온다. 그래서 자연적인 의지력으로는 결코 성취할 수 없는 기적적인 결과를 만드는 초자연적인 힘이 있다.

엄격한 자연주의를 따르는 적자생존의 관점에서는 사랑이라는 개념의 의미가 타당하게 받아들여지지 않는다. 자연세계에서 타당하게 받아들여지는 것은 쾌락을 추구하고, 고통을 피하고, 고통에 더 취약해지지 않는 행동이다. 반면 진정한 사랑을 경험하려면 고통에 취약해져야 할 때가 많다. 자연세계에서는 성공을 '원하는 결과를 원하는 때 성취하는 것'으로 규정하는 게 이치에 맞는다. 고통이 초래될 때조차 사랑을 선택하고, 정말로 원하는 것이나 행복을 가져다주리라 여겨지는 것을 포기하기로 선택하는 것은 자연세계에서는 무언가 의심스러운 행동으로 받아들여진다. 하지만 초자연적인 세계에서는 그렇지 않다. 자연세계에 따른 삶과 영적 세계에 따른 삶의 실질적인 차이는, 말을 타는 것과 자동차를 타는 것의 차이, 혹은 수학 문제를 종이와 연필로 푸는 것과 계산기로 푸는 것의 차이와 같다.

두 가지 모두 우리 안에 프로그램되어 있다. 하지만 사랑을 선택하는 것만이 그런 비범한 프로그램 파일이 우리를 이끌게 만들 유일한 방법이다.

요점은 사랑 기쁨, 평화, 건강, 행복, 소망했던 것보다 더 큰 성공처럼 모든 사람이 인생에서 바라는 결과는 우리가 가진 신체적, 정신적 힘만으로는 얻을 수 없다는 것이다. 그런 결과를 얻기 위해서는 초자연적인 힘을 이용해야 하며, 그러려면 선택을 내려야 한다. 내면의 법칙을 선택하자. 사랑을 선택하자. 영적인 세계를 선택하자. 은총의 삶을 선택하자. 그래서 우리가 가진 문제의 진정한 근원인 두려움에 기반한 기억을 치유하자. 남은 평생 동안 증상을 치료하는 데 온 에너지를 다 쓰겠는가 아니면 자기 자신과 사랑하는 사람들, 이 세상을 위해 놀라운 기적이고 긍정적인 변화를 이루겠는가?

이제는 그 과정을 시작할 지식과 도구가 갖춰졌다. 기적을 이루는 프로그램을 작동시킬 기회가 바로 우리에게 있다. 그리고 그런 선택을 내리는 건, 우리 각자의 몫이다.

감사의 글

아만다, 해리, 마이클, 스티브, 레아, 에밀리, 제프, 알라나, 알리, 그리고 베른드에게. 당신들이 아니었으면 절대 이 일을 해낼 수 없었을 겁니다. 당신들은 나를 편안하게 해줬어요. 그대들에게 진심으로 사랑과 감사를 전합니다.

주석

CHAPTER 01 인간은 어떻게 기능하도록 설계됐는가

1 Caroline Leaf, *Who Switched Off My Brain?* New Edition (Thomas Nelson, 2009).
2 Caroline Leaf, *The Perfect You* (Baker Books, 2017), 52.
3 Rebecca Turner and Margaret Altemus, "Preliminary Research on Plasma Oxytocin in Normal Cycling Women: Investigating Emotion and Interpersonal Distress," *Psychiatry: Interpersonal and Biological Processes*, 62, 2 (July 1999): 97–113.
4 Bruce Lipton, "Are You Programmed at Birth?," www.healyourlife.com/are-you-programmed-at-birth.
5 Ned Herrmann, "What Is the Function of the Various Brainwaves?" *Scientific American*, www.scientificamerican.com/article/what-is-the-function-of-t-1997-12-22/, accessed March 4, 2019.
6 Herrmann, "What Is the Function of the Various Brainwaves?"
7 Lipton, "Are You Programmed at Birth?" www.healyourlife.com/are-you-programmed-at-birth.
8 Herrmann, "What Is the Function of the Various Brainwaves?"
9 Lipton, "Are You Programmed at Birth?" www.healyourlife.com/are-you-programmed-at-birth.
10 Sue Goetinck Ambrose, "A Cell Forgets," *The Dallas Morning News*, October 20, 2004, legacy.sandiegouniontribune.com/uniontrib/20041020/news_z1c20cell.html.
11 Bruce Lipton, *The Biology of Belief* (Hay House, 2008), 89.
12 Sources: Cort A. Pedersen, University of North Carolina, Chapel Hill; Kerstin Uvnäs Moberg, *The Oxytocin Factor: Tapping the Hormone of Calm, Love, and Healing* (Pinter &

Martin, 2011).

13 "Curse of the Lottery," THS Investigates, E! Entertainment Television, documentary, 120 min., originally aired September 24, 2006.

14 Brent Lambert, "75 Years in the Making: Harvard Just Released Its Epic Study on What Men Need to Live a Happy Life," FEELguide, April 29, 2013, www.feelguide.com/2013/04/29/75-years-in-the-making-harvard-just-released-its-epic-study-on-what-men-require-to-live-a-happy-life/. This article includes a synopsis of the study, but the full findings can be found in George Vaillant, *Triumphs of Experience: The Men of the Harvard Grant Study* (Belknap Press, 2015).

15 Kim Painter, "To Live Longer, Fight Less, Study Shows," *USA Today*, May 12, 2014.

16 See UMass Boston, "Still Face Experiment: Dr. Edward Tronick," YouTube, November 30, 2009, www.youtube.com/watch?v=apzXGEbZht0.

17 Matthew Jones, "11 Billion Reasons The Self Help Industry Doesn't Want You To Know The Truth About Happiness," Inc.com, www.inc.com/matthew-jones/11-billion-reasons-self-help-industry-doesnt-want-you-to-know-truth-about-happiness.html

18 Harvard Health Publishing, "Understanding the Stress Response," www.health.harvard.edu/staying-healthy/understanding-the-stress-response.

CHAPTER 02 기억의 형성

1 Julia Shaw, *The Memory Illusion* (Random House UK, 2016), 67.

2 Jeneen Interlandi, "New Estimate Boosts the Human Brain's Memory Capacity 10-Fold," *Scientific American*, February 5, 2016, www.scientificamerican.com/article/new-estimate-boosts-the-human-brain-s-memory-capacity-10-fold/; Tia Ghose, "The Human Brain's Memory Could Store the Entire Internet," *LiveScience*, February 18, 2016, www.livescience.com/53751-brain-could-store-internet.html.

3 Steven Pinker, *Enlightenment Now: The Case for Reason, Science, Humanism, and Progress* (Viking, 2018), 48.

4 Lesley Evans Ogden, "How Extreme Fear Shapes What We Remember," BBC Future, February 6, 2015, www.bbc.com/future/story/20150205-how-extreme-fear-shapes-the-mind.

5 Jeff Stibel, "Pessimists: The World Is Better Than You Think, Your Brain Makes You Think Otherwise," *USA Today*, October 23, 2018, www.usatoday.com/story/money/

usaandmain/2018/10/23/pessimists-your-brain-tricking-you-into-believing-things-bad/1732155002/.
6 Shaw, *The Memory Illusion*, 38–40.
7 Nathan H. Lents and Deryn Strange, "Trauma, PTSD, and Memory Distortion: Evolution May Be Partly to Blame," *Psychology Today*, May 23, 2016, www.psychologytoday.com/us/blog/beastly-behavior/201605/trauma-ptsd-and-memory-distortion.
8 Julia Shaw, "What Experts Wish You Knew about False Memories," MIND Guest Blog, *Scientific American*, August 8, 2016, blogs.scientificamerican.com/mind-guest-blog/what-experts-wish-you-knew-about-false-memories/?WT.mc_id=SA_MB_20160810. Also see Leonard Mlodinow, *Subliminal: How Your Unconscious Mind Rules Your Behavior* (Vintage/Random House, 2013), 45.
9 Julia Shaw, "What Experts Wish You Knew about False Memories," MIND Guest Blog, *Scientific American*, August 8, 2016, blogs.scientificamerican.com/mind-guest-blog/what-experts-wish-you-knew-about-false-memories/?WT.mc_id=SA_MB_20160810; Anne Trafton, "Neuroscientists Plant False Memories in the Brain," MIT News, July 25, 2013, news.mit.edu/2013/neuroscientists-plant-false-memories-in-the-brain-0725.
10 Julia Shaw, *The Memory Illusion*, Kindle edition, location 204.
11 Judith Shulevitz, "The Science of Suffering: Kids Are Inheriting Their Parents' Trauma; can Science Stop It?" *New Republic*, November 16, 2014, www.newrepublic.com/article/120144/trauma-genetic-scientists-say-parents-are-passing-ptsd-kids.
12 Rebecca Smith, "Children of Holocaust Survivors 'Learn' Fear from Mothers: Researcher," *The Telegraph*, July 29, 2014, www.telegraph.co.uk/news/health/news/10995894/Children-of-Holocaust-survivors-learn-fear-from-mothers-researcher.html.
13 Richard Gray, "Phobias May Be Memories Passed Down in Genes from Ancestors," *The Telegraph*, December 1, 2013, www.telegraph.co.uk/news/science/science-news/10486479/Phobias-may-be-memories-passed-down-in-genes-from-ancestors.html.
14 Esther Landhuis, "How Dad's Stresses Get Passed Along to Offspring," *Scientific American*, November 8, 2018, www.scientificamerican.com/article/how-dads-stresses-get-passed-along-to-offspring/.
15 Eytan Halon, "Israeli Study: Nervous System Can Transmit Messages to Future Generations," *Jerusalem Post*, June 7, 2019, https://www.jpost.com/Israel-News/Israeli-study-Nervous-system-can-transmit-messages-to-future-generations-591795.

16 Dan M. Kahan, Ellen Peters, Maggie Wittlin, Paul Slovic, Lisa Larrimore Ouellette, Donald Braman, and Gregory Mandel, "The Polarizing Impact of Science Literacy and Numeracy on Perceived Climate Change Risks," *Nature Climate Change* vol. 2 (2012), pp. 732–735, www.nature.com/articles/nclimate1547.

17 Brendan Nyhan and Jason Reifler, "When Corrections Fail: The Persistence of Political Misperceptions," *Political Behavior*, vol. 32, no. 2 (June 2010), pp. 303–330, full text available at www.dartmouth.edu/~nyhan/nyhan-reifler.pdf. Also see Gordon Pennycook and David Rand, "Why Do People Fall for Fake News?" *New York Times*, January 19, 2019, www.nytimes.com/2019/01/19/opinion/sunday/fake-news.html. The authors, who are psychologists, cite the Kahan and Nyhan-Reifler studies as part of a body of evidence supporting the idea that "our ability to reason is hijacked by our partisan convictions," although based on their own study, they personally believe we're simply intellectually lazy. Either way, I'd still say the underlying reason has to do with our memories: if we don't have a fear-based memory related to the issue, we have more access to our reasoning abilities. One very important aspect most studies don't control for is the stress level of their participants, which to me determines everything about how they respond in any situation. If they're not stressed, they have more access to their reasoning abilities, and vice versa.

CHAPTER 03 기억의 퇴화

1 Andrew Weil, *Health and Healing: The Philosophy of Integrative Medicine and Optimum Health* (Houghton Mifflin, 1983), 57.

CHAPTER 04 두 가지 법칙

1 Clint Gresham, "Super Bowl Champ: I've Won AND Lost the Big Game—Here's the Incredible Thing I Learned," FoxNews.com, February 2, 2019, www.foxnews.com/opinion/super-bowl-champ-ive-won-and-lost-the-big-game-heres-the-incredible-thing-i-learned.

2 Daniel Gilbert, *Stumbling on Happiness*, Vintage, 2007.

CHAPTER 05 우리는 왜 자신에게 최선인 행동을 하지 못할까

1 Helen E. Fisher, *Why We Love: The Nature and Chemistry of Romantic Love* (Henry Holt and Co., 2005), 52–53; Mark B. Kastleman, *The Drug of the New Millennium: The Brain Science behind Internet Pornography Use* (Power Think Publishing, 2007). For more on the tidal wave of brain chemicals, see Michael D. Lemonick, "The Chemistry of Desire," *Time*, January 19, 2004, and R. A. Wise, "Dopamine, Learning, and Motivation," *Nature Reviews Neuroscience* 5 (2004), 483–494.

2 Stephen Cave, "There's No Such Thing as Free Will," *The Atlantic*, June 2016, www.theatlantic.com/magazine/archive/2016/06/theres-no-such-thing-as-free-will/480750/.

3 National Geographic, *Your Brain: A User's Guide (100 Things You Never Knew)*. Single issue magazine, 2012.

4 Gaia Vince, "Hacking the Nervous System," Mosaic, May 26, 2015, http://mosaicscience.com/story/hacking-nervous-system; Christopher Bergland, "How Does the Vagus Nerve Convey Gut Instincts to the Brain?" *Psychology Today online*, May 23, 2014, hwww.psychologytoday.com/blog/the-athletes-way/201405/how-does-the-vagus-nerve-convey-gut-instincts-the-brain.

5 Romans 7:19, ESV.

6 Cave, "There's No Such Thing as Free Will."

7 For example, see Kelly McGonigal's *The Upside of Stress* (Avery, 2015).

8 Jenny L. Cook, "How Stress Hits Women's Brains Harder—and Why Men Don't Always Get It," *Prevention*, March 29, 2019, https://www.prevention.com/health/mental-health/a26678044/women-and-stress/.

CHAPTER 07 에너지 의학 개론

1 Romans 8:16, NIV.

2 Bruce Lipton, *The Biology of Belief*.

3 My good friend William Tiller, retired head of the physics department at Stanford, tells me that white paper #15 on his website gives credible scientific proof of how the Healing Codes and other energy modalities work, and that they do work. See William A Tiller, "White Papper XV. Preventative Medicine/Sefl-Healing via One's Personal Biofield

Pumping and Blalancing," https://www.tillerinstitute.com/white_paper.html, accessed October 8, 2018. Also, the associated Cosortium of Energy Practitioners (ACEP), approved by the American Psychological Association to offer continuing education credits, has also compiled a list of abstracts of energy medicine studies. https://cdn.ymaws.com/www.energypsych.org/resource/resmgr/EP_Studies_with_Abstracts_by.pdf.

CHAPTER 08 기억 엔지니어링: 믿으려면 봐야 한다

1 Sandeep Joshi, "Memory Transference in Organ Transplant Patients," *Journal of New Approaches to Medicine and Health*, www.namahjournal.com/doc/Actual/Memory-transference-in-organ-transplant-recipients-vol-19-iss-1.html. Also see Marcus Lowth, "10 Organ Recipients Who Took on Traits of Their Donors," Listverse, listverse.com/2016/05/14/10-organ-recipients-who-took-on-the-traits-of-their-donors/; Lizette Borreli, "Can Organ Transplant Change a Recipient's Personality? Cell Memory Theory Affirms 'Yes,'" Medical Daily, www.medicaldaily.com/can-organ-transplant-change-recipients-personality-cell-memory-theory-affirms-yes-247498.

2 P. M. H. Atwater, "17 Near-Death Experiences That Changed Lives Positively," International Association for Near-Death Studies, Inc., iands.org/ndes/nde-stories/17-nde-accounts-from-beyond-the-light.html.

3 Ambrose, "A Cell Forgets."

4 Jason Castro, "The Era of Memory Engineering Has Arrived: How Neuroscientists Can Call Up and Change a Memory," *Scientific American*, July 30, 2013, www.scientificamerican.com/article/era-memory-engineering-has-arrived/.

5 Thanks to Lee Euler, publisher of the program Awakening from Alzheimer's, for sharing these virtual reality studies. Inbal Maidan, Keren Rosenberg-Katz, Yael Jacob, Nir Giladi, Jeffrey M. Hausdorff, and Anat Mirelman, "Disparate Effects of Training on Brain Activation in Parkinson Disease," *Neurology* 89, no. 17 (October 2017), 1804–1810; doi:10.1212/WNL.0000000000004576. Abstract available at www.ncbi.nlm.nih.gov/pubmed/28954877.

6 Ananya Bhattacharya, "Paraplegics Are Learning to Walk Again with Virtual Reality," Quartz, August 15, 2016, qz.com/757516/paraplegics-are-learning-to-walk-again-with-virtual-reality/.

7 Bhattacharya, "Paraplegics Are Learning to Walk Again with Virtual Reality." See also

the original study: Ana R. C. Donati, Solaiman Shokur, Edgard Morya, Debora S. F. Campos, Renan C. Moioli, Claudia M. Gitti, Patricia B. Augusto, Sandra Tripodi, Cristhiane G. Pires, Gislaine A. Pereira, Fabricio L. Brasil, Simone Gallo, Anthony A. Lin, Angelo K. Takigami, Maria A. Aratanha, Sanjay Joshi, Hannes Bleuler, Gordon Cheng, Alan Rudolph, and Miguel A. L. Nicolelis, "Long-Term Training with a Brain-Machine Interface-Based Gait Protocol Induces Partial Neurological Recovery in Paraplegic Patients," *Scientific Reports*, August 11, 2016, www.nature.com/articles/srep30383, doi: doi.org/10.1038/srep30383.

8 Polona Pozeg, Estelle Palluel, Roberta Ronchi, Marco Solcà, Abdul-Wahab Al-Khodairy, Xavier Jordan, Ammar Kassouha, and Olaf Blanke, "Virtual Reality Improves Embodiment and Neuropathic Pain Caused by Spinal Cord Injury," *Neurology* 89, no. 18 (October 2017), 1894–1903; DOI:10.1212/WNL.0000000000004585. Abstract available at www.ncbi.nlm.nih.gov/pubmed/28986411.

9 I. Brunner, J. S. Skouen, H. Hofstad, J. Aßmus, F. Becker, A.M. Sanders, H. Pallesen, L. Qvist Kristensen, M. Michielsen, L. Thijs, and G. Verheyden, "Virtual Reality Training for Upper Extremity in Subacute Stroke (VIRTUES): A Multicenter RCT," *Neurology* 89, no. 24 (2017), 2413–2421; doi: 10.1212/WNL.0000000000004744. Abstract available at www.ncbi.nlm.nih.gov/pubmed/29142090.

10 Caroline J. Falconer, Aitor Rovira, John A. King, Paul Gilbert, Angus Antley, Pasco Fearon, Neil Ralph, Mel Slater, and Chris R. Brewin, "Embodying Self-Compassion within Virtual Reality and Its Effects on Patients with Depression,"*BJPsych Open 2*, no. 1 (2016): 74–80; doi:10.1192/bjpo.bp.115.002147. Abstract available at www.ncbi.nlm.nih.gov/pubmed/27703757.

11 Vartan C. Tashjian, Sasan Mosadeghi, Amber R. Howard, Mayra Lopez, Taylor Dupuy, Mark Reid, Bibiana Martinez, Shahzad Ahmed, Francis Dailey, Karen Robbins, Bradley Rosen, Garth Fuller, Itai Danovitch, Waguih IsHak, and Brennan Spiegel, "Virtual Reality for Management of Pain in Hospitalized Patients: Results of a Controlled Trial," *JMIR Mental Health* 4, no. 1 (2017), e9; doi: 10.2196/mental.7387. Abstract available at mental.jmir.org/2017/1/e9/.

12 Leonard Mlodinow, *Subliminal: How Your Unconscious Mind Rules Your Behavior*, 45.

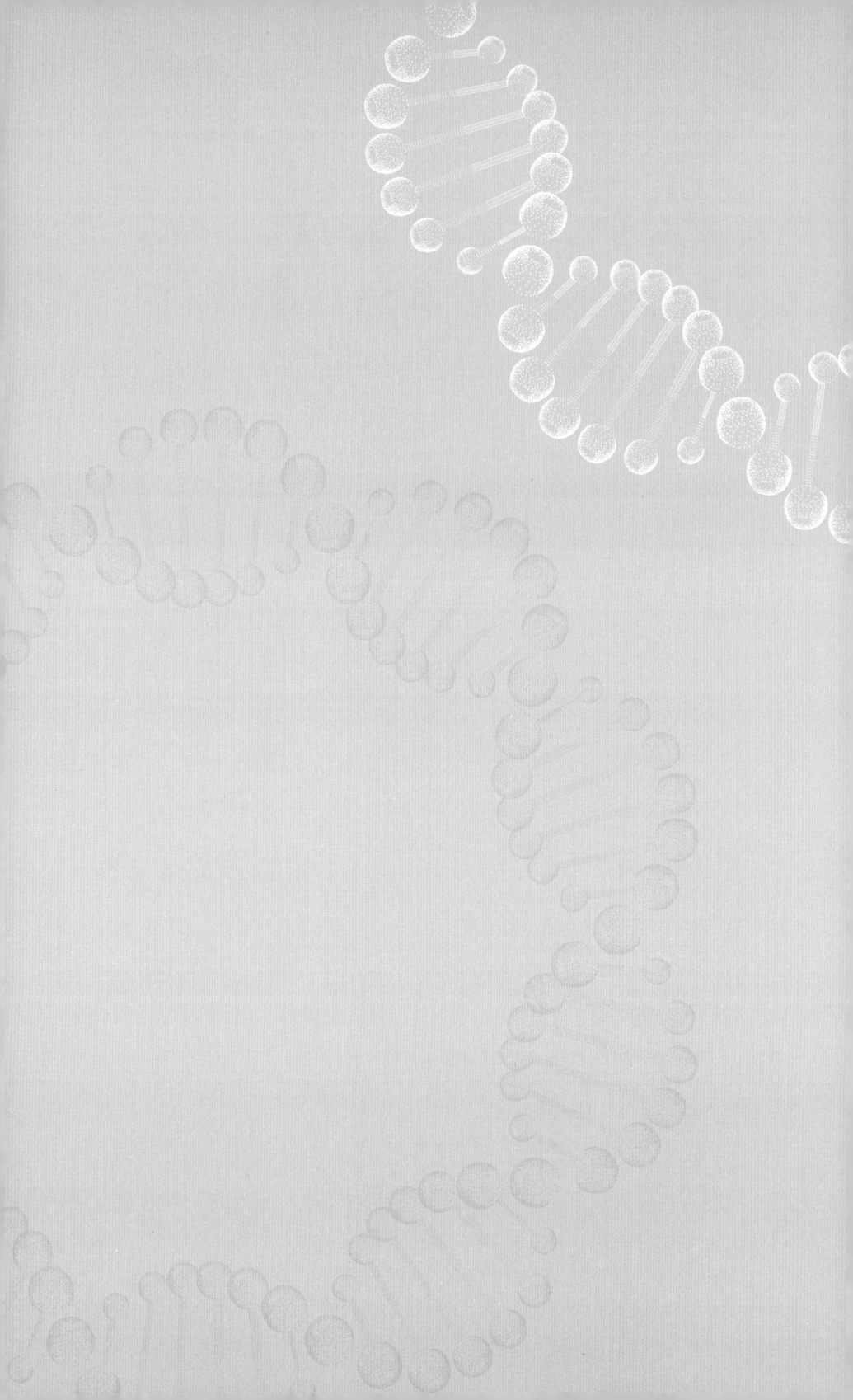

메모리 코드

초판 1쇄 발행일 2022년 2월 17일
초판 2쇄 발행일 2022년 5월 13일

지은이 알렉산더 로이드
옮긴이 신동숙

발행인 윤호권
사업총괄 정유한

편집 신수엽 **디자인** 김지연 **마케팅** 명인수
발행처 ㈜시공사 **주소** 서울시 성동구 상원1길 22, 6-8층(우편번호 04779)
대표전화 02-3486-6877 **팩스(주문)** 02-585-1755
홈페이지 www.sigongsa.com / www.sigongjunior.com

글 ⓒ 알렉산더 로이드, 2022

이 책의 출판권은 (주)시공사에 있습니다. 저작권법에 의해
한국 내에서 보호받는 저작물이므로 무단 전재와 무단 복제를 금합니다.

ISBN 979-11-6579-884-0 03510

*시공사는 시공간을 넘는 무한한 콘텐츠 세상을 만듭니다.
*시공사는 더 나은 내일을 함께 만들 여러분의 소중한 의견을 기다립니다.
*잘못 만들어진 책은 구입하신 곳에서 바꾸어 드립니다.

THE MEMORY CODE